JN194397

系統看護学講座

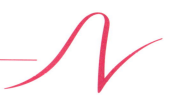

専門分野

皮膚

成人看護学 12

多田　弥生　帝京大学主任教授
渡辺　晋一　帝京大学名誉教授
東　　藍子　帝京大学医学部附属病院看護部
新井　直子　帝京大学教授
石田　陽子　山形大学准教授
川島　弘子　帝京大学医学部附属病院看護部副主任
土谷　明子　帝京大学医学部附属病院看護部看護部長
德永　惠子　宮城大学名誉教授
永野みどり　東京慈恵会医科大学教授
平林真理子　帝京大学医学部附属病院看護部副看護部長

医学書院

発行履歴

1968 年 3 月25日	第 1 版第 1 刷		1994 年 2 月 1 日	第 8 版第 3 刷
1969 年 8 月15日	第 1 版第 4 刷		1995 年 2 月 1 日	第 9 版第 1 刷
1970 年 1 月 1 日	第 2 版第 1 刷		1998 年 2 月 1 日	第 9 版第 5 刷
1972 年 9 月 1 日	第 2 版第 6 刷		1999 年 1 月 6 日	第10版第 1 刷
1973 年 1 月15日	第 3 版第 1 刷		2002 年 8 月 1 日	第10版第 6 刷
1976 年 9 月 1 日	第 3 版第 6 刷		2003 年 1 月 6 日	第11版第 1 刷
1977 年 2 月 1 日	第 4 版第 1 刷		2007 年 2 月 1 日	第11版第 6 刷
1978 年 2 月 1 日	第 4 版第 3 刷		2008 年 1 月 6 日	第12版第 1 刷
1979 年 2 月 1 日	第 5 版第 1 刷		2011 年 2 月 1 日	第12版第 8 刷
1982 年 2 月 1 日	第 5 版第 5 刷		2012 年 1 月 6 日	第13版第 1 刷
1983 年 1 月 6 日	第 6 版第 1 刷		2015 年 2 月 1 日	第13版第 4 刷
1985 年10月 1 日	第 6 版第 4 刷		2016 年 1 月 6 日	第14版第 1 刷
1987 年 1 月 6 日	第 7 版第 1 刷		2019 年 2 月 1 日	第14版第 4 刷
1991 年 2 月 1 日	第 7 版第 5 刷		2020 年 1 月 6 日	第15版第 1 刷
1992 年 1 月 6 日	第 8 版第 1 刷		2024 年 2 月 1 日	第15版第 5 刷

系統看護学講座　専門分野

成人看護学[12]　皮膚

発　　　行　2025 年 1 月 6 日　第16版第 1 刷Ⓒ

著者代表　多田弥生

発 行 者　株式会社　医学書院

代表取締役　金原　俊

〒113-8719　東京都文京区本郷 1-28-23

電話　03-3817-5600(社内案内)

03-3817-5650(販売・PR 部)

印刷・製本　横山印刷

本書の複製権・翻訳権・上映権・譲渡権・貸与権・公衆送信権(送信可能化権を含む)は株式会社医学書院が保有します.

ISBN978-4-260-05676-2

本書を無断で複製する行為(複写,スキャン,デジタルデータ化など)は,「私的使用のための複製」など著作権法上の限られた例外を除き禁じられています.大学,病院,診療所,企業などにおいて,業務上使用する目的(診療,研究活動を含む)で上記の行為を行うことは,その使用範囲が内部的であっても,私的使用には該当せず,違法です.また私的使用に該当する場合であっても,代行業者等の第三者に依頼して上記の行為を行うことは違法となります.

JCOPY 〈出版者著作権管理機構　委託出版物〉

本書の無断複製は著作権法上での例外を除き禁じられています.複製される場合は,そのつど事前に,出版者著作権管理機構(電話 03-5244-5088,FAX 03-5244-5089,info@jcopy.or.jp)の許諾を得てください.

＊「系統看護学講座／系看」は株式会社医学書院の登録商標です.

はしがき

● 発刊の趣旨

　1967年から1968年にかけて行われた看護学校教育課程の改正に伴って，新しく「成人看護学」という科目が設けられた。

　本教科のねらいとするところは，「看護の基礎理論としての知識・技術・態度を理解し，これを応用することによって，病気をもつ人の世話あるいは健康の維持・増進を実践・指導し，看護の対象であるあらゆる人の，あらゆる状態に対応していくことができる」という，看護の基本的な理念を土台として，「成人」という枠組みの対象に対する看護を学ぶことにある。

　したがって，看護を，従来のように診療における看護といった狭い立場からではなく，保健医療という幅広い視野のなかで健康の保持・増進という視点においてとらえ，一方，疾患をもった患者に対しては，それぞれの患者が最も必要としている援助を行うという看護本来のあり方に立脚して学習しなければならない。

　本書「成人看護学」は，以上のような考え方を基礎として編集されたものである。

　まず「成人看護学総論」においては，成人各期の特徴を学び，対象である成人が，どのような状態のもとで正常から異常へと移行していくのか，またそれを予防し健康を維持していくためには，いかなる方策が必要であるかを学習し，成人の全体像と成人看護の特質をつかむことをねらいとしている。

　以下，「成人看護学」の各巻においては，成人というものの概念を把握したうえで，人間の各臓器に身体的あるいは精神的な障害がおこった場合に，その患者がいかなる状態におかれるかを理解し，そのときの患者のニーズを満たすためにはどのようにすればよいかを，それぞれの系統にそって学習することをねらいとしている。

　したがって，「成人看護学」の学習にあたっては，従来のように診療科別に疾病に関する知識を断片的に習得するのではなく，種々の障害をあわせもつ可能性のある1人ひとりの人間，すなわち看護の対象としての人間のあらゆる変化に対応できる知識・技術・態度を学びとっていただきたい。

　このような意味において，学習者は対象の健康生活上の目標達成のために，より有効な援助ができるような知識・技術を養い，つねに研鑽を続けていかなければならない。

　以上の趣旨のもとに，金子光・小林冨美栄・大塚寛子によって編集された「成人看護学」であるが，日進月歩をとげる医療のなかで，本書が看護学の確立に向けて役だつことを期待するものである。

● カリキュラムの改正

　わが国の看護・医療を取り巻く環境は，急速な少子高齢化の進展や，慢性疾患の増加などの疾病構造の変化，医療技術の進歩，看護業務の複雑・多様化，医療安全に関する意識の向上など，大きく変化してきた。それに対応するために，看護教育のカリキュラムは，1967年から1968年の改正ののち，1989年に全面的な改正が行われ，1996年には3年課

程，1998年には2年課程が改正された。さらに2008年，2020年にも大きく改正され，看護基礎教育の充実がはかられるとともに，臨床実践能力の強化が盛り込まれてきた。

●改訂の趣旨

今回の「成人看護学」の改訂では，カリキュラム改正の意図を吟味するとともに，1999年に発表され，直近では2022年に改定された「看護師国家試験出題基準」の内容をも視野に入れ，内容の刷新・強化をはかった。また，日々変化する実際の臨床に即し，各系統において統合的・発展的な学習がともに可能となるように配慮した。

序章「この本で学ぶこと」では，事例を用いて，これから学ぶ疾患をかかえた患者の姿を示した。また，本書で扱われている内容およびそれぞれの項目どうしの関係性が一見して把握できるように，「本書の構成マップ」を設けている。

第1章「皮膚の看護を学ぶにあたって」では，系統別の医療の動向と看護を概観したあと，患者の身体的，心理・社会的特徴を明確にし，看護上の問題とその特質に基づいて，看護の目的と機能が具体的に示されている。

第2〜5章では，疾患とその医学的対応という視点から，看護の展開に必要とされる医学的な基礎知識が選択的に示されている。既習知識の統合化と臨床医学の系統的な学習のために，最新の知見に基づいて解説されている。今改訂では第5章の冒頭に「A.本章で学ぶ皮膚疾患」を新設し，第5章で学習する疾患の全体像をつかめるように工夫をこらした。

第6章「患者の看護」では，第1〜5章の学習に基づいて，経過別，症状別，検査および治療・処置別，疾患別に看護の実際が提示されている。これらを看護過程に基づいて展開することにより，患者の有する問題が論理的・総合的に理解できるように配慮されている。とくに経過別については「A.疾患をもつ患者の経過と看護」として，事例を用いて患者の姿と看護を経過別に示すとともに，それらの看護と，疾患別の看護などとの関係を示してある。

第7章「事例による看護過程の展開」では，1〜3つの事例を取り上げ，看護過程に基づいて看護の実際を展開している。患者の有するさまざまな問題を提示し，看護の広がりと問題解決の過程を具体的に学習できるようにしている。

また，昨今の学習環境の変化に対応するために，成人看護学においても積極的に動画教材を用意し，理解を促すようにした。

巻末の特論「褥瘡の看護」では，褥瘡とその看護について総合的に学習ができるように，最新の内容を解説した。

今回の改訂によって看護の学習がより効果的に行われ，看護実践能力の向上，ひいては看護の質的向上に資することをせつに望むものである。ご活用いただき，読者の皆さんの忌憚のないご意見をいただければ幸いである。

2024年11月

著者ら

目次

序章 この本で学ぶこと

新井直子

皮膚疾患をもつ患者の姿 ……… 2　　本書の構成マップ ……… 4

第1章 皮膚の看護を学ぶにあたって

新井直子

A 医療の動向と看護 ……… 6
1 患者の動向と看護 ……… 6
2 医療の発展と新たな課題 ……… 7
B 患者の特徴と看護の役割 ……… 8
1 皮膚疾患の特徴と看護に求められること
……… 8
2 身体的な問題とその援助 ……… 8

1 身体的な問題 ……… 8
2 身体的な問題への援助 ……… 9
3 心理・社会的な問題とその援助 ……… 10
1 心理・社会的な問題 ……… 10
2 心理・社会的な問題への援助 ……… 11
4 在宅での生活に向けた治療継続と
家族への援助 ……… 11

第2章 皮膚の構造と機能

多田弥生・渡辺晋一

A 皮膚の構造 ……… 14
1 表皮 ……… 15
1 表皮の構造と角化細胞 ……… 15
2 角化細胞の接着 ……… 17
◆ 表皮と真皮の接着 ……… 17
◆ 角化細胞間の接着 ……… 18
3 表皮を構成するそのほかの細胞 ……… 19
◆ メラノサイト（色素細胞） ……… 19
◆ メルケル細胞 ……… 20
◆ ランゲルハンス細胞 ……… 20
2 真皮 ……… 20
3 皮下脂肪織 ……… 20
4 皮膚の脈管と神経 ……… 20
5 皮膚付属器 ……… 21
1 毛包脂腺器官 ……… 21
2 エクリン汗腺 ……… 22
3 爪 ……… 22

B 皮膚の機能 ……… 22
1 皮膚の保護作用 ……… 23
◆ 物理的外力に対する保護作用 ……… 23
◆ 光線に対する保護作用 ……… 23
◆ 化学的刺激に対する保護作用 ……… 24
◆ 病原微生物に対する保護作用 ……… 24
◆ ターンオーバー（物質交代）
による保護作用 ……… 25
2 皮膚のそのほかの機能 ……… 25
1 免疫機能 ……… 25
2 保湿作用 ……… 25
3 体温調節作用 ……… 25
4 知覚作用 ……… 26
5 物質代謝作用 ……… 26
6 分泌・排泄作用 ……… 26
◆ 皮脂の分泌 ……… 26
◆ 汗の分泌 ……… 26

第3章 症状とその病態生理

多田弥生・渡辺晋一

- A 発疹 …… 30
  - 1 原発疹 …… 30
    - 1 斑 …… 30
      - ◆血行異常などに伴う赤血球のヘモグロビンによるもの …… 30
      - ◆メラニンなどの色素によるもの …… 30
    - 2 皮膚面より隆起したもの …… 32
    - 3 被膜をつくり内容物を含むもの …… 32
    - 4 一過性の皮膚の隆起 …… 32
  - 2 続発疹 …… 33
    - 1 皮膚の欠損 …… 33
    - 2 発疹上に生じた続発疹 …… 33
    - 3 その他の続発疹 …… 33
  - 3 特定の皮膚病変のよび方 …… 34
- B 瘙痒(かゆみ) …… 34
  - 1 皮疹を伴う瘙痒 …… 36
  - 2 皮疹を伴わない瘙痒(皮膚瘙痒症) …… 36
    - 1 老人性の皮膚瘙痒症 …… 36
    - 2 内臓疾患に伴うもの …… 37
    - 3 薬剤によるもの …… 38
    - 4 精神神経性瘙痒症 …… 38
- C 皮膚の老化 …… 38
  - 1 老化による皮膚の変化(老徴) …… 38
  - 2 皮膚の老化のメカニズム …… 39
    - 1 生理的老化 …… 39
      - ◆角層の老化 …… 39
      - ◆毛包・脂腺の老化 …… 39
    - 2 光老化 …… 39
      - ◆表皮の光老化 …… 39
      - ◆真皮の光老化 …… 40

第4章 検査と治療・処置

多田弥生・渡辺晋一

- A 診察と診断の流れ …… 42
- B 検査 …… 42
  - 1 皮膚科的検査法 …… 43
    - 1 免疫・アレルギー検査 …… 43
      - ◆貼布試験(パッチテスト) …… 43
      - ◆単刺試験(プリックテスト), 掻破試験(スクラッチテスト), 即時型皮内反応 …… 43
      - ◆遅延型皮内反応 …… 44
      - ◆薬剤リンパ球刺激試験 …… 44
      - ◆内服試験(再投与試験) …… 45
    - 2 光線過敏性検査 …… 45
      - ◆最少紅斑量の測定 …… 45
      - ◆光貼布試験(光パッチテスト) …… 45
      - ◆内服照射テスト …… 45
    - 3 画像検査 …… 45
    - 4 皮膚の生理機能検査 …… 45
    - 5 ウッド灯検査 …… 46
    - 6 ツァンクテスト …… 46
    - 7 ダーモスコピー …… 46
    - 8 その他の理学的検査 …… 47
  - 2 病原微生物の検査法 …… 48
    - 1 細菌検査 …… 48
      - ◆一般細菌の検出法と培養法 …… 48
      - ◆梅毒トレポネーマの検出法 …… 48
      - ◆らい菌の検出法 …… 49
      - ◆結核菌・非結核性抗酸菌の検出法と培養法 …… 49
    - 2 真菌検査 …… 49
      - ◆直接鏡検 …… 49
      - ◆墨汁法 …… 50
      - ◆培養同定法 …… 50
    - 3 ウイルス検査 …… 50
      - ◆ウイルスの分離培養法 …… 50
      - ◆血清学的診断法 …… 50
      - ◆ウイルスの直接証明 …… 50
  - 3 病理組織検査法 …… 50
    - ◆病理組織検査 …… 51

◆ 免疫組織検査 ……………… 51
◆ 電子顕微鏡検査 …………… 51
4 分子生物学的検査法 ………… 51
C 治療・処置 ………………………… 52
1 全身療法(内服・注射薬) ……… 52
2 外用療法 …………………………… 55
1 基剤 ………………………………… 55
2 主剤 ………………………………… 56
3 手術療法 …………………………… 58
1 縫縮術 ……………………………… 58
2 植皮術 ……………………………… 59
◆ 遊離植皮術 ……………… 59
◆ 有茎植皮術 ……………… 59
3 削皮術 ……………………………… 59
4 デブリドマン ……………………… 60

5 人工被覆材(代用皮膚) ………… 60
4 光線療法 …………………………… 60
5 レーザー療法 ……………………… 61
1 組織を非特異的に焼灼する治療 … 61
2 色素を有している病変を
選択的に破壊する治療 ………… 62
6 放射線療法 ………………………… 63
7 電気外科 …………………………… 63
8 凍結療法 …………………………… 63
1 ドライアイス療法 ………………… 63
2 液体窒素療法 ……………………… 63
9 温熱療法 …………………………… 64
1 局所温熱療法 ……………………… 64
2 全身温熱療法 ……………………… 64
10 ケミカルピーリング …………… 65

第5章 疾患の理解

多田弥生・渡辺晋一

A 本章で学ぶ皮膚疾患 ……………… 68
1 解剖学的部位別の皮膚疾患の特徴 … 69
2 原因別の皮膚疾患の特徴 ………… 70
B 表在性皮膚疾患 …………………… 71
1 湿疹・皮膚炎群 …………………… 71
1 湿疹・皮膚炎群の分類と診断・治療
…………………………………………… 71
2 接触皮膚炎 ………………………… 72
3 手湿疹(主婦湿疹) ……………… 73
4 おむつ皮膚炎 ……………………… 73
5 アトピー性皮膚炎 ………………… 73
6 脂漏性皮膚炎(脂漏性湿疹) …… 75
7 貨幣状湿疹 ………………………… 75
8 自家感作性皮膚炎 ………………… 75
9 皮脂欠乏性皮膚炎(老人性乾皮症) … 76
2 蕁麻疹群 …………………………… 76
1 蕁麻疹 ……………………………… 76
2 血管性浮腫(クインケ浮腫) …… 78
3 痒疹 ………………………………… 78
4 紅斑症 ……………………………… 79
1 多形滲出性紅斑 …………………… 79

2 スティーブンス–ジョンソン症候群
(粘膜皮膚眼症候群) …………… 80
3 スイート病(急性熱性好中球性皮膚症)
…………………………………………… 81
4 ベーチェット病 …………………… 81
5 薬疹 ………………………………… 81
6 紅皮症(剝脱性皮膚炎) ………… 83
7 水疱症 ……………………………… 83
1 天疱瘡 ……………………………… 83
2 水疱性類天疱瘡 …………………… 84
3 表皮水疱症 ………………………… 84
8 膿疱症 ……………………………… 85
1 掌蹠膿疱症 ………………………… 85
2 疱疹状膿痂疹 ……………………… 85
9 角化症(角皮症) ………………… 86
1 魚鱗癬 ……………………………… 86
2 毛孔性苔癬(毛孔性角化症) …… 87
3 胼胝(胼胝腫,たこ) …………… 87
4 鶏眼(うおのめ) ………………… 88
10 炎症性角化症 …………………… 88
1 乾癬 ………………………………… 88
2 扁平苔癬(扁平紅色苔癬) ……… 89

3 ジベルバラ色粃糠疹 ………… 90

C 真皮・皮下脂肪織および
皮膚付属器の疾患 ………………… **90**

　1 真皮の疾患 ……………………… 91
　　1 ムチン沈着症 …………………… 91
　　2 弾性線維性仮性黄色腫 ………… 92
　2 皮下脂肪織の疾患 ……………… 92
　　■ 脂肪織炎 ………………………… 92
　3 肉芽腫症 ………………………… 93
　　1 環状肉芽腫 ……………………… 93
　　2 サルコイドーシス ……………… 94
　4 汗腺の疾患 ……………………… 95
　　1 汗疹 ……………………………… 95
　　2 多汗症 …………………………… 95
　　3 臭汗症 …………………………… 95
　5 毛髪の疾患 ……………………… 95
　　1 脱毛症 …………………………… 95
　　2 多毛症 …………………………… 97
　6 毛包脂腺系の疾患 ……………… 97
　　■ 痤瘡 ……………………………… 97
　7 爪の疾患 ………………………… 98

D 脈管系の異常による皮膚疾患 …… **99**

　1 血管炎 …………………………… 99
　　1 IgA 血管炎 ……………………… 99
　　2 皮膚白血球破砕性血管炎 …… 100
　2 血行障害 ……………………… 100
　　1 皮斑 …………………………… 100
　　2 レイノー現象 ………………… 101
　　3 閉塞性血栓血管炎（バージャー病）… 102
　　4 閉塞性動脈硬化症（ASO）… 102
　　5 下腿潰瘍 ……………………… 102
　3 紫斑を呈する疾患 …………… 103

E 物理・化学的皮膚傷害 ………… **104**

　1 光線性皮膚疾患 ……………… 104
　　1 日光皮膚炎（日焼け）………… 104
　　2 光線過敏症 …………………… 104
　2 温熱による傷害 ……………… 106
　　1 熱傷 …………………………… 106
　　2 電撃傷 ………………………… 108
　3 寒冷による傷害 ……………… 108
　　1 凍傷 …………………………… 108

　　2 凍瘡 …………………………… 109
　4 放射線傷害（放射線皮膚炎）… 109
　5 化学的皮膚傷害（化学熱傷）… 109
　6 褥瘡 …………………………… 109

F 腫瘍および色素異常症 ………… **110**

　1 上皮系腫瘍 …………………… 110
　　1 脂漏性角化症（老人性疣贅）… 110
　　2 粉瘤 …………………………… 110
　　3 類器官母斑（脂腺母斑）……… 110
　　4 光線角化症（日光角化症）…… 111
　　5 上皮系がん …………………… 111
　2 メラノサイト系腫瘍 ………… 113
　　1 色素性母斑（色素細胞母斑，
　　　　母斑細胞母斑）……………… 113
　　2 悪性黒色腫 …………………… 114
　3 メラノサイト以外の間葉系腫瘍 … 114
　　1 皮膚線維腫（組織球腫）……… 115
　　2 アクロコルドン ……………… 115
　　3 肥厚性瘢痕およびケロイド … 115
　　4 毛細血管奇形
　　　　（ポートワインステイン）…… 115
　　5 正中部母斑（サーモンパッチ）… 115
　　6 乳児血管腫 …………………… 116
　　7 カサバッハ‐メリット症候群
　　　　（血管腫血小板減少症候群）… 117
　　8 皮膚悪性リンパ腫 …………… 117
　　　◆ 菌状息肉症 ………………… 117
　　　◆ 成人 T 細胞白血病リンパ腫 … 117
　4 色素異常症 …………………… 118
　　1 色素脱失症 …………………… 118
　　2 色素増加症 …………………… 119
　5 母斑症 ………………………… 121
　　1 結節性硬化症（ブルヌヴィーユ‐
　　　　プリングル病）……………… 121
　　2 神経線維腫症 1 型（NF1，フォン‐
　　　　レックリングハウゼン病）… 122
　　3 毛細血管奇形を伴う母斑症 … 123

G 感染症 ……………………………… **123**

　1 一般細菌感染症 ……………… 123
　　1 毛包性膿皮症 ………………… 123
　　2 伝染性膿痂疹 ………………… 124

③ ブドウ球菌性熱傷様皮膚症候群
　　（SSSS）……………………… 125

④ 蜂巣炎（蜂窩織炎）…………… 126

⑤ 丹毒 ……………………………… 126

⑥ 壊死性筋膜炎 …………………… 126

2 皮膚結核 ………………………… 127

① 真性皮膚結核 …………………… 127

② 結核疹 …………………………… 127

3 ハンセン病 ……………………… 128

4 真菌感染症 ……………………… 128

① 白癬 ……………………………… 128

② 皮膚・粘膜カンジダ症 ………… 131

③ 癜風 ……………………………… 132

5 ウイルス感染症 ………………… 133

① 単純疱疹（単純ヘルペス）…… 133

② 帯状疱疹 ………………………… 133

③ ヒトパピローマウイルス感染症
　　（ウイルス性疣贅）…………… 134

④ 伝染性軟属腫 …………………… 135

⑤ 後天性免疫不全症候群（エイズ）… 135

⑥ ウイルス性急性発疹症 ………… 135

6 梅毒 ……………………………… 137

7 寄生虫・動物が関与する疾患 … 138

① クリーピング病 ………………… 138

② ツツガムシ病 …………………… 138

③ 疥癬 ……………………………… 138

④ シラミ症 ………………………… 139

H 全身性疾患に伴う皮膚病変 …… 140

1 膠原病 …………………………… 140

① エリテマトーデス（LE）……… 140

　　◆全身性エリテマトーデス（SLE）… 140

　　◆円板状エリテマトーデス（DLE）… 140

② 強皮症 …………………………… 141

　　◆全身性強皮症（SSc）………… 141

　　◆限局性強皮症 ………………… 142

③ 皮膚筋炎（DM）………………… 142

2 代謝異常症 ……………………… 143

① アミロイドーシス ……………… 143

② 黄色腫 …………………………… 143

③ ポルフィリン症 ………………… 144

第6章 患者の看護

新井直子・東藍子・川島弘子・平林真理子・土谷明子

A 疾患をもつ患者の経過と看護
…………………………… 新井直子 146

① 急性期の患者の看護 …………… 146

② 回復期の患者の看護 …………… 148

③ 慢性期の患者の看護 …………… 150

④ 患者の経過と看護のまとめ …… 151

B 症状に対する看護 ……………… 152

1 瘙痒（かゆみ）のある患者の看護 … 152

① アセスメント …………………… 152

② 看護目標 ………………………… 153

③ 看護活動 ………………………… 153

2 疼痛（痛み）のある患者の看護 … 154

① アセスメント …………………… 155

② 看護目標 ………………………… 155

③ 看護活動 ………………………… 155

3 鱗屑・落屑のある患者の看護 … 156

① アセスメント …………………… 156

② 看護目標 ………………………… 157

③ 看護活動 ………………………… 157

4 ドライスキンのある患者の看護 … 157

① アセスメント …………………… 158

② 看護目標 ………………………… 158

③ 看護活動 ………………………… 159

5 びらん・潰瘍のある患者の看護 … 160

① アセスメント …………………… 160

② 看護目標 ………………………… 161

③ 看護活動 ………………………… 161

6 ボディイメージの変化のある
　　患者の看護 …………………… 162

① アセスメント …………………… 162

② 看護目標 ………………………… 162

③ 看護活動 ………………………… 162

C 検査を受ける患者の看護
…東藍子・川島弘子・平林真理子・土谷明子 **163**
1. アレルギー検査を受ける患者の看護 … 163
   1. 貼布試験(パッチテスト)を受ける
      患者の看護 … 163
   2. 光線過敏性検査を受ける
      患者の看護 … 164
2. 顕微鏡検査を受ける患者の看護 … 164
3. 病理組織検査を受ける患者の看護 … 164

D 治療・処置を受ける患者の看護 **165**
1. 内服療法を受ける患者の看護 … 165
2. 外用療法を受ける患者の看護 … 167
   1. 外用療法と外用薬 … 167
   2. 外用薬の塗り方 … 169
   3. 外用薬の除去 … 171
   4. 処置の実際 … 171
   5. 外用処置を受ける患者の退院指導 … 173
3. 手術療法を受ける患者の看護 … 173
   1. 手術前の看護 … 174
   2. 手術当日の看護 … 175
   3. 手術後の看護 … 175
   4. 退院指導 … 176
4. 光線療法を受ける患者の看護 … 176
   1. 紫外線療法の概要 … 176
   2. PUVA療法を受ける患者の看護 … 177
   3. UVB療法を受ける患者の看護 … 177
5. レーザー療法を受ける患者の看護 … 178
6. その他の局所療法を受ける
   患者の看護 … 178
   1. 放射線療法を受ける患者の看護 … 178
   2. 凍結療法を受ける患者の看護 … 178

E 疾患をもつ患者の看護 … **179**

1. アトピー性皮膚炎患者の看護 … 179
   1. アセスメント … 179
   2. 看護目標 … 180
   3. 看護活動 … 180
2. 尋常性乾癬患者の看護 … 182
   1. アセスメント … 182
   2. 看護目標 … 183
   3. 看護活動 … 183
3. 水疱性類天疱瘡患者の看護 … 185
   1. アセスメント … 185
   2. 看護目標 … 185
   3. 看護活動 … 186
4. 熱傷患者の看護 … 187
   1. アセスメント … 187
   2. 看護目標 … 188
   3. 看護活動 … 188
5. 上皮系がん患者の看護 … 190
   1. アセスメント … 190
   2. 看護目標 … 191
   3. 看護活動 … 192
6. 悪性黒色腫患者の看護 … 194
   1. アセスメント … 194
   2. 看護目標 … 194
   3. 看護活動 … 194
7. 皮膚悪性リンパ腫患者の看護 … 195
   1. アセスメント … 196
   2. 看護目標 … 196
   3. 看護活動 … 196
8. 帯状疱疹患者の看護 … 197
   1. アセスメント … 198
   2. 看護目標 … 198
   3. 看護活動 … 198

第7章 事例による看護過程の展開

新井直子

A 熱傷患者の看護 … **202**
1. 患者についての情報 … 202
2. 看護過程の展開 … 204
   1. アセスメント … 204
   2. 看護問題の明確化 … 205
   3. 看護目標と看護計画 … 205
   4. 実施と評価 … 208
3. 事例のふり返り … 209

B 上皮系がん患者の看護 … **210**
1. 患者についての情報 … 210

2 看護過程の展開 …………………… 211
　　　1 アセスメント ………………… 211
　　　2 看護問題の明確化 …………… 212
　　　3 看護目標と看護計画 ………… 212
　　　4 実施と評価 …………………… 215
　　3 事例のふり返り …………………… 216

特論　褥瘡の看護

徳永惠子・永野みどり・石田陽子

A 褥瘡の予防とケアの動向 …………… 218
　1 褥瘡を予防することの重要性 …… 218
　2 世界における褥瘡ケアの動向 …… 219
　3 わが国における褥瘡ケアの動向 … 220
　　1 エビデンスに基づく褥瘡管理の
　　　取り組み …………………… 220
　　2 看護の専門性評価としての
　　　診療報酬の動向 ……………… 220
B 褥瘡ケアの実際 …………………… 222
　1 褥瘡の予防的管理 ……………… 222
　　1 褥瘡発生のメカニズム ……… 222
　　2 褥瘡の好発部位と褥瘡発生リスク
　　　のある人々 …………………… 224
　　3 褥瘡のリスクアセスメント … 227
　　4 褥瘡を予防するケア ………… 229
　2 褥瘡の局所管理 ………………… 233
　　1 創傷としての褥瘡の特徴 …… 233
　　2 褥瘡の重症度(深さ)分類 …… 234
　　3 カテゴリー／ステージ別創傷管理 … 236
　　4 その他の配慮すべきことがら … 241

・動画一覧 …………………………………………………………………………… 244
・索引 ………………………………………………………………………………… 245

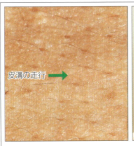
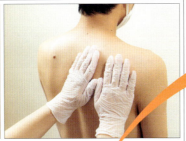

○図 6-4　単純塗布
外用薬は，皮溝に沿ってすり込まずにやさしく塗り広げる。

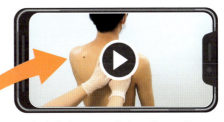

本文中または，巻末の動画一覧の
QRコードから動画を視聴するこ
とができます

― 皮膚 ―

序 章

この本で学ぶこと

皮膚疾患をもつ患者の姿

　この本では，皮膚に疾患をもち，その機能に障害のある患者に対する看護を学ぶ。皮膚に疾患をもつ患者とは，どのような人なのだろうか。ある患者の例について，考えてみよう。

　アパレル業界で働くAさんは，23歳の女性である。Aさんは，子どものころからアトピー性皮膚炎があり，かかりつけの皮膚科に定期的に通院していた。受験などの心身ともにたいへんな時期に症状が強く出ることはあったが，最近は落ち着いていた。

　大学卒業後，念願のアパレル業界に就職した。慣れない社会人生活ではあったが毎日さまざまな経験ができると思っていた。就職後1か月を過ぎたころから，首もとや二の腕の乾燥やかゆみが気になりはじめたが，休みの日もセミナーに参加しなければならないなど，なかなか受診まで気がまわらなかった。夜遅くまで次の日の準備をすることもあり，眠けざましにコーヒーを飲みながら過ごすことも多くなった。

　就職して2か月後に販売部門に配属され，自宅近くのショッピングモール内の店舗で働くこととなったころから，顔の赤みや乾燥が気になりはじめた。しばらくは化粧でごまかしていたが，かゆみや乾燥がひどくなり，湿疹もあらわれてきた。日に日にかゆみは強くなってゆき，仕事に集中できないことや夜に眠りにくくなる日も出てきた。無意識にかきむしっているのか，首や肘の内側に傷ができてきたため，あわてて外来を受診した。医師より，アトピー性皮膚炎の再燃であり，ステロイド軟膏の塗布が必要であること，刺激を軽減させるために日常生活の改善やスキンケアも必要であると説明を受けた。

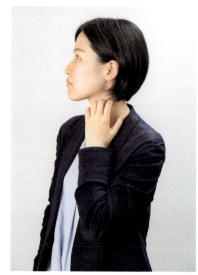

　Aさんは，「仕事がら，化粧はしないといけないのにどうしよう」「仕事が原因なのかな？」と不安そうな表情であった。

　看護師から，強い炎症がない場合は軽い化粧は可能であることや，低刺激性の化粧品やスキンケア用品を使うことや，日常生活上でかゆみを軽減するためにできることなどのアドバイスを受け，「それだったらだいじょうぶかもしれない。まずはお肌をよい状態に戻すことが大事なんですね」とほっとした様子であった。

看護師になったとき，皆さんも A さんのような患者に出会うことがあるかもしれない。そのとき，看護師である皆さんは，なにをすることができるのだろうか。

A さんや家族に対して，看護師はなにをすることができるだろうか。

- 現状のかゆみや乾燥状態を改善できるように援助する。
- A さん自身がかゆみや乾燥の原因を理解し，予防行動がとれるように援助する。
- 軟膏の塗り方や傷の対処，スキンケアを正しく行えるように援助する。
- A さんの不安が軽減するようにかかわる。
- 継続して受診するまたは，必要時に相談できるようにかかわる。

　ほかにも，なにができるか考えてみよう。

　A さんのような患者に適切な看護を実践していくためには，皮膚疾患とその看護に関するさまざまな知識や技術，考え方を身につけていくことが大切である。

A さんの看護を実践するために，次のことを学んでいこう。

- 皮膚の構造と機能
- 皮膚疾患のおもな症状とその病態生理
- 皮膚疾患に対して行われる検査・治療・処置
- 皮膚疾患の病態・診断・治療
- 皮膚疾患をもつ患者のアセスメント
- 皮膚疾患をもつ患者に必要な看護技術

　現在の医療では，さまざまな根拠をもとに標準化された治療や援助が行われる傾向にある。しかし，患者 1 人ひとりの背景やかかえる問題，疾患・治療や症状に対する心理的な反応は異なる。そのため，看護師は根拠をもとにしながらも患者の個別性をふまえた援助を提供する必要がある。そのためには，患者の状態や状況を適切にアセスメントするための情報収集，情報の適切な分析，そして分析から必要な援助を導き出し，的確な技術を提供することが必要になる。

　皮膚疾患をもつ患者の看護にあたっては，さまざまな知識や技術が必要となる。これらを本書では次ページの「構成マップ」のように整理した。患者のかかえる思いを理解し，根拠をもって看護を実践できるように学習を進めてほしい。

本書の構成マップ

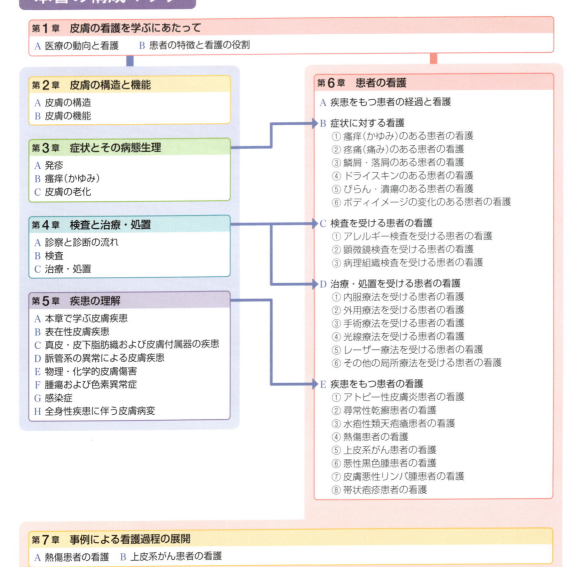

― 皮膚 ―

第 1 章

皮膚の看護を学ぶにあたって

本章の目標	□ 皮膚疾患の医療の動向と課題について理解する。 □ 皮膚疾患をもつ患者の特徴を，身体的な側面と心理・社会的な側面から学ぶ。 □ 皮膚疾患をもつ患者の特徴をふまえたうえで，看護の概要について理解する。 □ 皮膚疾患をもちながら地域で生活を送る患者・家族に対する援助を学ぶ。

A 医療の動向と看護

1 患者の動向と看護

　厚生労働省の「令和2年(2020)患者調査(確定数)の概況」によると，「皮膚及び皮下組織の疾患」の推計患者数は年々増加傾向にある(●図1-1-a)。また，患者は子どもから高齢者まで幅広い年代にわたっている(●図1-1-b)。さらに，厚生労働省の「令和4年度医療費の動向」をみると，「皮膚及び皮下組織の疾患」の医療費は，新型コロナウイルス感染症(COVID-19)拡大に伴う受診控えの影響を受けた2020(令和2)年度を除いて若干の増加傾向にあり，2023(令和5)年度の入院医療費は前年度比12.4％，入院外医療費は前年度比4.1％の増加となっている。皮膚疾患患者の増加とともに，医療のニーズも高まってきているといえるだろう。

　また，皮膚疾患には多様な疾患が含まれる。難治性の稀少な疾患もある一方で，アトピー性皮膚炎(●73ページ)のように，近年わが国の患者数が100万人をこえている疾患もある。

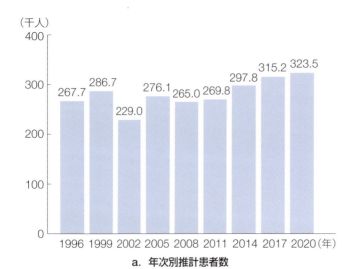
a. 年次別推計患者数

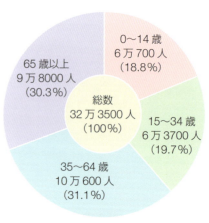
b. 年齢階級別推計患者数(2020年)

◯図1-1　皮膚および皮下組織の疾患の推計患者数
(厚生労働省：令和2年(2020)患者調査(確定数)の概況< https://www.mhlw.go.jp/toukei/saikin/hw/kanja/20/dl/kanjya.pdf >
<参照2024-06-17>より作成)

A. 医療の動向と看護　**7**

このように，皮膚疾患は増加傾向かつ多様であり，皮膚疾患をもつ患者に適切な看護を行うためには，皮膚疾患の病態について正しく理解することに加えて，皮膚科の医療・ケアについての広範な知識を日々新たにしていかなければならない。

2　医療の発展と新たな課題

● **皮膚科学の発展**　皮膚科学は，目に見える皮膚の異常に対する診断と治療から始まった分野であるが，現在は，病理学や分子生物学の進歩とともに，皮膚という身体のなかで最も大きな臓器を通して全身をみる分野へと発展している。

病理学は皮膚科診療の根幹をなす分野で，皮膚の組織を顕微鏡などで観察し，その形態的変化の原因を明らかにすることで，病態を解明して治療につなげることを可能にしている。近年では，ダーモスコピーという非侵襲的な特殊な顕微鏡を用いた検査によって，色素性母斑と悪性黒色腫などの鑑別も容易になってきた（ ◗46 ページ）。

一方，分子細胞生物学の発展は，生物学的製剤や低分子医薬品の開発をもたらし，皮膚疾患の治療は大きく変化した。とくに乾癬の治療における効果・安全性は高いものとなっている（ ◗88 ページ）。また，自己免疫疾患である水疱性類天疱瘡の発症に関連する分子が発見されたことで，診断に活用できるようになった。

また，皮膚と心は互いに影響を及ぼし合っていると考えられ，皮膚疾患患者の精神的なケアの必要性も着目されてきている❶。皮膚疾患と精神疾患のかかわりは，大きく①心理社会的因子により発症・増悪・遷延化する皮膚疾患，②皮膚症状を有する，または訴える精神疾患，③精神症状を引きおこす皮膚疾患，という 3 つに分類される。

● **医療の発展に伴う新たな課題**　このように，皮膚科学の発展とともに，診断・治療も改良されているが，一方で新たな課題もあらわれてきている。たとえば，がん薬物療法においては，従来用いられていた細胞傷害性抗がん薬❷だけでなく，分子標的薬❸や免疫チェックポイント阻害薬❹といったさまざまな機序で効果が発現する抗悪性腫瘍薬が開発されており，それぞれの抗悪性腫瘍薬の性質に由来する特徴的な皮膚症状が出現するようになっている。このような皮膚症状の出現は，がん細胞に対する治療効果を反映していることから，治療の中断はせずに，皮膚症状の悪化を予防しながらの治療継続が求められる。

また，皮膚科学の発展によって看護援助も変化していくため，看護師は，つねに診断・治療・援助に関する知識をアップデートしておく必要がある。たとえば 1970 年代までは，創傷は乾燥させたほうがよいという考えが一般的だった。そのため，看護師が創部にドライヤーの風をあてるという，現在では考えられないケアを行っていたこともある。しかし，しだいに湿潤環境のほうが創傷治癒は促進されるということが多くの研究によって明らかにな

NOTE

❶ 皮膚科学と精神医学の関連について，双方の知識と技術を用いて臨床および研究を行う領域を精神皮膚科学ともいう。

❷ **細胞傷害性抗がん薬**
細胞が増殖するしくみの一部を阻害することでがん細胞を攻撃する抗悪性腫瘍薬である。正常に増殖している細胞にも作用するため副作用が生じることが多い。

❸ **分子標的薬**
がん細胞の増殖や浸潤，転移などにかかわる分子を標的として作用する抗悪性腫瘍薬である。細胞傷害性抗がん薬に比べて正常細胞への影響は少ないと考えられているが，重篤な副作用が発生する可能性もある。

❹ **免疫チェックポイント阻害薬**
T 細胞の免疫反応を抑制している機構（免疫チェックポイント）を阻害することで T 細胞を活性化し，がん細胞に対する攻撃性を高める抗悪性腫瘍薬である。免疫関連有害事象といわれる特異的な副作用が生じる。

8 第1章 皮膚の看護を学ぶにあたって

り，現在では湿潤環境での創傷管理が浸透している（○239ページ，plus）。知識のアップデートは，根拠に基づいた看護 evidence based nursing（EBN）につながる。ただし，EBN が患者や家族にとって最善であるとは限らず，つねに吟味を重ねなくてはならない。EBN は，患者・家族の個別性をふまえた援助を提案し，受け入れられてはじめてなりたつものである。

B 患者の特徴と看護の役割

1 皮膚疾患の特徴と看護に求められること

皮膚は人体の最も外側をおおっており，熱や紫外線，化学物質，圧力などといったさまざまな外部の刺激からからだをまもる重要な役割を果たしている。皮膚に異常が生じると，その防御機構が破綻し，多様な身体的問題を引きおこす。また，「皮膚は内臓の鏡」❶といわれるように，呼吸器系や消化器系，免疫系，自律神経系，内分泌系なども含めた内臓の影響を受けている。そのため，内臓の疾患や，疾患にいたらずともストレスなどで内臓機能が弱ったときに皮膚は障害される。このように皮膚を障害する原因は，外因だけでなく内因もあり，それらは多岐にわたる（○表1-1）。

看護師は，皮膚疾患をもつ患者の特徴を理解し，その問題の予防・解決に向けた援助を行うことが求められる。ここでは，身体的問題に対する援助と，心理・社会的な問題に対する援助に分けて解説する。

> **NOTE**
> ❶内臓病変と密接に関係しておこる皮膚病変のことをデルマドロームという。肝疾患に伴うクモ状血管腫や，胃がんや肺がんに伴う皮膚筋炎などがある。

2 身体的な問題とその援助

1 身体的な問題

● **おもな症状** 皮膚疾患により生じる症状は多様であるが，おもなものとしては，発疹，瘙痒，疼痛，落屑，びらん・潰瘍による皮膚損傷などがある。栄養状態やほかの疾患が皮膚に影響を与えていることもあり，皮膚の状態か

○表1-1 皮膚の障害因子

内因性の原因	外因性の原因
・先天性の異常 ・内分泌異常 ・悪性腫瘍 ・血液疾患 ・代謝障害 ・栄養障害 ・疲労・睡眠不足 ・加齢 ・精神的なストレス	・紫外線 ・温度（熱・冷感） ・化学物質（尿・便・汗） ・外力（圧迫・ずれ・剪断力） ・病原微生物 ・原虫・寄生虫 ・アレルゲン

全身状態を把握することもできる。

　また，皮膚疾患の治療に伴って身体的な問題が生じることもある。外科的治療を受けた患者では，術後合併症として感染や疼痛，瘙痒のリスクがある。一方，副腎皮質ステロイド薬の服用により副作用が生じる可能性もある。

● **症状による二次障害**　疼痛や瘙痒といった症状が継続することで，睡眠・休息が妨げられ，患者の日常生活活動(ADL)や生活の質(QOL)に制限が生じることがある。そのため，症状の原因を明らかにし，コントロールするための援助が必要となる。また，瘙痒が搔破を引きおこし，さらなる皮疹の悪化や皮膚損傷をまねくなど，二次障害を引きおこすことも多い。さらに，皮膚症状はイライラ感などとして心理面に悪影響を及ぼすほか，見た目を気にすることで対人関係に影響を与えることもあるなど，心理・社会的な問題の原因にもなる。

● **感染の合併**　皮膚損傷部位は，生体の防御機能がくずれているため，外部からの影響を受けやすい。とくに，細菌などが入り込むと感染症を引きおこす。また，皮膚疾患の治療には副腎皮質ステロイド薬を服用することが多いが，これは免疫機能の低下をまねくため，感染しやすい状態となる。感染が生じると，滲出液の増加や悪臭，疼痛が生じ治癒が遅延する。感染は局所にとどまらず全身に波及する場合があるため，予防だけではなく，早期発見・早期対応が求められる。

2　身体的な問題への援助

● **苦痛の軽減**　現在生じている症状を軽減するためだけでなく，検査・治療に伴う苦痛の軽減も行う必要がある。また，合併症や副作用などの二次障害の早期発見・早期対応に努めなくてはならない。そのためには，皮膚疾患や治療に関する知識をもとにした観察，および根拠にもとづく判断と的確な援助技術が求められる。

● **原因の特定と回避**　皮膚疾患による症状の予防で重要なことは，その原因となるものを避けることである。たとえばアレルギーによる発疹であれば，アレルゲンを特定するとともに，それを可能な限り回避するような援助を行う。実際には，患者の生活環境・生活状況を把握し，アレルゲンとの接触や増悪因子を除去・回避するように日常生活上の指導を行う。また，皮膚病変および全身状態について把握し，炎症・循環障害・物理的刺激・代謝異常などの要因を考察することも原因の特定につながるほか，発症前後の状況を確認することも有効である。

● **感染予防**　皮膚を清潔に保ち，皮膚のバリア機能を回復させるためのスキンケアを行うとともに，スキンケアを患者自身が正しく行えるように指導する。スタンダードプリコーション(標準予防策)の実施や，寝床環境を整えることも感染予防につながる。すでに感染が生じている場合は，局所の感染状況と全身状態を把握し，感染部位の積極的な洗浄や，感染をコントロールするための外用薬・創傷被覆材の活用などにより早期治療を促す。そのためには医師との連携が重要となる。

3 心理・社会的な問題とその援助

1 心理・社会的な問題

● **外見の変化に伴う苦痛と社会的制約**　顔面や頸部，上肢に皮膚病変があると，他者の目にふれやすく，周囲の人々とのかかわりに苦痛を感じることがある。この感覚は患者個々によっても異なり，あまり気にしない人から，自尊心やボディイメージ（●162ページ）に影響を及ぼす人までさまざまである。苦痛が大きい場合は，その人らしく生活することが困難となりQOLが低下する。また，皮膚疾患による外観の変化や皮膚症状によって就労が制限されるといった不利益をこうむることもある。

　一方，患者自身が皮膚の変化を確認しやすく，また治療の経過が目に見えることで回復を実感できるなど，治療や自己管理への積極的な参加を促すきっかけになるという面もある。

● **身体的苦痛と心理的苦痛の悪循環**　瘙痒や疼痛といった身体的苦痛の継続は，患者にイライラや不安などの心理的な影響をもたらす。一方，皮膚は心身相関❶が強い臓器であり，過労やストレスなどが皮膚症状の発症・悪化誘因ともなる。たとえば，瘙痒によってイライラ感や不眠をきたし，そのストレスが瘙痒をさらに増強させるというものである。このように，身体的苦痛と心理的苦痛がそれぞれをさらに悪化させるという悪循環に陥る可能性がある。

● **治療の継続に対する負担・管理不足**　皮膚疾患は慢性的な経過をたどることが多いため，患者自身で処置や内服，生活習慣の管理など，日常生活上で継続的に行わなくてはならないことが多くある。このような生活を続けるうちに，「これがいつまで続くのだろうか」という先ゆきへの不安を強くする。さらに，治療継続による医療費の負担なども生じることで，患者のQOLは低下していく。小児や高齢者の患者でセルフケアが困難な状況であれば，それは家族にも及ぶ。皮膚疾患患者だけでなく，寝たきり状態の患者では，褥瘡（●218ページ）の予防が必要となり，ケアおよび医療費の負担は大きくなる。

　健康管理に関する患者の認識が不足している場合もあり，そのときは必要な治療の継続ができずに自己判断で治療を中止したり，症状の予防や改善に必要な生活習慣を継続できなかったりすることで，症状の改善と増悪を繰り返すことが少なくない。

● **社会活動の制限**　皮膚症状の予防や改善は日常生活のなかで管理することが多い。具体的には，食事や睡眠，衣類，清潔行動に関する習慣の変更が必要となることも多く，これにより患者は社会活動に制限を受けることになる。

NOTE

❶**心身相関**

　心の動きは身体の状態に影響を与え，逆に身体的変化は心の動きに影響を及ぼす。このような，心とからだが密接に関連し合っていることを心身相関という。

2 心理・社会的な問題への援助

● **心理的な援助** 強いストレスは皮膚疾患の発症・悪化誘因となるため，ストレスの軽減をはかるための援助を行う。患者が自身のストレスについて認識できていない場合は，現状について話し合い，患者が自身の状況や気持ちと向き合えるようにかかわることも必要となる。患者が治療や症状，日常生活に対してもっている思いを十分に理解してかかわることが重要となる。そのためには，患者の思いを引き出せるようなかかわりや信頼関係の形成が必要となる。

一方で，身体的苦痛が心理的苦痛を引きおこすこともあるため，症状の緩和をはかることも，心理的サポートにつながる。

● **アピアランスケア** アピアランス appearance とは外見のことをさす。皮膚疾患などで生じた自身の見た目，つまりアピアランスの変化に対する苦痛を医学的・整容的・心理社会的支援を用いて軽減する援助をアピアランスケア appearance care という。

アピアランスケアは，治療に伴う外見の変化に対しての援助ではあるが，単なる美容的問題の解決を目ざすものではなく，外見の変化によって生じる身体・心理・社会的問題に対して，包括的に行う支援である。そのため，治療によって外見が変化した患者全員が対象になるものではなく，あくまでも外見の変化に対して悩みや不安を感じている患者が対象となる。アピアランスの変化による苦痛に対処する方法を患者や家族と一緒に考え，患者がその人らしく生活できるような援助を行う。

4 在宅での生活に向けた治療継続と家族への援助

皮膚疾患には，尋常性乾癬やアトピー性皮膚炎などのように，長年にわたって寛解と増悪を繰り返し，慢性的な経過をたどる疾患が多い。そのため，いかに症状を悪化させずに日々の生活を送るか，いかに学業や仕事に支障がないようにコントロールしていくかがケアのポイントになる。とくに自宅で療養する場合は，処置や内服が正しく行えているかを確認し，必要に応じて指導を行う必要がある。

● **セルフケアへの支援** 皮膚疾患や症状と長期間付き合っていくことになる患者にとって，セルフケアの習得は必須である。前述した内因と外因の両方の因子を整えるための方法を，患者が身につけていけるように支援することが必要となる。また，皮膚の状態を整えるためのスキンケアの習得も重要となる。患者自身が根気強くケアを継続し，症状の維持・改善をはかれるように援助していく。

継続的に患者自身で処置や日常生活の管理を行うためには，その必要性や有用性を患者が認識する必要がある。適切な管理が行えていない場合は，疾患や症状に対する患者の知識や認識，および生活を管理するための能力や支援体制などを把握し，必要な援助を行う。また，セルフケアの方法は，患者

や家族それぞれのライフスタイルに応じて個別性があり，看護師はそのことを理解したうえでかかわるようにする。

● **社会資源の利用**　皮膚疾患には多くの指定難病❶が含まれる。指定難病には，医療費の公費負担や支援団体，情報提供サイトなど，さまざまな支援体制が整備されており，患者・家族がこれらを活用できるようにはたらきかける。

● **家族への援助**　患者だけではなく，家族も身体的および心理・社会的に健康な状態で生活できるようにかかわることも，看護師の役割である。皮膚疾患をかかえる患者が疾患とともに生活するためには，患者本人だけではなく家族の協力が必要なこともある。とくに小児患者の家族や，高齢患者を支える家族は，患者のケアに対する負担が大きくなることが多い。

たとえば，アトピー性皮膚炎の小児期の患者の処置・内服管理・スキンケアは，親がかわりに行うことが多い。親が，瘙痒に対する搔破を自制できずに悪化していく子どもを見て，「どうしたらかくことをとめられるのか」と悩むことも多い。子どもがアトピー性皮膚炎に罹患したことに対し，親が責任を感じることもある。

一方，高齢患者の家族においては，認知機能の低下に伴い自己管理ができなくなったとき，どのようにかかわればよいのかといった悩みが生じる。また，介護度が高い患者が自宅で療養する際は，褥瘡の発生予防に留意した援助が必要となり，家族だけでは対応できないことも多い。

このような患者に対しては，患者個人だけではなく家族を含めてかかわりをもちながら，個々の家族の生活やかかえる問題を把握し，社会資源を活用しながら療養生活を送ることができるように援助を行うことも，看護師の役割となる。

NOTE

❶指定難病
　原因不明かつ治療方法が確立しておらず，長期にわたり療養を必要とする希少な疾患のうち，「難病の患者に対する医療等に関する法律」（難病法）に基づき指定されるものをいう。

---

work　復習と課題

❶ 皮膚疾患の医療の動向と課題について述べなさい。
❷ 皮膚疾患をもつ患者がかかえる問題を，身体的なものと心理・社会的なものに分けて述べなさい。
❸ 皮膚疾患をもつ患者の身体的問題や心理・社会的な問題に対する看護の役割を説明しなさい。
❹ 皮膚疾患をもつ患者が治療を続けながら地域で生活するために，看護師に求められる援助を説明しなさい。

— 皮膚 —

第 2 章

皮膚の構造と機能

14　第2章　皮膚の構造と機能

本章の目標
□ 皮膚疾患やその治療・処置を理解するために，皮膚の構造と機能を学ぶ。
□ 皮膚の機能では，保護作用・免疫機能・保湿作用などについて理解を深める。

A 皮膚の構造

　皮膚は人体の表面をおおい，心臓・肺・肝臓などの諸臓器を保護しているが，単なるおおいではなく，生命の維持に必要なさまざまな機能を担っている。

　皮膚の面積は，成人では約 1.6 m² と畳 1 畳分ほどあり，皮膚の重量は約 3 kg，皮下組織も含めると約 9 kg にも及ぶ人体最大の臓器である。

　皮膚の色調は人種・年齢・性・部位・個人などによって異なるが，**メラニン**（●19ページ）と赤血球中のヘモグロビンが皮膚色を左右し，そのほかカロテン（●32ページ）の量や角層（●16ページ）の性状なども関与している。

　皮膚の表面には**皮溝**（ひこう）という大小のみぞが交差し，その間に**皮丘**（ひきゅう）が形成されている。皮溝に区画された三角形・多角形の領域は，**皮野**（ひや）とよばれている。皮膚の厚さは 1.5〜4 mm で，掌蹠（しょうせき）〔手掌〔手のひら〕と足底〔足の裏〕〕がとくに厚くなっている。皮膚は上層から**表皮・真皮・皮下脂肪織**の3層に分けられ，その下に筋肉・骨などの組織が存在している（●図2-1）。

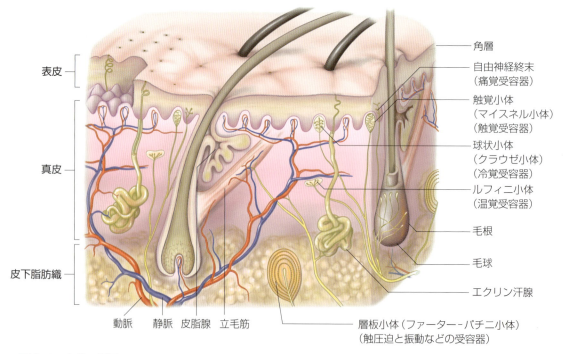

●図 2-1　皮膚の断面

1 表皮

表皮は被覆表皮と付属器表皮からなり、付属器表皮は表皮内毛包部と表皮内汗管部に分かれている（●図2-2）。

表皮の厚さは0.06〜0.2 mmであるが、角層が厚い掌蹠は0.6 mmと厚くなっている。表皮の下面は凹凸面となり、真皮と密着し、表皮の真皮に突出している部分を**表皮突起**（乳頭間突起）、真皮が表皮に突出している部分を**真皮乳頭**とよぶ。

1 表皮の構造と角化細胞

表皮は重層扁平上皮であり、下層から**基底層・有棘層・顆粒層・角層**の4層からなる（●図2-3）。

表皮を構成する細胞のほとんどは**角化細胞（ケラチノサイト）**で、角化細胞は基底層で分裂し、分化しながら上行して角層を形成したあと脱落する。こ

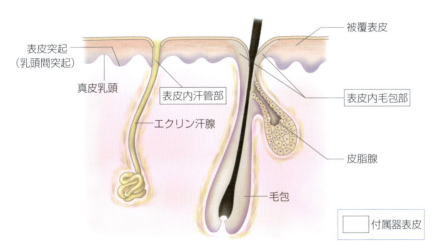

●図2-2 表皮の断面

---

plus　粘膜の種類と機能

皮膚が直接生体の外に接触するのに対し、粘膜は生体の内なる外界に接する。粘膜は呼吸器・消化器・泌尿器などの管腔臓器の内腔面をおおい、その表面は粘液腺や杯細胞からの分泌物でつねに湿潤している。

粘膜は、組織学的には表層の粘膜上皮と、粘膜固有層からなり、さまざまな粘膜が存在する。消化管では数層の平滑筋からなる粘膜筋板が固有層の下に存在する。粘膜固有層は乳頭層と網状層からなり、広義の粘膜には粘膜下組織も加える。粘膜上皮は器官によってその構造と機能が異なり、またその組織発生も外胚葉、中胚葉および内胚葉由来と異なるが、皮膚科で扱う粘膜は口腔粘膜である。

口腔粘膜の上皮は皮膚の表皮と同様に重層扁平上皮であるが、特殊の場合を除き角化しない。したがって、角層を感染の場とする皮膚糸状菌（白癬菌）が粘膜に寄生することはない。つまり、みずむしの原因である白癬菌を食べても、口の中や胃の中がみずむしになることはない。

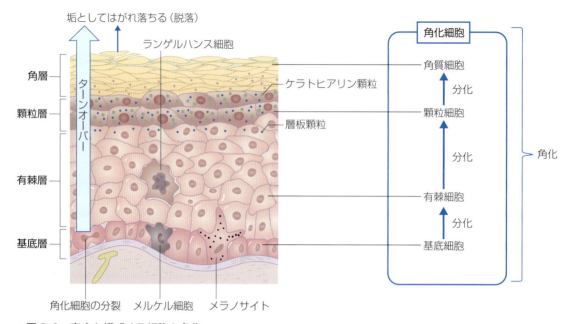

○図2-3　表皮を構成する細胞と角化
表皮はおもに角化細胞からなり，そのほかにメラノサイト，メルケル細胞，ランゲルハンス細胞がある。

の角化細胞独特の分化過程を**角化**という。表皮では，たえず古い細胞がはがれ落ちて新しい細胞におきかわっており，このサイクルを**ターンオーバー**という。また，基底層の角化細胞が分裂を始め，角化を経て角層から脱落するまでにかかる時間を**ターンオーバー時間**といい，基底層から顆粒層までの分化に約1か月間を要し，角層から脱落するのに約14日間を要するとされている。

● **基底層（基底細胞層）**　表皮の最下層で，基底細胞とよばれる円柱形の角化細胞からなる。基底細胞には分裂能があり，新たな角化細胞を供給している。基底細胞の真皮側はヘミデスモソームにより基底板と結合している（⊙18ページ）。

● **有棘層（有棘細胞層）**　基底層から顆粒層にいたる5〜10層の角化細胞層である。下方ほど多角形で，上方にいくにしたがって横に扁平となる。上層にいたると，細胞質中に**層板顆粒（オドランド小体）**が見られるようになる。層板顆粒は，セラミドなどの脂質に富む層板状の球形顆粒で，顆粒層から角層に移行する終末角化の際に内容物が細胞間隙に放出され，角質細胞間脂質の形成に関与する。

● **顆粒層（顆粒細胞層）**　有棘層と角層の間に存在する。顆粒細胞の細胞質中には，好塩基性の顆粒である**ケラトヒアリン顆粒**がある。ケラトヒアリン顆粒のおもな内容物は，ケラチン線維に後述するプロフィラグリンなどが付着したものである。また，有棘層上層から形成されはじめた層板顆粒も豊富となる。

● **角層（角質細胞層）**　表皮最上層で，核や細胞小器官が消失した**角質細胞**からなる。角層は身体の部位により厚さが異なり，掌蹠ではきわめて厚く，

角層と顆粒層の間に光を強く屈折させる透明層がある。

　顆粒細胞にあったケラトヒアリン顆粒の中のプロフィラグリンは，角質細胞になる際に分解されてフィラグリン❶となり，フィラグリンはケラチン線維と凝集・結合する。さらにフィラグリンは，角層上層でアミノ酸などの天然保湿因子（○25ページ）に分解され，皮膚の保湿機能を発揮する。

　一方，角質細胞間では，層板顆粒などに由来するセラミド，コレステロール，遊離脂肪酸などからなる**角質細胞間脂質**が形成され，角層の水分保持やバリアとして機能する。

　また，角質細胞には通常よりも厚い細胞膜が存在し，その内側には**周辺帯**とよばれる強靱な裏打ち構造を有する。

　角層を形成した後，角化細胞は表層から順に垢としてはがれ落ちる。

2　角化細胞の接着

◆ 表皮と真皮の接着

　表皮と真皮は，さまざまな分子によって強固に接着されている（○図2-4-a）。

● **表皮と真皮の境界部**　表皮と真皮の境界部には，光学顕微鏡で見ると過

> NOTE
> ❶フィラグリン
> 　角層を構成するタンパク質の一種で，ケラチン線維の間にある主たる物質である。

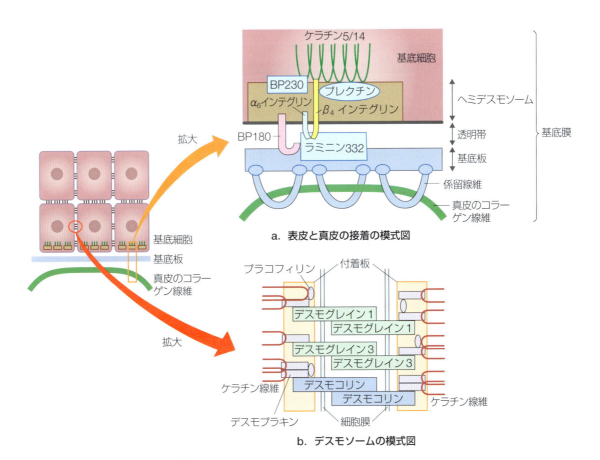

○図2-4　角化細胞の接着の模式図

ヨウ素酸シッフ periodic acid-Schiff 染色（PAS 染色）で赤色に染色される**基底膜**が存在する。さらに基底膜を電子顕微鏡で見ると基底細胞から離れて**基底板**があり，基底板と基底細胞の間の電子密度の低い層は**透明帯**とよばれている。

● **表皮と真皮の接着**　基底細胞底部の細胞膜の内側には，表皮真皮間の接着構造である**ヘミデスモソーム**がある❶。ヘミデスモソームは，プレクチンというタンパク質と BP230（類天疱瘡抗原 1）を介して，基底細胞の細胞質中のケラチン 5 およびケラチン 14 と結合している。また，ヘミデスモソームには，細胞膜を貫通するタンパク質である α_6 インテグリンと β_4 インテグリンが存在し，ラミニン 332 というタンパク質を介して基底板と接着すると考えられている。また，BP180（類天疱瘡抗原 2）は，透明帯を貫通してヘミデスモソームと基底板を直結させる長い分子である。

　基底板から真皮側にはⅦ型コラーゲンからなる**係留線維**がフックのように存在しており，これを介して真皮のコラーゲン線維が基底板に結びつけられている。

　これらの分子が合成されなかったり，自己抗体によって破壊されたりすると，表皮と真皮は接着することができず，表皮下に水疱が形成される。このような疾患には，水疱性類天疱瘡や表皮水疱症がある（●84 ページ）。

◆ 角化細胞間の接着

　角化細胞間の接着には次のようなものがある。

● **デスモソーム**　デスモソームは，付着板とよばれる細胞膜内側の部位と，細胞膜を貫通して細胞間の接着を担う部位からなる細胞間接着装置である（●図 2-4-b）。付着版はデスモプラキンなどから構成されており，これらにケラチン線維が結合して細胞骨格を強固なものにしている。細胞膜を貫通するタンパク質にはデスモグレイン desmoglein（Dsg）とデスモコリン desmocollin（Dsc）があり，これらによって細胞間の接着がなされている。

● **ギャップ結合**　コネクソンという細胞膜を貫通するタンパク質複合体が，2～3 nm の間隙をおいて隣り合う細胞間をつないで形成される細胞間結合を**ギャップ結合**という。細胞間接着のほか，水溶性の小さいイオンや分子の通過といった，細胞間の情報伝達にも関与している。

● **タイト結合**　クローディンやオクルディンなどの細胞膜を貫通するタンパク質が，細胞膜どうしをつないで形成される細胞間結合を**タイト結合**とい

NOTE

❶ ヘ ミ hemi- とは「片側の」や「半分の」を意味しており，角化細胞どうしを接着しているデスモソームの片側のみのようなかたちをしているので，ヘミデスモソームとよばれている。

---

plus	**ケラチン**

　ケラチンは，角化細胞の細胞骨格を構成するタンパク質である。酸性のタイプⅠと，中性～塩基性のタイプⅡに分けられる。タイプⅠとタイプⅡは特定のペアとして発現し，そのペアが結合してケラチン線維がつくられる。たとえば有棘層ではケラチン 1 とケラチン 10 がペアとなる。

い，顆粒層の一部にみられる。これにより外来物質の体内への侵入や，細胞外液の外部への漏出を防いでいる。

- **コルネオデスモソーム** 角層においては，デスモソームが変化したコルネオデスモソームが角質細胞どうしを接着している。

3 表皮を構成するそのほかの細胞

表皮を構成する細胞のほとんどは角化細胞であるが，そのほかに基底層にはメラノサイトとメルケル細胞が，有棘層にはランゲルハンス細胞がそれぞれ少数存在する。

◆ メラノサイト（色素細胞）

メラノサイトは，メラニンとよばれる黒い色素を産生する樹枝状突起を有する細胞である。メラニンはヒトの皮膚の色調を決定づける最大の要素で，ヒトの生体内のメラニンには黒色メラニン（ユーメラニン）と黄色メラニン（フェオメラニン）とがあり，混在している。

メラノサイトは，表皮基底層・外毛根鞘上部・毛母・脳軟膜・網膜色素上皮に存在し，ときに消化管粘膜・卵巣・副腎にも存在することがある。光学顕微鏡では基底細胞と比較して明るく見えるが，電子顕微鏡では細胞内に**メラノソーム**が見られる。

メラノソームはⅠ期からⅣ期までの発達段階があり，Ⅰ期のメラノソームにはメラニンの沈着はまだなく，チロシナーゼを律速酵素❶とするメラニンの合成によって徐々にメラニンがメラノソームに沈着し，Ⅱ期からⅢ期，Ⅳ期へと成熟する（◯図 2-5）。Ⅳ期のメラノソームは順次，樹枝状突起の先端に移動し，樹枝状突起の先端より角化細胞に貪食され，おもに基底細胞に取り込まれる。

NOTE
❶律速酵素
　一連の化学反応を律速，つまり速度を決定する酵素のことである。

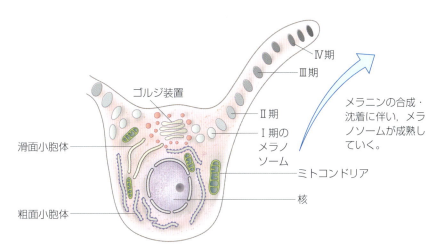

◯図 2-5　メラノサイト内のさまざまな成熟段階のメラノソーム

◆ メルケル細胞

メルケル細胞は表皮や外毛根鞘，口腔粘膜基底層の下面などに存在する，核に切れ込みがある細胞で，やや明るく見える。電子顕微鏡で見ると細胞内に**有芯顆粒**が存在し，隣接する角化細胞とは小型デスモソームで結合している。

◆ ランゲルハンス細胞

ランゲルハンス細胞は，表皮有棘層に存在する樹枝状突起を有する骨髄由来の大型の細胞で，細胞質に**バーベック顆粒**というテニスラケット状の小体を有することを特徴とする。

ランゲルハンス細胞は抗原提示細胞❶としてはたらいており，皮膚表面からの異物を貪食し，その抗原の処置を行い，真皮を経てリンパ節に移り，T細胞にその異物の一部を抗原として提示し，免疫反応を引きおこす。

2 真皮

真皮は，表皮の下に存在する線維成分・基質・細胞成分からなる結合組織である。また，真皮は上から乳頭層・乳頭下層・網状層に分かれている。

● **線維成分** 線維成分は，① 真皮結合組織の約90％を占めるコラーゲン線維，② エラスチンというタンパク質からなる伸展性のある弾性線維，③ 少量の細網線維からなる。細網線維は幼若なコラーゲン線維と考えられている。

● **基質** 基質は線維間または細胞間を満たす有機成分・血漿タンパク質・水・電解質からなり，有機成分はムコ多糖体と糖タンパク質が主である。

● **細胞成分** 細胞成分としては線維芽細胞・組織球・肥満細胞・形質細胞などが含まれている。線維芽細胞は，線維成分と，結合組織の間質成分であるムコ多糖を産生する。

3 皮下脂肪織

皮下脂肪織（皮下組織）は真皮と筋膜の間を占め，**脂肪層**ともいわれる（●14ページ，図2-1）。脂肪細胞の集団が結合組織の隔壁で囲まれた脂肪小葉からなる。隔壁から小葉内に毛細血管や細い神経が侵入している。脂肪細胞の細胞質は1個の大脂肪滴で充満し，核および細胞小器官はすべて細胞辺縁に偏在する。

4 皮膚の脈管と神経

皮膚には，血管・リンパ管という脈管と，神経が分布している。

● **血管** 皮下の動脈から上行した動脈は，真皮と皮下組織の境界部で動脈

NOTE

❶抗原提示細胞

抗原を貪食して，その抗原の免疫情報をリンパ球に伝える細胞をさす。

叢をつくり，ここから小さな動脈が真皮を上行し，真皮乳頭層の下層で再び血管叢を形成する（◎14ページ，図2-1）。この血管叢から毛細血管が真皮乳頭にループ状に走行し，毛細血管静脈となり，乳頭下層の静脈に連絡する。

● **リンパ管** 毛細リンパ管は乳頭下層に分布し，そこから真皮のリンパ管網につながり，皮下のリンパ管に連絡する。さらにリンパ節を通ったのち静脈に注ぐ。

● **神経** 皮膚の神経には自律神経と感覚神経とがある。自律神経はエクリン汗腺・立毛筋・血管周囲に無髄神経として多数存在し，これらの器官を支配する。感覚神経は痛覚・瘙痒・触覚・圧覚・冷温覚をつかさどる。自由神経終末は真皮上層，乳頭層，ときに表皮内に分布する。

　また，感覚神経には被膜を有する特殊な神経終末がある（◎14ページ，図2-1）。**マイスネル小体** Meissner's corpuscle は手掌・指腹・口唇・外陰部の真皮乳頭に存在し触覚・圧覚に，**ファター-パチニ小体** Vater-Pacini corpuscle は掌蹠・指腹・外陰部の真皮深層から皮下組織に存在し，振動刺激に関与している。

5 皮膚付属器

皮膚には毛・脂腺・汗腺・爪などの特殊な機能をもつ器官が存在し，これらを皮膚付属器と総称する。

1 毛包脂腺器官

毛を取り囲んで毛包が存在し，そこに上から**アポクリン汗腺**と**皮脂腺**が連続して付着し，立毛筋もその下の毛隆起に付着している。

毛包は下より毛包底から立毛筋付着部までを変動部，立毛筋付着部から脂腺導管開口部までを峡部，脂腺導管開口部から毛孔までを漏斗部と区分されている（◎図2-6）。そして，立毛筋付着部の毛包を毛隆起という。

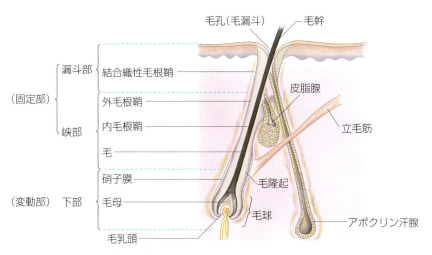

◎図2-6　毛包脂腺系の構造

毛には，毛がのびる時期（成長期），毛の成長が停止して退縮する時期（退行期），発毛停止の時期（休止期）の3周期を繰り返す**毛周期**があるが，毛周期によって伸縮する部位は立毛筋付着部（毛隆起）以下の変動部で，それより上の部位は固定部とよばれる。

● **毛**　毛は外側から毛小皮・毛皮質・毛髄質に分かれ，毛小皮・毛皮質は角化する。毛髄質はヒトでは頭毛とひげにだけ存在し，毛皮質で形成されるケラチンは硬ケラチンである。

毛の下端には毛母があり，毛母から毛や内毛根鞘が発生する。毛母の下には下方より真皮がのびて毛乳頭を形成するが，この毛乳頭を取り囲む毛包下部のふくらみを**毛球**とよぶ。

● **毛包**　毛包には結合織性成分に囲まれて，表皮と連続する外毛根鞘があり，その内側に内毛根鞘が存在する。内毛根鞘は外側からヘンレ層・ハックスレー層・鞘上皮に分かれ，表皮に近づくにつれてヘンレ層・鞘上皮・ハックスレー層の順に角化し，角化の際に**トリコヒアリン顆粒**が出現する。

● **アポクリン汗腺**　アポクリン汗腺とは，哺乳類の芳香腺（においを出す腺組織）が退化したものと考えられ，腋窩・乳房・乳輪・外陰・会陰・肛門周囲に存在するが，まれに顔・頭・腹部にみられることもある。分泌部と導管部に分かれ，導管部はさらに毛包内汗管と真皮内汗管に分かれる。

分泌部は皮下組織中にあり，筋上皮細胞に囲まれて1層の分泌細胞からなる。分泌細胞の管腔側の一部は管腔内に突出し，先端部がくびれて切断される，いわゆる断頭分泌がみられる。

● **脂腺**　脂腺細胞からなる1から数個の分葉が毛漏斗部の基部に付着する。成熟脂腺細胞が死滅すると，それが脂腺導管・毛包漏斗部を経て外に排出され**皮脂**となる。毛包に付属しない皮脂腺を**独立皮脂腺**とよび，口唇・頬粘膜・小陰唇・腟・亀頭・包皮・乳輪などにみられる。

2　エクリン汗腺

エクリン汗腺は分泌部と導管部に分かれ，導管部は被覆表皮に直接開口し，表皮内汗管と真皮内汗管に分かれる（○15ページ，図2-2）。

3　爪

爪は爪甲・爪郭・爪床・爪母からなり，爪甲は角層が特殊に分化したもので，背面から背爪・中間爪・腹爪の3層からなる（○図2-7）。爪床は，マルピギー層に相当する表皮部（ただし顆粒層を除く）と真皮からなる。また，爪郭は爪甲の両側縁と爪根とをおおう。

B　皮膚の機能

皮膚のおもなはたらきは，外界からの微生物や毒物および紫外線などの生物・化学・物理的侵襲を避けることや，水分などの生体にとって有用な物

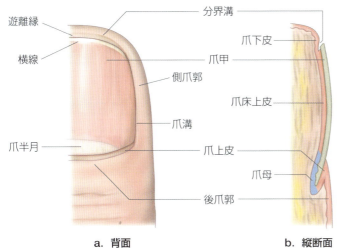

◯図2-7 爪の構造
(伊藤雅章:皮膚の構造と機能. 瀧川雅浩監修, 富田靖ほか編:標準皮膚科学, 第9版. p.28, 医学書院, 2010による)

質をからだの外に逃がさないことである。

　たとえば,重症熱傷などで皮膚が欠損すると,そこから体内の水分が喪失し,たちまち脱水症になるし,皮膚の欠損部位からさまざまな細菌が侵入して細菌感染症を引きおこし死にいたる。このことからも,皮膚は重要な機能を担っていることが理解できる。

　このほか,皮膚には,免疫機能や体温調節作用などがある。

1 皮膚の保護作用

　皮膚の保護作用にはいくつかあるが,次のように分類できる。実際には,これらがいくつか組み合わされて総合的に生体防御を担っている。

◆ 物理的外力に対する保護作用

　皮膚および皮下脂肪織は,ある一定の厚さがあり,傷をつけられても心臓・肺・肝臓などの諸臓器に傷が及ばないようになっている。さらに角化細胞は,細胞接着構造により細胞どうしが強固に接着しているため,強い物理的外力でないと角化細胞をはがすことはできない。

　また,表皮の表面は核を失って死んだ角質細胞におおわれているため,表面を多少傷つけても生きている細胞が傷つくことはない。たとえば,踵(かかと)などの角層の厚いところをメスでけずっても出血しないのはこのためである。

　真皮にはコラーゲン線維や弾性線維があり,強い力で押されたり,引っぱられたりしても皮膚は簡単に破れたりすることはない。また,皮下脂肪織には体温調節作用ばかりでなく,クッションとして外界の物理的外力を吸収する作用もある。

◆ 光線に対する保護作用

● **波長による分類**　日光はその波長によって,短いほうから**紫外線**,**可視光線**,**赤外線**に分類される(◯表2-1)。さらに紫外線 ultraviolet(UV)は,短

● 表 2-1　光の種類とその作用

光の種類		波長(nm)	吸収体
紫外線	UVA	320～400	タンパク質，核酸など
	UVB	290～320	
	UVC	190～290	
可視光線		400～780	色素
赤外線		780 以上	水

波長の区分は定義によって多少異なる。

波長紫外線(UVC)，中波長紫外線(UVB)，長波長紫外線(UVA)に分類されている。ただし，この波長の区分は定義によって多少異なる。

● **紫外線の影響**　一般に紫外線の波長が短いほど核酸やタンパク質に変性を及ぼすが，UVC はオゾン層に吸収され地上には到達しない。しかし，ほかの紫外線は地上に到達し，**日焼け**などの急性の皮膚障害を引きおこす❶。そのほかに長期に紫外線の曝露を繰り返すと，老人性色素斑などのしみやコラーゲン線維や弾性線維の変性をもたらし，しわの原因ともなる。また，有棘細胞がん・基底細胞がん・悪性黒色腫などの皮膚がんの原因ともなる。

　表皮にはメラニンが存在し，このメラニンが紫外線を吸収することにより，生体を紫外線からまもっている。そのため，メラニンは表皮基底細胞の核の上を取り囲むように存在し，核を保護している。

　表皮では，紫外線によってたえず細胞内の DNA が損傷を受けているため DNA の損傷を修復する酵素が存在するが，この酵素が欠損すると色素性乾皮症(●105 ページ)になる。そのほか，角質細胞には光を物理的に散乱させる作用がある。

◆ **化学的刺激に対する保護作用**

　角質細胞は，酸や弱いアルカリまたは有機溶媒などの化学物質に対して強い抵抗性を示し，ほとんど化学変化を受けない。また，角質細胞間にある角質細胞間脂質が中心となり，外界からの水や化学物質の侵入を防いでいる。さらに，皮膚の表面を脂腺から分泌される皮脂と表皮由来の表皮脂質がまざった皮表脂質(皮脂膜)がおおっていて，さまざまな化学物質から皮膚をまもっている。

　このような皮膚のバリア機能が破綻すると，さまざまな化学物質が表皮内に侵入し，湿疹・皮膚炎などを引きおこす。また皮膚は，強アルカリなどの物質に対しては弱く，化学物質によっては化学熱傷(●109 ページ)を引きおこす。

◆ **病原微生物に対する保護作用**

　皮脂は皮表脂質の約 95% を占めており，おもにワックスエステル，トリグリセリド，スクアレンからなる。このうちトリグリセリドの一部が分泌後

━ NOTE
❶ただし，UVB は雲やガラスで遮断される。

に毛包内腔で細菌などのリパーゼで分解され，遊離脂肪酸となる。

この遊離脂肪酸によって皮脂膜は pH 5.5〜7.0 の酸性に傾き，外界の物質に対する緩衝作用と同時に殺菌作用を示す。また表皮細胞は，ディフェンシンや塩基性タンパク質などの強力な抗菌あるいは抗真菌作用のある物質を産生する。

◆ ターンオーバー（物質交代）による保護作用

表皮細胞が基底細胞層で分裂し，最終的に垢となって剥離するまでの時間（表皮細胞のターンオーバー時間）は，正常では約 45 日かかるとされているが，諸説がある。ターンオーバーに伴う表皮の脱落によって，皮膚に付着した病原微生物や化学物質などは排除されている。

とくに病原微生物や化学物質によって炎症をおこした部位や，さまざまな物理・化学的刺激で傷害を受けた角化細胞が存在する部位では，表皮の脱落・再生が亢進する。

2 皮膚のそのほかの機能

1 免疫機能

皮膚には，皮膚に特異的に存在するランゲルハンス細胞という免疫を担当する細胞がある。そのほか，角化細胞は単に表皮を構成するだけではなく，皮膚の免疫・アレルギー反応に重要な役割を担っている。

2 保湿作用

前述した皮脂膜や角質細胞間脂質は，外界からの刺激物が生体内に侵入するのを防いでいるばかりでなく，生体内の水分が蒸散するのも防いでいる。さらに，角質細胞には**天然保湿因子** natural moisturizing factor（NMF）が存在する。NMF は，遊離アミノ酸・尿素・電解質などからなり，水分の吸収および保持などのはたらきをしている。もし皮膚の保湿作用が低下すると，皮膚は乾燥し，かさかさした状態（乾燥肌）からひび割れ状態となる。

3 体温調節作用

汗には蒸散する際に気化熱を奪い，体温を下げるはたらきがある。皮膚には汗腺が存在し，とくにエクリン汗腺は汗を分泌することによって体温調節に役だっている。

また，皮膚表面に存在する血管は暑いときには拡張して体温を放散し，寒いときには収縮して体温の放散を防いでいる。そのほか，表皮の角層と皮下脂肪組織は熱の不良導体で，身体の熱の放散を防ぐとともに外界の温度が直接体内に及ぶのを防いでいる。

4 知覚作用

皮膚の感覚には痛覚・瘙痒・触覚・圧覚・冷温覚などがある。外界からの刺激が皮膚に加わると，感覚神経により脊髄，そして脳へと伝達される。脳はその刺激に反応して身体を保護するような指令を出し，その刺激が有害であれば，無意識にあるいは意識的にその刺激を避ける行動をとる。

5 物質代謝作用

皮膚が紫外線を受けると，コレステロールの前駆体である 7-デヒドロコレステロールが，光化学反応などによりビタミン D_3 に変化する。ビタミン D_3 は肝臓で水酸化されたあと，さらに腎臓の近位尿細管細胞で水酸化されビタミン D として効果を発揮する。ビタミン D は腸管でのカルシウムの吸収，および腎臓でのカルシウムの再吸収を促進する。

6 分泌・排泄作用

皮膚から分泌されるおもなものに，皮脂と汗がある。

◆ 皮脂の分泌

皮脂の分泌量は年齢・部位によって異なり，顔面で多く，ついで胸部，上背部の順である。これは痤瘡(にきび)のできやすい部位に一致している。また，皮脂分泌量が最も少ない部位は下腿で，乾燥肌の生じやすい部位が下腿であることにも一致している。

一般に，新生児期では前額部の皮脂量は多いが，小児期には少なくなり，思春期から再び増加する。女性では 10〜20 歳代にピークに達し，その後急激に減少するが，男性では 30〜40 歳代にピークに達し，50 歳以後も比較的多い。

皮脂には殺菌作用だけでなく，皮膚表面に皮脂膜を形成し，皮表をなめらかにしっとりさせる作用もあり，これが低下すると皮膚がかさかさしてくる。

◆ 汗の分泌

汗には，体温を低下させる温熱性発汗以外に，異常な精神的緊張によって生じる精神性発汗がある。温熱性発汗はほとんど全身の汗腺から生じるが，精神性発汗はからだの特定の部位，すなわち掌蹠・腋窩などからの発汗が主である。

● 汗腺　汗腺は汗を分泌する腺であるが，ヒトの場合はエクリン汗腺とアポクリン汗腺の2種類が存在する。エクリン汗腺はほとんど全身に分布していて，主として温熱性発汗と関係がある。アポクリン汗腺はからだの特定の部位にのみ存在し，幼児では発達がわるく，思春期にいたって急激に発達する。

動物の場合はアポクリン汗腺が発達しているが，ヒトの場合ではアポクリン汗腺は腋窩・外耳道・乳輪・肛門周囲などの限られた部位にのみ存在する。

アポクリン汗腺が思春期以後に著明に発達して，発汗を開始するようになること，その分泌物が特有の臭気を発することから，この汗腺は体臭を生じ，性生活と密接な関係をもつものと考えられている。

精神性発汗は腋窩にも著明にみられるため，アポクリン汗腺が関与しているように思われがちであるが，実際にはエクリン汗腺の分泌が主体である。

● **発汗の調整**　発汗は，自律神経によって調節されていると考えられている。たとえば，エクリン汗腺は交感神経によって支配され，発汗はおもにコリン作動性神経によって分泌されるアセチルコリンにより引きおこされる。このアセチルコリンが，そこに局在するアセチルコリンエステラーゼによって加水分解・不活化されると，発汗がおさまる。

さらに，これらの自律神経に制汗信号を出す高位の中枢の存在が推測されている。体温調節に関与する発汗中枢は視床下部にあり，精神性発汗のそれは大脳皮質にあると推定されている。

✎ work　復習と課題

❶ 表皮を構成する細胞について説明しなさい。

❷ 物理的外力に対して皮膚はどのように対応しているか，その作用についてまとめなさい。

❸ 皮膚のそのほかの機能についてまとめなさい。

― 皮膚 ―

第 3 章

症状とその病態生理

30　第3章　症状とその病態生理

本章の目標	□ 発疹の種類と定義，および症状について学ぶ。
	□ 特定の皮膚病変のよび方を理解する。
	□ 瘙痒(かゆみ)をきたす基礎疾患と，その発生メカニズムについて理解する。
	□ 加齢に伴う皮膚の老化と，その発生メカニズムについて理解する。

A　発疹

　皮膚または粘膜の病変はすべて**発疹**であるが，皮膚の発疹は**皮疹**，粘膜の発疹は**粘膜疹**とよばれる(◯図3-1)。

1　原発疹

　一次的に発生する発疹が**原発疹**である。つまり，原発疹は最初に生じ，二次的に生じる発疹でないものをいう。

1　斑

　斑とは，皮膚面上に隆起せず，一定の大きさの限局した病変をいう。つまり見ればわかるが触診ではわからないものいう。斑にはさまざまな種類がある(◯図3-1-a)。

◆ 血行異常などに伴う赤血球のヘモグロビンによるもの

　1 紅斑　おもに真皮乳頭部と乳頭下層の血管の拡張のため，血管内に存在する赤血球のヘモグロビンによって赤く見えるものである(◯80ページ，図5-12)。したがって，ガラス板で圧迫すると血管内の赤血球はそのまわりに移動するため，圧迫部位の紅色調は減少する。この検査を **硝子圧法** という。紅斑のうち米粒大から爪甲大の紅斑が散在性に多発したものを**バラ疹**，丘疹・小水疱・膿疱の周囲に生じる紅斑を**紅暈**という。

　また，真皮の乳頭部から乳頭下層の血管が持続的に拡張し，細かく赤い線が網の目のように見えるものを**毛細血管拡張症**といい，血管腫でみとめられる。紅斑ができることを**発赤**ともいう。

　2 紫斑　皮膚組織内の出血によって赤く見えるものである(◯100ページ，図5-32)。したがって，ガラス板で圧迫しても色調の変化はない。また**出血**であるので最初は紅色調が強いが，経過とともに紫紅色調が強くなり，さらに褐色調となり，やがて退色する。小さいものを点状出血，大きいものを斑状出血という。

◆ メラニンなどの色素によるもの

　1 白斑　メラニンの消失あるいは減少によって皮膚色が白く見えるもの

A. 発疹

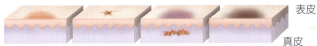
紅斑　血管拡張　赤血球漏出　色素斑　表皮
　　　　　　　　　紫斑　　　　　　　真皮

a. 斑
皮膚表面に隆起せず，一定の大きさの限局した病変。つまり見ればわかるが，触診ではわからないもの。

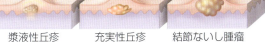
漿液性丘疹　充実性丘疹　結節ないし腫瘤

b. 丘疹，結節，腫瘤
触診でわかる小さな盛り上がりで，通常5mm以下のものを丘疹，5mm〜3cmまでの充実性の隆起は結節，約3cm以上は腫瘤とよばれることが多いが，厳密な大きさの定義はない。

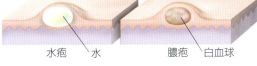
水疱　水　　　　膿疱　白血球

c. 水疱，膿疱
表皮内あるいは表皮・真皮境界部に透明な水様性の内容物を有する皮膚の隆起を水疱という。膿疱は水疱・小水疱の内容物に白血球がまじり，黄白色に見えるものをいう。

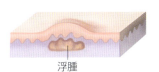

d. 囊腫
真皮内に存在する空洞で，内容物には角質・液体成分・細胞成分・脂質などがある。触診でわかるが，皮膚面からの隆起が明瞭でないこともある。

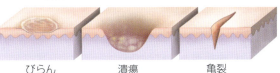
浮腫

e. 膨疹
真皮上層の一過性の浮腫で，蕁麻疹のときにみられる皮疹。通常，数時間以内に自然に消失する。

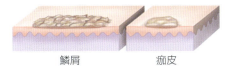
びらん　　潰瘍　　亀裂

f. びらん，潰瘍，亀裂
表皮の部分欠損で表皮基底層までにとどまるものをびらんといい，表皮をこえて真皮または皮下組織に達する組織欠損を潰瘍とよぶ。亀裂は皮膚の線状の切れ目をいう。

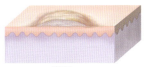
鱗屑　　痂皮

g. 鱗屑，痂皮
角質が皮膚表面に異常に蓄積した状態を鱗屑という。痂皮は滲出液，血液，膿または壊死組織が固まり，皮膚表面に付着したものである。

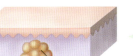
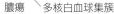
胼胝

h. 胼胝
表皮の角質が限局的に増殖し，肥厚したもの。

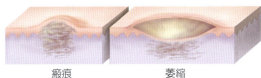
膿瘍　多核白血球集簇

i. 膿瘍
生体内に化膿性炎症が限局した状態で，好中球由来の分解酵素により，中心部から融解して膿を満たした空洞を形成する。切開により排膿がみられる。

瘢痕　　萎縮

j. 瘢痕，萎縮
瘢痕は真皮または皮下組織に達する組織欠損が修復されて生じたもので，萎縮は皮膚組織の退行性変性のために細胞数や皮膚組織が減少したものをいう。

図 3-1　発疹の模式図

をいう（●119ページ，図5-44）。前者は完全色素脱失，後者は不完全色素脱失という。また，局所の貧血によってヘモグロビンが減少して白斑に見えることもある。

2 色素斑 メラニンが表皮や真皮の浅層に存在すると茶褐色に見え，メラニンが真皮の深くに存在すればするほど青色調を増す（●図3-1-aおよび120ページ，図5-47）。また，メラニン量が増えると色は濃くなり黒色調を呈してくる。

メラニン以外にヘモジデリン❶やカロテン❷，あるいは薬剤や異物によっても色素斑は生じるが，褐色・青・黒以外の色素斑は**色素沈着**とよばれることが多い。

2 皮膚面より隆起したもの

慣用的に大きさによって次の3種類に区別されているが，その大きさの区別は厳密なものではない（●図3-1-b）。

1 丘疹 触診でわかる小さな盛り上がりで，5mm以下のものをいう（●137ページ，図5-63）。通常は炎症を伴うものをさし，丘疹の頂点に微小な水疱を有しているものは**漿液性丘疹**といい，それ以外のものは**充実性丘疹**という。ただし，丘疹の内容物が明らかなものは水疱・膿疱などとよばれ，丘疹とは区別されている。

2 結節 5mm〜3cm以下の大きさの充実性の隆起をいう（●79ページ，図5-11）。しかし小型のものは**小結節**とよばれ，丘疹と同じような使い方をされるが，一般には炎症を伴うものは丘疹，腫瘍性のものは小結節とよばれていることが多い。

3 腫瘤 3cm以上の限局性の充実性隆起をいう。

3 被膜をつくり内容物を含むもの

1 水疱・小水疱 表皮内，あるいは表皮・真皮境界部に透明な水様性の内容物を有する皮膚の隆起で，5mm以上のものを水疱，それ以下のものを小水疱とよぶ（●図3-1-cおよび85ページ，図5-16）。内容物が血液からなる場合は**血疱**とよばれる。

2 膿疱 水疱・小水疱の内容物に白血球がまじって膿汁化し，黄白色に見えるものをいう（●図3-1-cおよび86ページ，図5-17）。

3 嚢腫 真皮内に存在する空洞で，皮膚面からの隆起が明瞭でないこともある（●図3-1-dおよび111ページ，図5-37）。内容物は角質・液体成分・細胞成分・脂質などである。

4 一過性の皮膚の隆起

膨疹は蕁麻疹のときにみられる皮疹に対する名称である。真皮上層の一過性の浮腫で，短時間で瘢痕を残さず消失する（●図3-1-eおよび77ページ，図5-9）。

NOTE

❶ヘモジデリン
生体内色素の一種で，赤血球が貪食されて分解される過程で生じる鉄代謝物である。

❷カロテン
緑黄色野菜などに存在する脂溶性の色素であるカロテノイドの一種で，体内でビタミンAに変換される。カロチンともいう。

A. 発疹　**33**

2 続発疹

時間的経過とともに続発して生じる発疹を続発疹という。

1 皮膚の欠損

1 びらん　表皮の部分的欠損で，表皮基底層までにとどまるものをいう（●図3-1-fおよび72ページ，図5-3）。瘢痕を残さずに治癒し，水疱・膿疱の破れたのちにもみられる。

2 潰瘍　表皮をこえて真皮または皮下組織に達する組織欠損で，瘢痕を残して治癒する（●図3-1-f）。性病性潰瘍の場合は**下疳**とよばれ，梅毒トレポネーマによる硬性下疳と，軟性下疳菌による軟性下疳とがある。

3 表皮剝離　搔破によって生じた表皮の欠損で，線状あるいは点状のことが多い。

4 亀裂　皮膚の線状の切れ目で，しばしば痛みを伴う（●図3-1-f）。

2 発疹上に生じた続発疹

1 鱗屑　角質が皮膚表面に異常に蓄積した状態をいう（●図3-1-gおよび88ページ，図5-20）。鱗屑はその大きさが「ぬか（糠）」のように細かいものを**糠粃様**，落ち葉のように大きいものを**落葉状**という。

2 落屑　鱗屑がはがれて脱落する状態をいう。正常な皮膚でも角質細胞がはがれて脱落するが，これは肉眼的にはほとんど確認できない。しかし，角質細胞がはがれて脱落する現象が顕著であると可視的となる。このような病的状態を落屑という（●75ページ，図5-6）。

3 痂皮　滲出液・血液・膿または壊死組織が固まり，皮膚表面に付着したものである（●図3-1-gおよび125ページ，図5-52）。とくに血液が乾いて固まったものを**血痂**という。

3 その他の続発疹

1 胼胝　長時間，持続的な圧迫などが加わることで表皮の角層が限局性に増殖し，肥厚したものをいう（●図3-1-h）。

2 膿瘍　化膿性炎症が生体内に限局した状態である（●図3-1-i，図3-2）。好中球由来の分解酵素により，中心部から融解して膿を満たした空洞を形成する。切開により排膿がみられる。

3 瘢痕　真皮または皮下組織に達する組織欠損が修復されて生じたもので，皮膚面から隆起している場合と，陥凹している場合とがある（●図3-1-j）。かたく触れ，表皮は萎縮して皮膚付属器を欠くが，真皮のコラーゲン線維は増生している。

4 萎縮　皮膚組織の退行変性のため細胞数や皮膚組織が減少したものをいう（●図3-1-j）。瘢痕に似るが，真皮のコラーゲン線維の萎縮もみとめられる点で異なる。表皮の萎縮と真皮の萎縮に分類される。

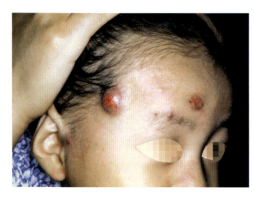
図 3-2　膿瘍
頭部に生じた乳児多発性汗腺膿瘍。
（写真提供：岩月啓氏氏）

⑤ **硬化**　皮膚がかたくなった状態で，肉眼的には判別できず触診してはじめてわかるものをいう。
⑥ **壊疽**　血行障害あるいは細菌感染などによって壊死組織になることをいう。

3 特定の皮膚病変のよび方

発疹名は病名ではないが，発疹名が病名となっている疾患も多い（表 3-1）。

B 瘙痒（かゆみ）

● **瘙痒とは**　瘙痒（かゆみ）とは，搔破せずにはいられない不快な皮膚感覚の一種である。

瘙痒は，痛みとは異なった神経受容体を介し，無髄線維（C線維）に伝えられ，脊髄後角，さらに二次ニューロンにのりかえて脊髄視床路を上向し，次に視床から大脳皮質に投射されると考えられている。

瘙痒を生じる刺激には，内的および外的に加えられた化学的・機械的・温熱的・電気的刺激などがあり，これらの刺激が化学伝達物質を介して，あるいは直接に感覚ニューロンに伝えられる。

皮膚局所の化学伝達物質としてはヒスタミンが代表的であるが，それ以外にも炎症を引きおこす物質のほとんどが，ある程度，瘙痒に関与していることが知られている。

かゆいという訴えは臨床上しばしば聞かれるが，確実に耐えがたいかゆみか否かを知るためには，患者が瘙痒のために睡眠から覚醒するかを確認する必要がある。また，皮膚に搔破のために生じた搔破痕を見いだすことができれば，瘙痒の存在は確実である（図 3-3）。

表 3-1 特定の皮膚病変のよび方

発疹名	性状
紅皮症 erythroderma	全身のほとんどが持続性に潮紅している状態をいう。
皮斑 livedo	網状あるいは樹枝状の紅斑をいう。真皮下血管層の静脈側の緊張低下と，動脈側の緊張亢進状態による。
多形皮膚萎縮 poikiloderma	毛細血管拡張・萎縮・色素沈着・色素脱失が混在した状態をいう。
苔癬 lichen	ほぼ均一な小丘疹が多数集簇または散在し，長くその状態を持続しているものをいう。扁平苔癬をはじめとした多くの皮膚疾患に，この名称が用いられている。
苔癬化 lichenification	皮膚が肥厚し，かたくなり，皮溝・皮丘の形成が著明な状態をいう。慢性的な搔破によって生じることが多い。
疱疹 herpes	水疱または膿疱が集簇した状態をいう。ウイルス性疾患の単純疱疹・帯状疱疹にみられるのが典型的である。
天疱瘡 pemphigus	大型の水疱を一次疹とする状態をいう。かつてはこのような状態を天疱瘡とよんでいたが，現在では自己免疫性の水疱症や家族性の水疱症に対して天疱瘡という病名が使用されている。
乾皮症 xerosis	皮膚が乾燥しきめがあらい状態(粗糙)になったことをいう。遺伝性の色素性乾皮症や老人性乾皮症などの病名がある。
魚鱗癬 ichthyosis	一見，魚の鱗状にみえる乾燥性の薄い皮膚鱗屑が付着している状態をいう。遺伝性の魚鱗癬をきたす疾患がいくつかあるが，後天性の魚鱗癬もある。
乾癬 psoriasis	雲母状で銀白色の鱗屑が固着した紅色局面をいう。
膿痂疹 impetigo	膿疱と痂皮の混在する状態をいう。細菌性のものが代表的である。
痤瘡 acne	毛包に一致する丘疹，膿疱および面皰の混在する状態をいう。俗ににきびという。
面皰 comedo	痤瘡において毛穴をふさぐ皮脂などが小さい黒点あるいは白点を呈するものをいう。痤瘡の初期病変である。
毛瘡 sycosis	硬毛部に毛包に一致する膿胞が多発した局面をつくるものをいう。細菌感染による尋常性毛瘡や，白癬菌による白癬性毛瘡などの病名がある。

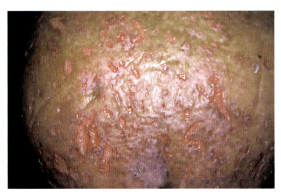

a. 搔破痕
激しい搔破痕で，びらんを生じている。

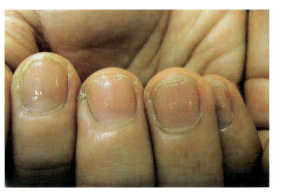

b. 真珠様爪
搔破により爪が摩耗し，光沢をもっている。

図 3-3 搔破による皮膚症状
(写真提供：片山一朗氏)

36 第3章 症状とその病態生理

1 皮疹を伴う瘙痒

　皮膚疾患の多くは瘙痒を伴うが，梅毒・結核・ハンセン病，あるいはその他の細菌感染症の多くは瘙痒を訴えない。また，母斑や皮膚の良性・悪性の腫瘍も瘙痒をきたすことはほとんどない。したがって，激烈な瘙痒を訴える場合は，これらの疾患を除外してもよい。

　激烈な瘙痒を伴う皮膚疾患には，湿疹・皮膚炎群，痒疹，蕁麻疹，小児ストロフルス❶，多くの白癬，扁平苔癬などがある。いずれも皮膚病変を伴う。

2 皮疹を伴わない瘙痒（皮膚瘙痒症）

　皮膚病変がみられないにもかかわらず瘙痒を訴えるものを，一般に皮膚瘙痒症という。搔破により，二次的に点状もしくは線状の擦過傷を伴うことが多い。

　皮膚瘙痒症は，一般に限局性と汎発性に分けることができる。

● **限局性皮膚瘙痒症**　肛門周囲や外陰部に多く，肛門周囲瘙痒症や陰部瘙痒症などがある。肛門周囲瘙痒症は，小児では蟯虫によるものなどのほか，便秘・下痢などが原因となる。一方，陰部瘙痒症は，カンジダ症・腟トリコモナス・ケジラミ症・尿道狭窄・前立腺肥大・心因などが原因となる。

● **汎発性皮膚瘙痒症**　全身の皮膚に瘙痒を生じるものをさす。原因として，内分泌・代謝疾患，肝疾患，腎疾患，血液疾患，悪性腫瘍，寄生虫性疾患，薬物，心因などがあげられる（●表3-2）。

1 老人性の皮膚瘙痒症

　皮膚瘙痒症のなかでは最も多く，70歳以上の高齢者の半数以上が，持続性で広範囲の瘙痒を訴えるといわれている。また，閉経後の女性でも瘙痒を訴えることがある。当然のことながら，これらの患者が肝疾患・腎疾患・悪性腫瘍を基礎疾患にもっていることもあり，また薬剤の副作用で生じること

> **NOTE**
> **❶小児ストロフルス**
> 　小児に生じる急性痒疹である。アトピー素因（●44ページ，plus）のある小児で，多くは虫刺に対する反応と推測されるが，不明なものも多い。

● **表3-2　汎発性皮膚瘙痒症の原因**

内分泌・代謝疾患	甲状腺機能異常症，糖尿病など
肝疾患	原発性胆汁性胆管炎，肝炎，閉塞性胆道疾患など
腎疾患	慢性腎不全，人工透析など
血液疾患	鉄欠乏性貧血，真性多血症など
悪性腫瘍	悪性リンパ腫（とくにホジキンリンパ腫），慢性白血病，内臓がんなど
寄生虫性疾患	回虫症，住血吸虫症，フィラリア症など
薬物	コカイン，モルヒネ，ジアゼパム，アトロピン，エストロゲン，ペニシリン，インドメタシンなど
心因	ストレス，不安など

もある。しかし，老人性皮膚瘙痒症の大部分は，加齢や入浴のしすぎに伴い皮脂が減少し，角層の水分保持能力が低下することによる。

とくに乾燥しやすい冬季に瘙痒を訴えることが多い。皮膚は乾燥し，ときに粃糠様落屑を伴うが，皮疹は明瞭ではない。搔破によって二次的に湿疹様病変となることもある。皮膚の乾燥によって生じるので，保湿剤の外用で多くは軽快する。ただし，湿疹化した場合は，副腎皮質ステロイド薬の外用を行う必要がある。

2 内臓疾患に伴うもの

瘙痒が生じる内臓疾患としては内分泌や糖尿病，肝疾患，腎疾患，血液疾患などがあげられるが，これらの疾患でも病初期には瘙痒がないことが多い。

● **内分泌疾患** 甲状腺機能亢進症や成人型甲状腺機能低下症（粘液水腫）などの内分泌疾患で瘙痒を訴えることがある。甲状腺機能亢進症では，皮膚血管の拡張によって皮膚温が上昇し，これが瘙痒の閾値を低下させることによって瘙痒が生じると考えられている。一方，成人型甲状腺機能低下症患者にみられる瘙痒は，皮膚の乾燥化によるものと考えられている。

また閉経後瘙痒症は，持続性あるいは発作性の瘙痒で，しばしば皮膚の潮紅を伴い，皮膚をかきくずすことよりも皮膚をこすることが多い。その実態はまだ不明の点が多いが，卵巣機能低下によると考えられており，ホルモン補充療法が有効なことが多い。

● **糖尿病** 糖尿病では瘙痒が生じるといわれているが，全身性の瘙痒が糖尿病患者にとくに多いわけではない。確かに糖尿病腎症で人工透析を受けている患者の多くは強い瘙痒を訴えるが，これは糖尿病というよりは慢性腎不全による瘙痒である。また，糖尿病患者は外陰部や肛門周囲に瘙痒を訴えることが多いのも事実であるが，これらは糖尿病に合併しやすいカンジダ症によるものと考えられる。

● **肝疾患** 原発性胆汁性胆管炎によるものが多いが，ほかの肝疾患患者は，閉塞性黄疸にでもならない限り，瘙痒を訴えることはあまりない。

● **腎疾患** 慢性腎不全にならない限りは，強い瘙痒を訴えることはない。なお，持続的に人工透析を受けなければならない患者の約80%は瘙痒を訴えるが，この瘙痒は必ずしも人工透析によって抑えられるわけではない。

● **血液疾患** 貧血の有無にかかわらず，鉄欠乏によっても瘙痒が生じることがある。この場合は鉄剤の投与によって瘙痒は軽快するが，皮膚瘙痒症がとくに鉄欠乏症患者に多いわけではない。

また，風呂に入ったり，水を浴びたりすると瘙痒を訴える人がおり，これを入浴瘙痒とよぶ。この入浴瘙痒は，真性多血症❶の約50%にみられるとされている。真性多血症を発症する数年前から入浴瘙痒をみとめられることがあるので，このような症状がみられた場合には，真性多血症の可能性を念頭において血液検査を行うことが大切である。

● **悪性腫瘍** 悪性リンパ腫・ホジキンリンパ腫❷・白血病・消化器がん・多発性骨髄腫など，さまざまな悪性腫瘍で瘙痒を伴うとの報告があるが，統計

NOTE

❶真性多血症
造血幹細胞の遺伝子変異により血液中の赤血球数の絶対量が増加する疾患である。

❷ホジキンリンパ腫
リード‐シュテルンベルグ細胞やホジキン細胞の出現を特徴とするリンパ腫である。

学的な裏づけが十分にあるわけではない。しかし，ホジキンリンパ腫の患者では限局性の瘙痒を訴え，しかも瘙痒部位がしばしば移動するという特徴がある。また，セザリー症候群（●117ページ）の患者も強い瘙痒を訴えるが，これは皮膚に炎症がおこっているためで，皮膚瘙痒症というわけではない。

● **神経疾患**　多発性硬化症❶の患者では，しばしば増悪初期に発作性の瘙痒を訴えることがある。しかし，ニューロパチー❷では末梢神経が傷害されるのにもかかわらず，瘙痒は伴わないことが多い。

3 薬剤によるもの

モルヒネの全身的な投与で瘙痒が誘発されることはよく知られているが，内臓疾患に伴う瘙痒に対しては，オピオイド❸のμ受容体に対する拮抗薬であるナロキソン塩酸塩が有効なことがある。

またモルヒネが瘙痒を増強するという事実から，脳内のモルヒネ類似物質であるエンケファリンとエンドルフィンは，瘙痒を誘発するとされている。これらオピオイドペプチドは，人工透析や胆汁うっ滞型の肝機能障害の症例で増加がみとめられている。

4 精神神経性瘙痒症

内臓疾患や薬剤などといった原因が明らかでない皮膚瘙痒症を本態性瘙痒症あるいは特発性瘙痒症という。このうち，自律神経系の失調に基づくものを**自律神経性瘙痒症**，心因によるものを**心因性瘙痒症**とよぶが，両者の区別は明瞭ではない。

気のまぎれる日中は瘙痒を訴えないが，夜間ふとんに入ってから瘙痒が増強することが多い。この疾患はあくまでも除外診断であり，どうしても原因が特定できない場合は**精神神経性瘙痒症**とする。

C 皮膚の老化

1 老化による皮膚の変化（老徴）

老化による皮膚の変化を老徴といい，① 皮膚では皮膚表面の乾燥・粗糙化，皮膚の萎縮・たるみ・しわ，黄褐色調の皮膚色，皮膚の蒼白化，皮膚温の低下，② 毛では頭髪の軟毛化と減少あるいは白髪，眉毛（まゆ毛），外耳道の毛および鼻毛の伸長と硬毛化，③ 爪では発育速度の低下，光沢の低下，黄色調，肥厚，縦線などがみられる。

老化に伴う皮膚病変には，老人性色素斑・脂漏性角化症（老人性疣贅）・有茎軟腫・老人性白斑・老人性血管腫・老人性紫斑・老人性脂腺増殖症・老人性面皰などがある。

NOTE

❶**多発性硬化症**
中枢神経系の脱髄疾患である。病変が多巣性にみとめられ，病変部位に応じた多彩な症状を生じる。また寛解と再発を繰り返すことが多い。

❷**ニューロパチー**
末梢神経の異常により，神経の作用が障害され，運動障害や感覚障害，自律神経障害などをきたした状態である。

❸**オピオイド**
オピオイド受容体に結合することで鎮痛や鎮静といった作用を示す物質の総称である。ケシから抽出されるモルヒネなどのほか，脳内に存在する内因性オピオイドとしてエンケファリンやエンドルフィンがあり，これらはオピオイドペプチドともよばれる。

2 皮膚の老化のメカニズム

　皮膚の老化には，加齢に伴う生理的老化と，紫外線(UV)による光老化とがある。たとえば，殿部の皮膚は生涯にわたってほとんど日光に曝露されることはない。しかし，老化に伴って皮膚は薄く，縮み，細かいしわがあり，乾燥し，ざらざらする。また，紫外線に長年さらされてきた顔面や手背は，しみや深いしわが生じ，皮膚も厚くごわごわする。

1 生理的老化

　生理的老化とは，角化細胞や線維芽細胞の分裂能の低下あるいはこれらの細胞の代謝機能の低下によって生じる。皮膚は細胞の減少によって薄くなり，また細胞外基質も減少する。そのため，表皮では表皮突起が消失し，扁平化する。その結果，真皮と表皮の接触面積が減少することになり，皮膚は外力に対して弱くなり，表皮がはがれやすくなる。

◆ 角層の老化

　角層では老化とともに，角層の保水機能が低下する。これは生理的老化によって，皮脂腺の活動性の低下や，角質細胞間脂質が減少することによる。さらに，角層の吸湿性を保持する天然保湿因子が減少することも原因となる。これらの結果，角質水分含有量は低下し，皮膚は乾燥・粗糙化し，いわゆる**老人性乾皮症**の状態となる。

　このような状態になると皮膚のバリア機能が低下し，外的刺激やアレルゲンが簡単に角層を通過する状態となる。これらは瘙痒ならびに繰り返す掻破行動を引きおこし，湿疹，いわゆる**皮脂欠乏性湿疹**をまねくことになる。

◆ 毛包・脂腺の老化

　加齢によって性ホルモンの分泌の低下あるいは変化が生じると，皮脂腺の分泌や毛包に影響を及ぼし，痤瘡や老人性脂腺増殖症，脱毛などの変化をきたす。ただし，毛嚢・脂腺構造は，それが存在する部位によって性ホルモンの受容体の発現が異なることに注意が必要である。たとえば，男性では年齢とともに毛髪は薄くなるが，外耳道の毛・鼻毛・眉毛は長くなる。

2 光老化

　紫外線のうち，どの種類の光が光老化に大きく関与しているかは十分にはわかっていない。

◆ 表皮の光老化

　光老化による皮膚の変化で最も頻度が高いものは**老人性色素斑**(日光色素斑)で，俗に「老人性のしみ」とよばれているものである。

　脂漏性角化症(老人性疣贅)も老化に伴って生じる比較的ありふれた良性腫

瘍である。これは日光曝露部に好発するが，被覆部位にも多く発生するので必ずしも光老化によるものとはいえない。

　そのほか，光老化のおもな皮膚症状には**老人性角化腫**（光線角化症，日光角化症）があり，これは一種の前がん状態である。さらにがん化すると有棘細胞がん（●112ページ）となる。そのほかの皮膚の悪性腫瘍も光老化によって生じる。

◆ 真皮の光老化

　真皮では光老化によって**日光弾性線維症**がみられる。これは本来，エオジン好性❶に染まるコラーゲン線維で占められている真皮上層から中層が，淡い灰青色の不定形の線維あるいは凝集塊に置換されている状態である。

　このような日光弾性線維症が生じた皮膚では，大小不規則な深いしわが形成される。とくにこの変化の代表的なものは，**項部菱形皮膚**とよばれるもので，これは項部に深いしわが出現し，そのしわに囲まれた皮野が菱形を呈するものである。昔は農夫皮膚，漁師の皮膚と表現され，戸外労働者の特徴でもあった。

NOTE
❶エオジン好性
　エオジンに染まりやすいことをいう。細胞質，コラーゲン線維，筋線維などがエオジン好性である。

✎ work 復習と課題

❶ 原発疹と続発疹の種類と，その特徴を述べなさい。
❷ 瘙痒の病態生理について述べなさい。
❸ 発疹にはどのようなものがあるか説明しなさい。
❹ 加齢に伴う皮膚症状についてまとめなさい。

— 皮膚 —

第 4 章

検査と治療・処置

42　第4章　検査と治療・処置

本章の目標
- □ 皮膚疾患の診察と診断の方法を理解する。
- □ 皮膚疾患の診断のために行われる検査の意義・目的・方法などについて理解を深める。
- □ 皮膚疾患特有の各種の治療・処置，とくにさまざまな全身療法・外用療法とその適応疾患および副作用について学ぶ。
- □ 手術療法・光線療法・レーザー療法などの概要と適応疾患について学ぶ。

A　診察と診断の流れ

　皮膚疾患の診断の過程は，患者を見たときの最初の印象と，皮膚科学的所見から始まる（▶表4-1）。皮膚科学的所見は，皮疹の性状，個々の皮疹の形態，多数の皮疹の配列，皮疹の分布からなる。皮疹の性状の観察においては，色調と硬軟など皮疹を触った感じをみる。また，皮膚の構成要素のどこが変化を受けているかを推測する。

　つづいて全身所見をとり，皮疹の現病歴を問診する（▶表4-2）。皮疹病変は全身疾患の一部症状である可能性もあることから，全身状態も観察し，ほかの症状がある場合には皮疹との関連性を考察する。さらに必要に応じて，既往歴などを聴取し，皮膚科に特有な検査と一般ルーチン検査（日常検査）を行い，最終的な診断を下す。

B　検査

　皮膚疾患の診断は視診と触診が主体となるが，そのほかにさまざまな検査を要することがある。ここでは，皮膚疾患に比較的特有な検査法について述べる。

▶表4-1　皮膚疾患の診断の過程

1. 患者を見たときの最初の印象
2. 皮膚科学的所見
3. 全身所見，とくにリンパ節腫脹，肝脾腫，関節の変形など
4. 皮疹の現病歴
5. 皮疹以外の現病歴
6. 皮疹と内臓病変との関連性についての考察
7. 既往歴
8. 家族歴
9. 職業，趣味など
10. 皮膚科に特有な検査と一般ルーチン検査（日常検査）
11. 最終診断とその確認

▶表4-2　皮疹の現病歴

1. いつ皮疹が生じたのか。
2. 瘙痒（かゆみ）はあるのか。
3. からだのどの部位に皮疹が生じたのか。
4. 皮疹がどのように拡大したのか（皮疹の拡大様式）。
5. 個々の皮疹は，どのように変化したのか。
6. 皮疹の誘因はなにか。
7. これまで受けた治療はなにか。

1 皮膚科的検査法

1 免疫・アレルギー検査

◆ 貼布試験（パッチテスト）

貼布試験（パッチテスト）は，アレルギー性接触皮膚炎の確定診断に欠かせない検査である。疑わしい抗原を，通常は白色ワセリンあるいは蒸留水や，軟膏基剤であるプラスチベース®にさまざまな濃度で混合し，これを専用の絆創膏に塗り，皮疹が軽快した患者の健常皮膚に貼付する❶。通常は背部が選ばれる。そして48時間後に絆創膏をはがし，15〜30分後，絆創膏の刺激反応が消失してから皮膚反応を観察する（○図4-1）。なお，遅発性の反応をおこすことがあるので，72時間後と1週間後にも判定する。

化粧品・衣類・皮革製品などは，そのままの状態で用い，揮発性の物質・洗剤・パーマ液など刺激性の強いものは，前腕屈側に直接塗布または滴下する開放式貼布試験を施行する。なお，前者をアズイズテスト，後者をオープンパッチテストという。

ある物質の希釈系列をつくり，一定の濃度以下で陰性化するならば一次刺激，濃度に関係なく陽性ならばアレルギー性と考えられる。

貼布試験の判定には，国際接触皮膚炎研究グループ International Contact Dermatitis Research Group（ICDRG）による基準が用いられる（○表4-3）。

◆ 単刺試験（プリックテスト），搔破試験（スクラッチテスト），即時型皮内反応

● **単刺試験・搔破試験** 前腕屈側などの皮膚表面に微細な傷をつけ，抗原液を1滴垂らして，その反応をみる検査である。単刺試験（プリックテスト）では，針で表皮を引っかき上げるように刺してはねる。搔破試験（スクラッ

> **NOTE**
> ❶貼付と似た言葉に貼布がある。国語辞典ではもっぱら貼付が掲載されており，本書では，「はりつける」の意味のときは貼付を用い，パッチテストのときにのみ貼布を用いる。

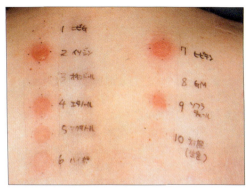

○図4-1 消毒薬でかぶれた患者の背中で施行した貼布試験
いくつかの消毒薬で陽性反応がみられる。

○表4-3 ICDRGによる貼布試験の判定基準

ICDRG基準	反応
−	反応なし
+?	疑わしい反応（弱い紅斑）
+	弱い陽性反応（紅斑・浸潤，ときに丘疹）
++	強い反応（紅斑・浸潤・丘疹・小水疱）
+++	きわめて強い反応（水疱形成）
IR	刺激反応

チテスト）では針先で 2～3 mm の傷をつける。先に抗原液を滴下してから傷をつける方法もある。

●即時型皮内反応　これに対して，抗原液 0.02 mL を直接皮内に注射して反応をみるのが即時型皮内反応である。通常 15～30 分後に膨疹と発赤の短径をはかり，基準に従って判定する。

　一般に貼布試験が遅延型アレルギー反応をみるのに対して，これらの検査は即時型アレルギー反応をみるものであり，アトピー性皮膚炎のアレルゲンの検索にも用いられる。しかし，最近では放射性アレルゲン吸着試験 radio allergosorbent test（RAST）による抗原特異的 IgE の測定にとってかわられつつある。

◆ 遅延型皮内反応

　皮内反応には先に述べた即時型アレルギー反応をみる皮内反応以外に，次のような遅延型アレルギー反応をみるものがある。

　□1 ツベルクリン反応（マントー Mantoux 反応）　抗原液 0.1 mL を前腕屈側に皮内注射し，48 時間後に発赤と硬結の長径と短径をはかる。発赤 10 mm 以上を陽性とする。結核アレルギーの有無をみる検査であるが，細胞性免疫の低下によって陰性化する。

　□2 ツベルクリン反応以外の病原微生物抗原による皮内反応　スポロトリキン反応は，スポロトリコーシスにおいて陽性となり，特異性が高い。しかし，トリコフィチン反応は一般に白癬性肉芽腫では陰性で，そのほかの深在性白癬では陽性になることが多いが，特異性は低い。

◆ 薬剤リンパ球刺激試験

　薬剤リンパ球刺激試験 drug-induced lymphocyte stimulation test（DLST）は，患者の末梢血のリンパ球を分離し，薬疹の原因薬剤と思われる薬剤を添加し，リンパ球の増殖反応をみる検査である。

| plus | アトピー性皮膚炎患者における抗原特異的 IgE と即時型皮膚反応 |

　アトピー性皮膚炎は，アレルゲンに対して IgE 抗体を産生しやすい素因を有していると発症しやすい。したがって，アトピー性皮膚炎患者では血清総 IgE 値の上昇，アレルゲン特異的 IgE 値の上昇をみとめ，多種のアレルゲンに対する即時型皮膚反応が陽性となる。

　乳幼児期には食物抗原に対する陽性反応が高く出ることが多いが，年齢とともに食物抗原に対する陽性反応は減少し，かわって真菌・ハウスダスト・ダニ・植物といった環境抗原に対する陽性反応がみられるようになる。しかも，アトピー性皮膚炎がよくなってもわ

るくなっても，検査データは年齢とともに前述のような変化を示す。

　このようなことから，これらの検査はアトピー性皮膚炎を診断するのには役だつが（なれた皮膚科専門医がみれば，皮疹を見ただけでアトピー性皮膚炎と診断できる），アトピー性皮膚炎の治療にはほとんど役だたないことがわかる。なぜならば，これらの検査値はアトピー性皮膚炎の原因としてではなく，アトピー性皮膚炎の結果として異常を示すからである。実際，米国の皮膚科学会では定期的なアレルゲン特異的 IgE の測定を行うべきではないとしている。

◆ 内服試験（再投与試験）

薬疹の診断には貼布試験・皮内反応・薬剤リンパ球刺激試験などが用いられるが，偽陰性になったり偽陽性になったりするため，診断の確定には再投与が必要である。再投与量は常用量の1/100〜1/10から開始し，2〜3日間様子をみて陰性の場合は徐々に増量し，その反応をみる。ただし，重症の薬疹では内服試験は禁忌とされている。

2 光線過敏性検査

◆ 最少紅斑量の測定

最少紅斑量 minimal erythema dose（MED）とは，光線を照射後に紅斑を生じる最少の光線量をいう。

健常な日本人では，中波長紫外線（UVB）の最少紅斑量は約50〜150 mJ/cm^2 [1] で，長波長紫外線（UVA）では18 J/cm^2まで照射しても皮膚反応はみられない。最少紅斑量が低下していれば光線過敏性があるといえる。

可視光線による照射テストはスライドプロジェクターで代用され，通常は日光蕁麻疹の診断に用いられる。

◆ 光貼布試験（光パッチテスト）

光貼布試験（光パッチテスト）は，通常の貼布試験を2系列行い，24〜48時間後に絆創膏をはがし，1系列だけに最少紅斑量以下のUVAを照射し，24〜48時間後に皮膚反応を観察する。光線照射部位だけが陽性の場合は，光接触皮膚炎と判定する。この試験は，湿疹型の薬剤性光線過敏症の判定にも役だつことがある。

◆ 内服照射テスト

内服照射テストは，薬剤性光線過敏症の原因確認のために行う試験で，皮疹が消失したのちに最少紅斑量を測定する。その後，原因薬剤を投与し，最少紅斑量が低下している場合は薬剤性光線過敏症と診断する。通常は，UVAの最少紅斑量を測定する。

3 画像検査

皮下軟部腫瘍は，超音波検査で腫瘍の局在・大きさ，あるいは血流量などをおおまかに知ることができる。これにCT・MRIを加えることによってさらに詳細な情報を得ることが可能となった。また，通常のX線検査でもカルシウムの沈着や骨との関係を知ることが可能である。シンチグラフィ[2]は，リンパ腫やがんのリンパ節転移の判定に役だつ。

4 皮膚の生理機能検査

皮膚の生理機能検査にはさまざまなものがあるが，代表的なものは次のと

NOTE

[1] mJ/cm^2

Jはジュールと読み，エネルギーの単位である。mJはミリジュール，つまり1/100ジュールを意味している。この場合，1 cm^2あたりの紫外線のエネルギー量をあらわしている。

NOTE

[2] シンチグラフィ

放射性医薬品を体内に投与し，放出されるガンマ線を計測することで，臓器のはたらきや病変の有無を調べる検査である。

おりである。

1 経表皮水分喪失量の測定 湿度センサーを用いて，表皮からの微量な水分蒸発量を測定することによって角層の水分透過性をみる。この水分透過性は，皮膚のバリア機能の指標の1つとなる。

2 角層水分量・水分保持能の測定 高周波伝導度や電気容量から，角層水分量を非侵襲的に測定する。

3 皮膚微小循環の測定 サーモグラフィーによる皮膚表面温度の測定や，レーザードップラー法による血流の測定によって皮膚の微小循環を知ることができる。循環障害や膠原病の診断，あるいは血管腫や動静脈瘻の部位の推定に役だつ。

4 発汗検査 古典的なヨードデンプン法を利用した発汗着色法や汗孔記録法があるが，専用の機器を利用した換気法も開発されている。

5 ウッド灯検査

365 nm の波長をピークにもつ長波長紫外線を照射する発生装置をウッドWood 灯といい，暗室でウッド灯の光を対象物にあて，対象物から発せられた蛍光を肉眼的に観察する検査法をウッド灯検査という。

イヌ小胞子菌感染症（ミクロスポルム-カニス *Microsporum canis* 感染症）では緑黄色，紅色陰癬ではあざやかな紅色またはサンゴ色，緑膿菌感染のある皮膚潰瘍では緑色，黄菌毛では黄色や青白色の蛍光を発する。またポルフィリン体の出す紅色の蛍光は，ポルフィリン症のスクリーニング検査に利用されている。

6 ツァンクテスト

ツァンクテスト Tzanck test は，水疱蓋を取り除き，綿棒などで水疱底を擦過して，付着した細胞成分をギムザ染色などを行って鏡検する方法である。水疱をきたす疾患の診断や鑑別に用いられ，天疱瘡ではツァンク細胞という大型で丸くふくらんだ変性表皮細胞がみとめられ，ウイルス性水疱の場合はウイルス性巨細胞や封入体❶がみとめられる。

7 ダーモスコピー

皮膚表面観察用の顕微鏡をダーモスコープとよぶ（●図 4-2）。そして，これを用いて皮膚の観察を行う検査をダーモスコピーとよぶ。ダーモスコピーでは，皮膚表面の角質で生じる光の散乱を超音波検査用ゼリーなどを塗布して防ぎ，ハロゲンランプなどの光源で病変を明るく照らし，レンズを用いて皮膚水平面を上から観察する。

肉眼で拡大して観察が可能なため，さまざまな病変における色素分布構造の違いが明瞭に観察できる。主として色素性病変の診断に用いられ，とくに母斑と悪性黒色腫との鑑別などに有用である（●図 4-3）。また，血管性病変の鑑別に用いることもできる。

NOTE

❶封入体

ウイルスの感染などを原因として細胞内に形成される物質の異常な凝集・集積である。凝集・集積する物質には，ウイルスやクラミジア属菌，タンパク質，色素などさまざまなものがある。

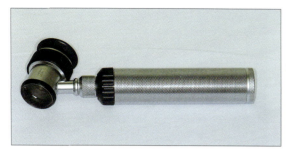

図 4-2　ダーモスコープ
写真は観察専用のものであるが，ほかにカメラと一体になった撮影用のもの，スマートフォンやタブレットに接続できるものなどもある。

	臨床写真	ダーモスコピー所見
母斑細胞母斑	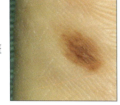	
悪性黒色腫	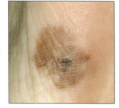	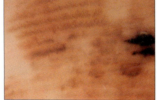

図 4-3　母斑細胞母斑と悪性黒色腫の臨床写真とダーモスコピー所見の比較
良性の色素性病変である母斑細胞母斑と比較し，悪性黒色腫ではパターンが不規則である。

8　その他の理学的検査

① **硝子圧法**　硝子圧法とは，透明なガラス板あるいはプラスチック板で皮疹を圧迫して色調の変化を観察する方法である。紅斑は消退するが，紫斑・色素斑は消退しない（◯図 4-4）。

② **皮膚描記法**　皮膚描記法とは，棒の先端などで皮膚をこすったあとに，その皮膚の変化を観察する方法である。正常な皮膚を比較的強くこすると，その部位がまず紅色となり，これを紅色皮膚描記症という（◯図 4-5）。ついで膨疹がみられ，これを隆起性皮膚描記症または人工蕁麻疹という。これらは健常者にもある程度みられるが，蕁麻疹患者で目だつ。しかし，アトピー性皮膚炎患者ではこすると逆に白くなり，白色皮膚描記症という。これは 30 分以上続くことがある。また，色素性蕁麻疹の病変部をこすると病変部に一致して膨疹が生じる。これをダリエー Darier 徴候といい，広い意味では皮膚描記症に属する。

③ **知覚検査**　毛筆による触覚検査，針による痛覚検査，温水あるいは冷水による温覚検査を行う。ハンセン病患者では，これらの感覚の低下あるいは脱失がみとめられる。

④ **ニコルスキー現象**　ニコルスキー Nikolsky 現象とは，一見健常にみえる皮膚をこすると，容易に表皮剝離がみとめられる現象をいう。各種の天疱

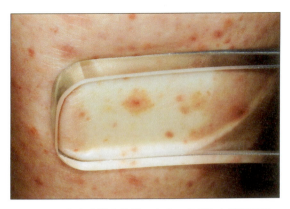

○図4-4　蕁麻疹様血管炎の皮疹で施行した硝子圧法
出血斑であるので，ガラス板で圧迫しても色は消退しない。

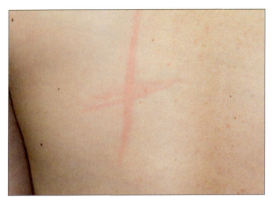

○図4-5　紅色皮膚描記症
皮膚を強くこすると，その部位が赤くなる。これを紅色皮膚描記症という。

瘡・ブドウ球菌性熱傷様皮膚症候群・中毒性表皮壊死症などでみとめられる。

⑤ **ケブネル現象**　ケブネル Köbner 現象とは，皮疹のみられない正常な皮膚に，摩擦などの刺激によって同一病変が生じる現象をいう。扁平苔癬・尋常性乾癬・青年性扁平疣贅などでみられるが，青年性扁平疣贅はウイルスの接種によるため，厳密な意味ではケブネル現象ではない。

⑥ **アウスピッツ現象**　アウスピッツ Auspitz 現象とは，病変部の鱗屑をはがすと点状の出血がみられる現象で，尋常性乾癬などでみとめられる。

⑦ **針反応**　針反応とは，注射後 24〜48 時間して針穿刺部に生じる発赤・丘疹・膿疱などの反応で，ベーチェット病でみられる。

2　病原微生物の検査法

1　細菌検査

◆ 一般細菌の検出法と培養法

● **検出法**　膿汁や滲出液がある場合は，それをスライドガラスに薄くのばし，自然乾燥させたのち，火焔固定❶し，グラム染色する。グラム陽性菌は濃紫色，陰性菌は赤色に染色される。

● **培養法**　膿汁や滲出液，あるいは組織片を培養に供するが，皮膚表面に存在する常在菌の混合を避け，無菌的に採取することが大切である。得られた検体はすみやかに検査室に提出し，また可能な限り抗菌薬を投与する前に採取しなければならない。皮下膿瘍を形成している場合は，同時に嫌気性培養を行い，溶血性レンサ球菌感染症が疑われる場合は，咽頭培養も施行する。

◆ 梅毒トレポネーマの検出法

● **検出法**　初期硬結・硬性下疳・扁平コンジロームなどの湿潤性病変を先が鈍なもので軽くこすり，滲出液を得る。これを刺激漿液とよび，次の方法

> **NOTE**
> ❶火焔固定
> スライドガラスの塗抹面を上にし，炎の中ほどをゆっくり 3 回ほど横切るようにくぐらせる固定法である。

で観察し，糸状のスピロヘータを顕微鏡で検索する。

（1）暗視野法：暗視野顕微鏡で輝いて見える。

（2）墨汁法：滲出液と墨汁を等量混和して塗抹標本を作製すると透明に抜けて見える。

（3）パーカーインク法：墨汁のかわりにパーカーインクを使用したもので，青黒く染まる。

（4）蛍光抗体法：抗トレポネーマ蛍光抗体で染める方法。

● **血清診断**　さまざまな梅毒の血清学的診断法があるが，ウシの心臓から抽出したリン脂質で梅毒抗体と反応を示すカルジオリピン抗原を使用する梅毒血清反応 serolgical test for syphilis（STS）を用いる方法と，梅毒トレポネーマを抗原として使用する方法の 2 つに大別できる。

　STS はスクリーニングには適しているが，生物学的偽陽性❶biological false positive（BFP）反応がみられることがある。最近はラテックス凝集法を用いて数値で測定する自動化法が行われるようになったが，STS の検査結果との乖離がみられることがある。

◆ らい菌の検出法

　活動性の病巣に小さい切開線を入れ，滲出液を採取あるいは鼻汁を綿棒で鼻中隔から採取し，スライドグラス上に塗沫してチール–ネールゼン染色 Ziehl-Neelsen stain をして鏡検すると，赤く染まった桿状ないし松葉状の菌が見つかる。

◆ 結核菌・非結核性抗酸菌の検出法と培養法

　病変部の鱗屑や膿汁をチール–ネールゼン染色後に顕微鏡で観察するが，結核の場合は一般に菌の検出は困難である。

　以前は，固形の小川培地を用いて培養していたが，最近は MGIT（mycobacterium growth indicator tube）などの液体培地を用いることが多い。

2　真菌検査

　真菌症と診断するためには，病変部に目的とする真菌の存在を証明しなければならない。白癬・カンジダ症・癜風といった多くの浅在性皮膚真菌症は，真菌が皮膚表面に存在するため，直接鏡検によって菌の存在を証明できる。しかし，深在性皮膚真菌症の場合は，病変部から真菌を分離培養し，菌を同定しなければならない。

◆ 直接鏡検

　白癬・カンジダ症・癜風では菌は角層に存在するので，角層をメスかはさみで採取し，スライドガラスの上にのせ，10〜30％水酸化カリウム（KOH）液を滴下し，カバーガラスをかぶせ，顕微鏡で観察する。これを KOH 直接鏡検法という。

NOTE

❶生物学的偽陽性

　梅毒に罹患していないにもかかわらず，梅毒血清反応が陽性となることをいう。カルジオリピン抗原を使用して行う梅毒血清反応でみとめられるが，梅毒トレポネーマを抗原とする場合はない。

　ハンセン病・結核・伝染性単核症・ウイルス性肝炎などの感染症やエリテマトーデス・関節リウマチなどの膠原病の際にはしばしば陽性となり，ときに妊婦にも陽性反応があらわれることがある。

◆ 墨汁法

クリプトコックス−ネオフォルマンス *Cryptococcus neoformans* は厚い莢膜^{きょうまく}を有するので，髄液などの検査材料に墨汁を滴下して顕微鏡で観察すると球状分芽胞子の厚い莢膜が白く抜けて見え，発見が容易となる。

◆ 培養同定法

皮膚表面に菌が存在しない深在性真菌症では，原因菌を分離培養しなければならない。通常，培養にはサブロー4%ブドウ糖寒天培地が用いられる。

3 ウイルス検査

◆ ウイルスの分離培養法

急性期の時期に咽頭含嗽液^{がんそう}・髄液・血液・尿・便などの検体を無菌的に採取し，培養細胞に接種し，細胞変性効果 cytopathic effect（CPE）を観察する。専門的な検査であるため，一般的にはあまり行われていない。最近では，分子生物学的検査法（▶51ページ）が盛んに行われるようになった。

◆ 血清学的診断法

患者の血清中のウイルス抗体価を急性期と回復期に測定し，統計学的に有意な上昇がみとめられた場合は，ウイルス感染症と判定する。

◆ ウイルスの直接証明

● **蛍光抗体法**　水疱内容をスライドガラスに採取してアセトンで固定し，蛍光色素で標識した抗体を反応させ，特異蛍光を観察する方法である。最近，ヘルペス感染症では保険適用になり，迅速診断法として有用である。
● **病理組織診断**　病変部の組織を採取し，封入体・巨細胞・網状変性などのウイルス特有の変化を観察する方法である。また，組織や検体を電子顕微鏡で観察し，ウイルスの存在を直接証明する。
● **ウイルスの DNA 診断**　採取した DNA 断片がウイルスの DNA の一部であることを証明することによって，ウイルスの同定，サブタイプの検索を行う。一部の検査施設でのみ行われている。

3 病理組織検査法

皮疹の一部を切除して病理組織標本を作製し，顕微鏡によって観察を行って異常を調べる検査を**生検**^{せいけん}といい，確定診断を下すうえで必須の検査である。生検の方法にはメスによる生検と，トレパンという円筒形のキリで皮膚をくりぬくパンチ生検とがあるが，前者のほうが情報量の多い試料が得られる。

◆ 病理組織検査

生検材料は通常10%ホルマリン液で固定され，その後パラフィンで包埋される。さらに生検材料は薄切され，薄切された切片をスライドガラスにのせ，通常はヘマトキシリン-エオシンで染色される。そして染色された切片を顕微鏡で観察し，病理診断が下される。そのほか特殊染色を加え，病理診断の補助とする場合もある。

◆ 免疫組織検査

免疫染色は特殊染色の一種で，目的とする抗原に対する抗体を病理切片上で反応させ，目的とする抗原の局在を可視化するものであり，蛍光抗体法と，免疫組織化学染色とがある。

● **蛍光抗体法**　蛍光色素で標識された抗体を用いる方法である。水疱性疾患やいくつかの膠原病の診断に欠かせない検査であるが，通常の病理標本では抗原が失活し，目的とする抗原を染色できないので，液体窒素で凍結した材料を用いる。これを**蛍光抗体直接法**という。

● **免疫組織化学染色**　酵素で標識された抗体を化学的な発色反応によって可視化する方法である。おもにさまざまな腫瘍の分化方向を検索するのに有用で，通常のホルマリン固定材料でも染色されることが多い。

なお，蛍光抗体間接法は患者の血清中に存在する特異抗体を証明する方法で，抗核抗体や抗表皮細胞間抗体などの検出に利用されている。

◆ 電子顕微鏡検査

生検材料の超微細構造を知るための検査で，先天性表皮水疱症などの診断に用いられる。固定液は，通常は2～5%グルタルアルデヒドが用いられる。

4 分子生物学的検査法

分子生物学的検査法には，インサイチュー-ハイブリダイゼーション法，サザンブロット法，ノーザンブロット法，ポリメラーゼ連鎖反応 polymerase chain reaction（PCR）法などがある。これらの方法によってウイルスの証明が容易になったが，その他の病原微生物もその存在を証明できるようになったため，感染症の迅速な診断が可能となった。

また，いくつかの皮膚腫瘍の診断にも分子生物学的手法が取り入れられている。たとえば，B細胞リンパ腫では免疫グロブリン遺伝子の再構成が，T細胞リンパ腫ではT細胞受容体遺伝子の再構成がみとめられる。また患者の末梢血などから抽出したDNAを解析することによって，いくつかの遺伝性皮膚疾患の遺伝子診断が可能になった。

C 治療・処置

皮膚科の治療の特徴は，外用薬を駆使することにある。また，皮膚科の処置も局所処置が主となる。しかし，皮膚病変だけでなく，背景に存在する全身疾患も念頭において，総合的な治療・処置を行わなければならない。

1 全身療法（内服・注射薬）

● **副腎皮質ステロイド薬** 皮膚科では，副腎皮質ステロイドのなかで糖質コルチコイドの作用を有する薬剤が用いられる。膠原病や天疱瘡などの自己免疫性水疱症のほか，自家感作性皮膚炎，重症の接触皮膚炎・日光皮膚炎などに対しても短期間使用されることがある。また，重症の薬疹にも用いられるが，中毒性表皮壊死症に対してはむしろ禁忌であるとの意見もある。

治療開始時に十分な量を投与し，徐々に漸減するのが一般的な使い方である。ステロイドの内服治療に抵抗する場合は，大量の副腎皮質ステロイド薬を間欠的に点滴静脈内注射をするパルス療法も用いられている。

副腎皮質ステロイド薬には続発性副腎皮質機能不全・糖尿病・骨粗鬆症・消化性潰瘍・易感染性などの副作用があるため，生命的予後のよい疾患に対して漫然と投与しつづけることは厳禁である。

● **抗ヒスタミン薬** ヒスタミン受容体によって H_1 阻害薬と H_2 阻害薬とがあるが，皮膚科で用いられるのは H_1 阻害薬である。肥満細胞から遊離されたヒスタミンによって生じる血管透過性の亢進・浮腫・瘙痒を抑えるので，蕁麻疹に有効である。脳内のヒスタミン H_1 受容体占拠率の解析から，抗ヒスタミン薬は非鎮静性，軽度鎮静性，鎮静性に分類されている。湿疹・皮膚炎群の止痒目的でも使用されるが，ヒスタミンが関与しない瘙痒を抑える作用はない。

● **抗アレルギー薬** 肥満細胞や好塩基球・好酸球などからの化学伝達物質の生成や遊離を抑制する作用がある。アトピー性皮膚炎・蕁麻疹・湿疹・皮膚炎などに使用されている。わが国で発売されている抗アレルギー薬の多くは抗ヒスタミン薬であり，このような薬剤は第2世代あるいは第3世代の抗ヒスタミン薬とよばれている。

● **抗菌薬** 原因菌の種類，抗菌薬に対する感受性，年齢・性，重症度，合併症や併用薬の有無，抗菌薬の体内動態から投与薬剤を選択し，投与量・投与回数・経路を決定する。もちろん細菌培養を行い起炎菌が同定されたならば，それに合わせて薬剤を変更することはいうまでもない。

皮膚科領域では黄色ブドウ球菌が起炎菌であることが多いため，セフェム系・マクロライド系・テトラサイクリン系抗菌薬やニューキノロン系抗菌薬が投与されることが多い。しかし，最近ではこれらの薬剤に耐性を有するメチシリン耐性黄色ブドウ球菌 methicillin-resistant *Staphylococcus aureus*（MRSA）の増加が問題となっている[1]。

NOTE

[1] MRSA の問題点はメチシリンだけでなく，ほかの多くの抗菌薬に対しても耐性を有していることである。

●**抗真菌薬**　経口抗真菌薬としては，イトラコナゾールやテルビナフィン塩酸塩，ホスラブコナゾール L-リシンエタノール付加物がある。

点滴薬としては，アムホテリシン B，ミコナゾール，フルコナゾールのほか，最近ではホスフルコナゾール，ボリコナゾール，ミカファンギンナトリウムが発売されたが，皮膚真菌症での使用はまれである。

また，フルコナゾール，ボリコナゾールには経口薬もあるが，皮膚真菌症には保険適用となっていない。

●**抗ウイルス薬**　おもに次の抗ウイルス薬が皮膚用薬として用いられ，単純疱疹（単純ヘルペス）や水痘，帯状疱疹に有効であるが，保険適用が認められていないものもあるため，使用上注意を要する。

- ビダラビン：ウイルス性 DNA ポリメラーゼ活性阻害
- アシクロビル：ウイルス性 DNA ポリメラーゼ活性阻害およびその基質としての作用
- ファムシクロビル：抗ヘルペスウイルス薬のペンシクロビルのプロドラッグ❶
- アメナメビル：ウイルス DNA 複製の初期過程に必須の酵素であるヘリカーゼ・プライマーゼ複合体阻害

ビダラビンとアシクロビルには注射薬と外用薬があり，アシクロビルにはさらに内服薬もある。ファムシクロビルとアメナメビルは経口薬のみである。また，アシクロビルのプロドラッグである経口のバラシクロビル塩酸塩もあり，帯状疱疹と単純疱疹の保険適用がある。

●**ジアフェニルスルホン（DDS）**　DDS❷（レクチゾール®）はハンセン病の治療薬であるが，好中球浸潤が主体を占めるジューリング疱疹状皮膚炎・持久性隆起性紅斑・角層下膿疱症・血管炎などに有効とされている。

●**ヒドロキシクロロキン硫酸塩**　全身性エリテマトーデスや皮膚エリテマトーデスに対して用いられる抗マラリア薬である。おもな副作用は吐きけや下痢である。現在使用されている用量ではほとんど心配ないが，用量依存性におこりうる視力の低下や失明の予防目的で定期的な眼科受診が必要である。

●**非ステロイド性抗炎症薬（NSAIDs）**　化学構造にステロイド骨格をもたない抗炎症薬を総称して非ステロイド性抗炎症薬 nonsteroidal antiinflammatory

---

NOTE

❶プロドラッグ
　体内で代謝を受けてはじめて活性を有するようになる薬剤である。

❷ジアフェニルスルホンは，ジアミノジフェニルスルホン diaminodiphenylsulfone ともよばれ，DDS はこの略称である。

---

plus　シクロスポリンとタクロリムス水和物の作用機序

シクロスポリンやタクロリムス水和物などの免疫抑制薬は，おもに T 細胞の活性化初期段階に作用し，免疫応答に重要な役割を果たすサイトカインの遺伝子の発現を阻害することによって効果的な免疫抑制作用を発揮する薬剤である。

最近の研究によって，シクロスポリンやタクロリムス水和物は，細胞内でカルシウムイオンとカルモジュリン存在下で活性化される脱リン酸化酵素であるカルシニューリンに結合し，その活性を阻害して免疫抑制作用を発揮することがわかった。その結果，これらの薬剤はカルシニューリン阻害薬とよばれている。

drug(NSAIDs)とよび，鎮痛・解熱・抗炎症作用を目的に使用される。副作用としては，胃腸障害・発疹・浮腫などがある。

● ビタミン剤　ビタミンA酸誘導体(レチノイド)のなかで抗角化作用の強いエトレチナートは遺伝性角化異常症や重症の乾癬に使用されているが，催奇性や過骨形成などの副作用に注意を要する。海外では，エトレチナートよりも副作用の少ないアシトレチンが発売されている。

● 免疫抑制薬　免疫抑制薬にはさまざまなものがあるが，現在はカルシニューリン阻害薬であるシクロスポリンがわが国では広く用いられている。しかし，海外では副作用のため，あまり使用されていない。対象疾患は重症の乾癬やベーチェット病の眼病変であるが，そのほかに全身性エリテマトーデスや皮膚筋炎，自己免疫性水疱症に使用されることもある。

　シクロスポリンには腎毒性があり，そのほか高血圧・多毛などの副作用に注意する必要がある。このほか，免疫調節作用のあるPDE4阻害薬のアプレミラストやTYK2阻害薬のデュークラバシチニブが乾癬に対する内服薬として用いられている。また，アトピー性皮膚炎や円形脱毛症に対してはヤヌスキナーゼ(JAK)阻害薬が用いられている。

● 抗がん薬　有棘細胞がんに対しては，ブレオマイシン塩酸塩(BLM)やペプロマイシン硫酸塩(PEP)が奏効するが，副作用の肺線維症に注意する必要がある。

　悪性黒色腫に対してはダカルバジン(DTIC)・ニムスチン塩酸塩(ACNU)・ビンクリスチン硫酸塩(VCR)の3剤併用のDAV療法にインターフェロンβの局所注射を組み合わせた治療法が用いられてきた。近年，免疫チェックポイント阻害薬であるニボルマブ(抗PD-1抗体)，イピリムマブ(抗CTLA-4抗体)に加え，低分子性分子標的薬のベムラフェニブ(BRAF阻害薬)，ダブラフェニブ(BRAF阻害薬)，トラメチニブ(MEK阻害薬)が発売され，従来の化学療法と比較し，根治切除不能なメラノーマ患者の生存期間の改善がみとめられているため，こうした患者の第一選択となってきている。一方，免疫関連副作用に伴う死亡につながる重篤な副作用も散見されるため，十分な患者説明が必要である。

　皮膚のリンパ腫では，進行難治例に対してはヒストン脱アセチル化酵素阻害薬のボリノスタット，レチノイドであるベキサロテン，抗CCR4抗体のモガムリズマブに加えて，CHOP療法❶などが行われ奏効するが，完治は骨髄移植以外は困難である。

　このほかに抗がん薬にはさまざまなものが存在するが，固形がんに対する治療効果はまだ十分とはいえない。

● 生物学的製剤　尋常性乾癬や乾癬性関節炎などにTNF抗体製剤であるインフリキシマブ・アダリムマブや，インターロイキン(IL)-12とIL-23の抗体製剤であるウステキヌマブ，IL-23抗体製剤のグセルクマブ❷とリサンキズマブ，さらにIL-17抗体製剤のイキセキズマブ，ブロダルマブ，セクキヌマブ，ビメキズマブが用いられる。また，アトピー性皮膚炎や結節性痒疹，難治な慢性蕁麻疹にはIL-4/13受容体モノクローナル抗体のデュピルマブが

NOTE

❶ CHOP療法
　シクロホスファミド(CPA)＋ドキソルビシン塩酸塩(DXR)＋ビンクリスチン硫酸塩(VCR)＋プレドニゾロン(PSL)の併用療法である。通常は3週間ごとに8コースの治療を行う。

❷ グセルクマブは掌蹠膿疱症にも適用が追加されている。

C. 治療・処置　**55**

使用可能になった。難治な慢性蕁麻疹には抗 IgE 抗体のオマリズマブも用
いられている。

2 外用療法

多くの皮膚疾患は病変の主体が皮膚に存在することから，外用療法が治療
法の主体となる。外用薬は**基剤**と**主剤**からなり，基剤は主剤を病変部に運搬
し，経皮吸収を促進させ，主剤の薬理作用を発揮させる。

1 基剤

基剤には，**軟膏**，**クリーム**，**ローション**(振盪合剤・乳剤性ローション)，
テープ剤，**粉末剤**，**硬膏**，**泥膏**，**糊膏**，**ゲル剤**，**シャンプー**などがあり，皮
膚の保護・軟化・冷却，分泌物の吸収や除去，痂皮の軟化や除去のために用
いられる。また，抗炎症効果，止痒効果を有し，病巣皮膚の症状を軽減させ
るはたらきがあるとされている。

軟膏は基剤により，① 油脂性軟膏，② 乳剤性軟膏，③ 水溶性軟膏の 3 種
類に分類されている。

①油脂性軟膏　動植物性油脂およびろう，あるいはワセリンや流動パラ
フィンなどを基剤とする。皮膚の保護作用，柔軟作用，痂皮軟化作用，肉芽
形成促進作用があり，湿潤面・乾燥面ともに適応がある。

②乳剤性軟膏　親水軟膏などの水中油型（oil in water〔o/w 型〕），吸水軟
膏などの水相を含む油中水型(water in oil〔w/o 型〕)・親水ワセリンなどの
水相を含まない油中水型の基剤を用いる。このように乳剤性軟膏は，油脂と
水分を乳化剤で混合したものであり，薬剤の浸透性は高いが，湿潤面には不
適当である。

③水溶性軟膏　完全に水にとけるマクロゴール軟膏が基剤として用いられ
ている。吸水性が強いため分泌物の吸収がよく，湿潤面に用いられる。

---

plus | **外用薬混合の功罪**

しばしば異なる外用薬をまぜて使用する人がいるが，
まぜ合わせれば，その主剤の濃度が下がるばかりでな
く，基剤との相性によって皮膚への吸収が低下するこ
とが多い。また，基剤が異なれば，十分にまざらない。

一般に医薬品はヒトを対象とした臨床試験を行い，
有効性が確かめられた場合に厚生労働省がその発売を
認可することになっている。つまり発売されている医
薬品は，主剤が効率よく皮膚に吸収されるために，ど
の基剤との組み合わせがよいかを臨床試験で確かめて
あるが，それ以外の外用薬とまぜ合わせた場合の有効
性は確かめられているわけではない。したがって，む

やみにほかの外用薬をまぜると，その外用薬の効果が
計算以上に落ちたり，上がったりすることがある。

一般にジェネリック薬の効果が先発医薬品よりも落
ちるのも，基剤との相性を臨床試験で確かめていない
からである。アメリカではジェネリック薬も臨床試験
で有効性を確かめないと発売できないため，ジェネ
リック薬と先発医薬品との有効性・副作用にはほとん
ど差がない。しかし，わが国のジェネリック薬は，臨
床試験を行わなくても医薬品として発売してもよいこ
とになっているため，必ずしもその有効性と安全性の
担保がとれているわけではない。

2 主剤

主剤には，次のようなものがある。

● **副腎皮質ステロイド薬** 副腎皮質ステロイド薬は，すぐれた抗炎症作用があるが，内服療法で用いると皮膚ばかりでなく全身に薬剤がいきわたり，その副作用が問題となる。そこで病変部局所だけに薬理作用を及ぼすことが可能となる外用薬が開発された。

副腎皮質ステロイド薬は各種の皮膚疾患に適応があり，また有効であるが，外用薬といえども，全身に長期間にわたって1日10〜60gもの大量の薬剤を塗りつづけると，全身的な副作用が生じることがあることも念頭におくべきである。

多くの副腎皮質ステロイド外用薬が開発されており，効果の強さによって5種類に分類されている（●表4-4）。なお，患者の症状に合わせて薬剤を選

●表4-4 副腎皮質ステロイド外用薬のランク

薬効	軟膏濃度と一般名		商品名
最も強力	0.05%	クロベタゾールプロピオン酸エステル	デルモベート®
	0.05%	ジフロラゾン酢酸エステル	ダイアコート®
かなり強力	0.1%	モメタゾンフランカルボン酸エステル	フルメタ®
	0.05%	ベタメタゾン酪酸エステルプロピオン酸エステル	アンテベート®
	0.05%	フルオシノニド	トプシム®
	0.064%	ベタメタゾンジプロピオン酸エステル	リンデロンDP®
	0.05%	ジフルプレドナート	マイザー®
	0.1%	アムシノニド	ビスダーム®
	0.1%	ジフルコルトロン吉草酸エステル	テクスメテン®，ネリゾナ®
	0.1%	酪酸プロピオン酸ヒドロコルチゾン	パンデル®
強力	0.3%	デプロドンプロピオン酸エステル	エクラー®
	0.1%	デキサメタゾンプロピオン酸エステル	メサデルム®
	0.12%	デキサメタゾン吉草酸エステル	ボアラ®
	0.12%	ベタメタゾン吉草酸エステル	ベトネベート®，リンデロンV®
	0.025%	フルオシノロンアセトニド	フルコート®
中等度	0.3%	プレドニゾロン吉草酸エステル酢酸エステル	リドメックス®
	0.1%	トリアムシノロンアセトニド	レダコート®
	0.1%	アルクロメタゾンプロピオン酸エステル	アルメタ®
	0.05%	クロベタゾン酪酸エステル	キンダベート®
	0.1%	ヒドロコルチゾン酪酸エステル	ロコイド®
	0.1%	デキサメタゾン	グリメサゾン®，オイラゾン®
弱い	0.5%	プレドニゾロン	プレドニゾロン®

（一般社団法人日本アレルギー学会，公益社団法人日本皮膚科学会，アトピー性皮膚炎診療ガイドライン作成委員会：アトピー性皮膚炎診療ガイドライン2021による，一部改変）

択するが，副作用がこわいからといって弱いものを選択すべきではない。病変部の炎症を抑えることのできる強さのものを使用し，皮疹がよくなった部位には，その使用を中止する。

● **抗菌薬**　適応は皮膚表面の細菌感染症に限られ，あくまでも抗菌薬の全身投与の補助手段である。痤瘡に対して用いられる過酸化ベンゾイルあるいはクリンダマイシンとの合剤は，痤瘡悪化の要因となる細菌に対する抗菌活性を有している。

● **抗真菌薬**　白癬や皮膚カンジダ症，癜風など大部分の表在性皮膚真菌症の第一選択薬で，イミダゾール系・モルフォリン系・チオカルバメート系・アリルアミン系・ベンジルアミン系の薬剤がある。イミダゾール系・モルフォリン系の薬剤は広い抗菌スペクトルを有するが，チオカルバメート系・アリルアミン系・ベンジルアミン系の薬剤はカンジダ属の真菌や，癜風の原因となるマラセチア属の真菌には抗菌活性がやや落ちるため，皮膚カンジダ症や癜風には保険適用がないものもある。エフィナコナゾール，高濃度のルリコナゾール外用薬は，爪白癬に有効であるが，それ以外の外用薬は爪白癬に無効で，また保険の適用もない。

● **活性型ビタミン D₃ 外用薬**　タカルシトール水和物やカルシポトリオール，マキサカルシトールが発売されており，乾癬治療に用いられている。またタカルシトール水和物は，魚鱗癬や掌蹠膿疱症，毛孔性紅色粃糠疹の保険適用もある。

● **ステロイド / 活性型ビタミン D₃ 配合外用薬**　副腎皮質ステロイドと活性型ビタミン D₃ 外用薬は安定する pH が異なるため，そのまま混合すると安定性が通常そこなわれるが，そのような問題のない配合剤も乾癬に対して使用可能となった。カルシポトリオール水和物・ベタメタゾンジプロピオン酸エステル軟膏，およびマキサカルシトール・ベタメタゾン酪酸エステルプロピオン酸エステル軟膏があり，さらに前者は頭皮にも使用できるゲル製剤もある。いずれも乾癬治療の外用薬の第一選択薬となっている。

● **角質溶解薬**　尿素軟膏やサリチル酸軟膏がある。尿素軟膏は保湿剤としても使用されているが，傷があるとしみるという欠点がある。

● **非ステロイド性抗炎症薬（NSAIDs）**　副腎皮質ステロイド外用薬に比べて，その作用は弱く，また接触皮膚炎もおこしやすいため，関節炎・帯状疱

---

plus	**1FTU**

　成人の人差し指の指先から第 1 関節までの範囲に出したステロイドチューブ軟膏の量を 1FTU（1 finger tip unit）とよぶ。1FTU＝0.5 g とされ，この量は，大人の手（手掌と手指腹）2 枚分の面積に相当し，投与量の目安とされている（● 169 ページ）。

　しかしこれは海外のように大きなチューブを使用す

る国にあてはまることである。製品によって口径が多少異なるが，わが国で汎用されている 5g チューブの副腎皮質ステロイド外用薬の場合は 1FTU ＝ 0.25〜0.3g となり，十分な量ではない。したがって患者には多少べとつくぐらいつけるように指導する。ティッシュペーパーがつくぐらいが目安となる。

疹などの疾患に限られることが多い。なお，湿疹・皮膚炎群にはほとんど効果がない。これは，非ステロイド性抗炎症薬を内服させても湿疹・皮膚炎群には効果がないのと同様である。

●**カルシニューリン阻害薬**　タクロリムス水和物の外用薬が開発され，アトピー性皮膚炎に使われるようになった。タクロリムス水和物は，とくに顔面の皮疹に有効であるが，外用開始2～3日は強い刺激があることに注意する。

●**抗がん薬**　ブレオマイシン塩酸塩・フルオロウラシル(5-FU)などの外用薬が，手術適応のない皮膚悪性腫瘍や難治性の疣贅に使用されることがある。

●**免疫賦活薬**　日光角化症に対しては免疫賦活化作用を有するイミキモドクリームがあり，尖圭コンジローマにも用いられる。

●**抗ヒスタミン薬**　止痒目的で使用されるが，経皮吸収の点で問題があり効果は不確実である。

●**外用レチノイド**　海外では古くから痤瘡に対して外用レチノイドが使用されているが，ようやくわが国でも外用レチノイドであるアダパレンが発売された。強い刺激があるため，2日おきなど少量ずつ外用して徐々に慣れさせる。2～3週間ほどすれば刺激は少なくなり，毎日外用することができるようになる。

3　手術療法

　皮膚疾患でメスを必要とするものは多い。手術時の注意事項としては，①手術療法が最善の治療法であるか否かを検討する，②患者の苦痛を最小限に抑える配慮をする，③つねに不慮の事故を念頭におく，④創痕は機能的にも整容的にも満足できるものにする，ことである。①ではとくに悪性かどうかの判定を，③では麻酔薬の過敏反応などを考慮する。

　おもな適応疾患としては，各種の母斑，良性腫瘍・悪性腫瘍，熱傷瘢痕，各種の難治性潰瘍(とくに放射線潰瘍)，慢性膿皮症などがあげられる。

1　縫縮術

　縫縮術は，病巣が比較的小型の場合に用いる。手術後に瘢痕を目だたなくするためには，たとえば顔面ではしわに一致するよう縫合するなどの工夫をする。傷あとを目だたなくさせる目的で，Z形成術やW形成術(それぞれZ状またはW状に切開を加える局所皮弁法)を行うこともある。

　大型の良性病巣では，2回以上に分けて切除する連続切除術という方法もある。また，皮膚伸展術では，切除すべき皮膚病巣部皮下にシリコンバッグを入れ，それを生理食塩水でふくらませて上部皮膚を伸展させる。2～3か月後にバッグを除去し，たるんだ皮膚内の病巣を切除・縫縮する。この方法では，かなり大きな病巣でも植皮をすることなく処置することが可能である。

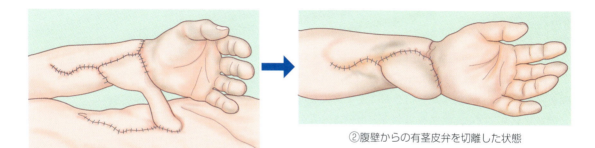

①前腕内側の皮膚欠損を補うため腹壁から有茎皮弁を作製し，手関節内側に縫着した状態

②腹壁からの有茎皮弁を切離した状態

○図 4-6　腹壁の皮膚を利用した有茎植皮術の一例

2 植皮術

　植皮術は，病巣が大型で縫縮できない場合に用いる。大別して，遊離植皮術と有茎植皮術とがある。

◆ 遊離植皮術

　遊離植皮術とは，移植する皮膚を供給する部位から完全に切り離して，移動させる方法である。したがって，植皮片は虚血状態を経てから血行再開によって生着する。生着まで約 4〜5 日かかる。含まれる真皮の厚さによって，全層植皮と分層植皮に分けられる。

　広範囲熱傷時の網状植皮も分層植皮の一種である(○108ページ)。同種植皮や，凍結乾燥した豚皮などを用いた生体包帯としての異種植皮術は，一時的な生体被覆の目的で用いられる。

◆ 有茎植皮術

　有茎植皮術とは，皮膚と皮下組織を茎を介して移植する方法である(○図 4-6)。皮弁自身が血液供給路となっているので，放射線潰瘍や深達性悪性腫瘍の切除後などの，受皮部の血行が不良なときに用いられる。

3 削皮術

　削皮術は，高速グラインダー(3 万回転/分)で皮膚の表面をけずり取る方法である。

　真皮網状層をこえてけずるときはケロイドを生じやすく，浅くけずりすぎると再発や色素沈着をきたすなど，高度の技術と臨床経験を必要とするため，その使用は限られている。

　かつて適応となっていたベッカー Becker 母斑や老人性色素斑，ポイツ-ジェガーズ Peutz-Jeghers 症候群，刺青は，レーザー治療にとってかわられた。

4 デブリドマン

デブリドマン debridement とは，創の異物や感染・壊死組織を除去することである。異物や感染・壊死組織があると創傷治癒が遅れるばかりでなく，感染源として新たな感染症を引きおこすことになる。

デブリドマンには，メスやはさみを用いる外科的デブリドマンと，外用薬を用いる化学的デブリドマンとがある。一般的にデブリドマンといえば，外科的デブリドマンをさすことが多い。

5 人工被覆材（代用皮膚）

人工被覆材とは，熱傷や事故による皮膚欠損，分層植皮の採皮部や削皮術術後などの欠損部に用いる一時的な創傷被覆材で，次のものがある。

(1) 生体被覆材：凍結乾燥豚真皮，キチン不織布，昆布抽出アルギン酸塩
(2) 合成材料：ポリウレタンフィルム，ハイドロコロイドドレッシング材
(3) 生体由来，合成複合材料：ポリ-L-ロイシン-ナイロン複合製剤，コラーゲン-ナイロン複合製剤，人工真皮

これらの創傷被覆材のおもな効用は，創傷面に密着して疼痛を軽減し，滲出液の漏出を抑え，不感蒸泄をコントロールしながら表皮および肉芽形成をたすけることにある。しかし，創部を密封状態にするため，すでに感染をおこした創部には不適である。また，滲出液が多い場合は密封状態を長く保つことはできず，また壊死組織が多く残存している場合は本来の目的を果たさない。

4 光線療法

光は波長によって紫外線，可視光線，赤外線に分類され，その作用も異なる（●24ページ，表2-1）。この光の作用を利用した理学療法を光線療法とよび，レーザー療法も広義の光線療法に含まれる。狭義の光線療法は，赤外線による温熱療法以外はほとんどすべて太陽光線または人工太陽灯の紫外線領域の光を利用したものである。

● **赤外線療法**　赤外線の有する熱作用を利用したもので，温熱療法の一種である。

● **PUVA 療法**　PUVA は，ソラレン長波長紫外線 psoralen-ultraviolet A を意味しており，ソラレン❶とよばれる有機化合物に光があたることで生じる光毒性を利用した治療法が PUVA 療法である。適応疾患は尋常性白斑・尋常性乾癬・掌蹠膿疱症・菌状息肉症・光線過敏症（日光蕁麻疹・多形日光疹・慢性光線〔過敏〕性皮膚炎など）の一部・アトピー性皮膚炎・痒疹群・円形脱毛症・局面状類乾癬・強皮症・色素性蕁麻疹などである。

方法として，メトキサレン（8-MOP）を内服し，2時間後に UVA を照射する内服 PUVA 療法と，メトキサレンのローションや親水軟膏を塗布し，1〜2時間後に UVA を照射する外用 PUVA 療法がある。

NOTE

❶ソラレンは，柑橘類やセロリ・パセリなどの一部の野菜に含まれており，これらを摂取することでも皮膚の UVA の感受性が増強する。

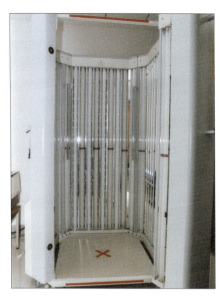

○図4-7 ナローバンドUVB照射装置
患者には装置の中で立位をとってもらう。なお，照射中は眼を保護するために患者には紫外線防護眼鏡を着用してもらう。

● **その他の紫外線療法** その他の紫外線療法には次のようなものがある。

1 **UVB療法** 皮膚瘙痒症や乾癬に適応がある。乾癬に対するPUVA療法との比較では，手技が簡単で治療後の日光曝露制限が不要であるという利点があるが，治療に要する期間が長い，再燃までの期間が短いという欠点もある。

2 **ナローバンドUVB療法** 最近では，311 nmに鋭いピークをもつUVBランプが開発され，乾癬・白斑の治療に用いられている。上記のUVB療法を改良したものである（○図4-7）。

3 **UVA1療法** 最近では，波長340〜400 nmの光が掌蹠膿疱症などの治療に用いられている。

4 **エキシマレーザー** 紫外線を照射するレーザーで，さまざまな波長のエキシマレーザーがあるが，皮膚科領域では波長308 nmのエキシマレーザーが乾癬や白斑の治療に用いられている。レーザー光なので照射野が小さく，細かい部位の照射には便利であるが，広範囲の照射には時間がかかり不便である。

5 レーザー療法

光にはさまざまな波長が含まれている。特定の波長の光を増幅して放射するしくみをレーザーとよぶ。皮膚科領域におけるレーザー治療には，次の2種類がある。

1 組織を非特異的に焼灼する治療

● **レーザーメス** レーザーの高い光エネルギーを利用して組織を非特異的に焼灼するものである。炭酸ガスレーザーが用いられるが，従来の連続照射のレーザー装置も同じ目的で使用されることもある。基本的には後述する

電気外科の電気乾固法（●76ページ）と同じである。したがって，血管拡張性肉芽腫，汗管腫，結節性硬化症の脂腺腫，直径10 mm以下の隆起性小腫瘤などの焼灼に使用される。

● **レーザーによる皮膚の若返り**　20年ほど前より，レーザーの有する非特異的な熱傷害作用を利用した皮膚の若返りが行われるようになった。

　最初に登場したアブレイティブレーザーは，皮膚の表面をけずるもので，副作用が強く日本人には不適であった。次に登場したノンアブレイティブレーザーは，皮膚の表面を冷やしながらけずるもので，副作用は少ないが，ほとんど効果がなかった。3番目に登場したフラクショナルレーザーは，皮膚の表面に小さな点状の穴を空けるもので，にきび痕などの治療に使用され，ある程度の効果がみとめられる。

2 色素を有している病変を選択的に破壊する治療

　可視光線が特定の色素に選択的に吸収される性質を利用して，色素を有している病変だけを選択的に破壊する治療が行われている。

● **血管腫の治療**　血管腫には波長585～595 nm❶，パルス幅450μ秒❷の光を照射する色素レーザーが用いられる。

● **色素病変の治療**　色素病変にはQスイッチのルビー，ネオジウム・ヤグ（Nd：YAG），アレキサンドライトの3種類のレーザーが有効で，治療効果はおおむねルビー≧アレキサンドライト≧ネオジウム・ヤグ（Nd：YAG）の順である。

　①**真皮内にメラニンが増えている疾患の治療**　太田母斑（●120ページ）などがあげられる。通常3～4か月おきに4，5回レーザー照射すれば，すべての患者で約80％以上の色調の改善がみられる。しかし，レーザー治療後に一過性の炎症後色素沈着がみられるので，治療間隔を空けないと脱色素斑になる可能性がある。

　また，これらのレーザーは色素性母斑やレーザー光を吸収する色素の刺青にも有効であるが，レーザー治療後の色素性母斑の悪性化の可能性は不明である。

　②**表皮にメラニンが増える疾患の治療**　粘膜の色素斑に対しては，1回のレーザー照射で治癒可能である。しかし，カフェオレ斑や扁平母斑，ベッカー母斑では一部の症例では効果がみられるものの，再発がみられたり，一過性の色素増強がみられたりし，その治療効果は一定しない。また，肝斑には無効である。しかし，表皮の角化細胞の異常である老人性疣贅や老人性色素斑には有効である。

● **レーザー脱毛**　白髪以外の毛はメラニンを含有しているので，レーザーによって脱毛することが可能である。しかし，白色人種と比べて表皮にメラニン含有量が多い日本人では，脱毛効果が弱くても表皮の傷害を少なくするため，エネルギー照射密度を低くしなければならない。

NOTE

❶赤血球のヘモグロビンに吸収される光のなかで，最も皮膚深部に到達可能な光である。

❷赤血球に吸収されたレーザー光のエネルギーが毛細血管壁に伝わる半減期である。

6 放射線療法

放射線療法は，かつては慢性炎症疾患にかなり用いられていたが，後遺症，とくに皮膚がんの発生が少なくないことから，最近では使用は限られている。おもな適応疾患は，皮膚悪性腫瘍と一部の良性腫瘍であるが，治療の第一選択となることは少ない。また，炎症性疾患には禁忌である。

現在，主として使用されている線源は，リニアック(線形加速器)の高エネルギー X 線，コバルト 60(^{60}Co)を線源とするガンマ線，リニアックおよび電子の加速装置であるベータトロンから出る電子線などである。

7 電気外科

電気分解法・電気凝固法・電気乾固法などがあるが，日常的には電気乾固法が用いられる。

電気乾固法では高周波交流を用いる。熱作用は接触した部分だけに生じ，その部分の水分が蒸発して組織を乾燥・破壊する。適応疾患には，ウイルス性疣贅・黒子・結節性硬化症(プリングル病)にみられる皮膚腫瘍・多発性毛包上皮腫・クモ状血管腫などである。永久脱毛にも使用される。

8 凍結療法

超低温で細胞を凍結させると，細胞の低温感受性や，凍結-融解の速度，冷却温度，凍結時間，反復凍結の回数などといった凍結条件に応じて，組織は壊死に陥る部分と正常に保たれる部分とに分かれる。特殊な凍結装置を使って，これを良性腫瘍・悪性腫瘍，母斑および血管腫の治療に応用することを凍結療法という。

低温源としては，ドライアイス(−60℃)と液体窒素(−190℃)がおもに用いられる。

1 ドライアイス療法

ドライアイス療法は，固型ドライアイス柱を皮膚病巣に垂直に押しあてる療法である。主としてがんの前駆症に使用するが，特殊な適応疾患としては難治性円形脱毛症にも利用されている。かつては太田母斑などの色素病変の治療に使用されていたが，その多くはレーザー治療にとってかわられた。

2 液体窒素療法

液体窒素療法には，次のような方法がある。

1 **綿球法** 綿棒の先に液体窒素を含ませて病巣にあてる方法で，各種の疣贅，血管拡張性肉芽腫，まれに難治性円形脱毛症などに用いられる(◯図4-8)。

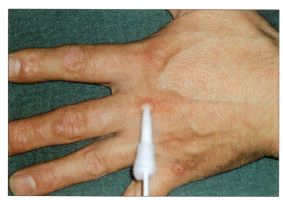

◎図 4-8　手背の尋常性疣贅に施行した綿球法による液体窒素療法
綿棒の先に液体窒素を含ませて疣贅(いぼ)にあてると，疣贅が凍結して白色化する。

2 クライオフォーセプス法　先端を液体窒素で十分に冷却した小型で肉厚の鋼製鑷子(ピンセット)で病巣をつまむ方法である。

3 クライオポール法　棒の先端に取りかえ可能なさまざまな大きさの銅製チップが用意されており，これを液体窒素内で十分に冷却したのち，病巣に圧抵する。

クライオフォーセプス法とクライオポール法は，ともに綿球法に比べて繊細な治療を行うことができる点で有利であるが，綿球法が一般的である。

9　温熱療法

温熱療法は，温熱を利用した物理療法であるが，現在では局所温熱療法以外はあまり行われていない。

1　局所温熱療法

局所温熱療法は，病巣部を約 42〜47℃に加温することによる治療で，古くからスポロトリコーシス，マイコバクテリウム−マリヌム *Mycobacterium marinum* による非結核性抗酸菌症，ときに乾癬にも用いられているが，最近では悪性皮膚腫瘍の集学的治療の一環として，化学療法や放射線療法と併用して利用されることがある。

温熱の種類には，湯・カイロ・医療用発熱シートなどがある。なお，悪性腫瘍には特殊な温熱療法用の機械を用いる場合と，人工心肺を用いての灌流療法中に化学療法と併用して用いる場合とがある。とくに四肢メラノーマの所属リンパ節までの間の皮膚あるいは皮下の転移に対しては，温熱化学灌流療法が有効との報告もある。

2　全身温熱療法

全身温熱療法には，①温泉療法，②薬浴，③蒸気浴などがある。最近では，乾癬に対する PUVA 療法にメトキサレン浴が用いられることがある。

10 ケミカルピーリング

　ケミカルピーリングは，ある種の化学薬品を皮膚に塗って，皮膚をとかし，皮膚をある程度の深さで剝脱させる方法である。白色人種では，老人性角化腫などの皮膚に多発する小腫瘍の除去に用いられることが多いが，黄色人種では深い部位までのピーリングでは，瘢痕形成などの副作用が強く出るため，皮膚表面だけのピーリングのことが多い。もし，深いピーリングを行う場合は，ピンポイントで行わないと瘢痕形成が目だってしまう。

　使用する薬剤にはグリコール酸 20〜70％，トリクロル酢酸（TCA）10〜25％，ジェスナー液（レゾルシノール・サリチル酸・乳酸・エタノール）などがあるが，ピーリング剤の種類や濃度，pH，塗布時間，塗り方，塗った回数などでピーリングの深さが異なる。当然深いピーリングでは瘢痕形成をきたすため，浅いピーリングから始めて，肌の状態などをみながら治療回数を重ねるべきである。おもな適応症は尋常性痤瘡・面皰である。

work 復習と課題

❶ 皮膚貼布試験の具体的方法と，現在どのような目的で用いられているのかを説明しなさい。

❷ 最少紅斑量（MED）について説明しなさい。

❸ 皮膚疾患に特有な治療法についてまとめなさい。

❹ 外用薬の種類とその適応疾患についてまとめなさい。

❺ 植皮術についてまとめなさい。

❻ 紫外線療法の種類と適応疾患について述べなさい。

— 皮膚 —

第 5 章

疾患の理解

A 本章で学ぶ皮膚疾患

　皮膚疾患は，その原因や機序，形状，病変部位など，さまざまな観点から分類することができる。1つの疾患が複数の分類に属する場合もあれば，見た目が非常に似通っていても別々に分類される疾患もある。また，同じ分類に属する疾患であっても，赤みや瘙痒，疼痛の有無など，多様な症状を呈する。

　本章では，そのような複雑な皮膚疾患を理解するために，大きく「疾患の主体となる皮膚の解剖学的部位」と「疾患の原因」という2つの視点に分けて構成している。すなわち皮膚疾患を，①表在性皮膚疾患，②真皮・皮下脂肪織および皮膚付属器の疾患，③脈管系の異常による皮膚疾患，④物理・化学的皮膚傷害，⑤腫瘍および色素異常症，⑥感染症，⑦全身性疾患に伴う皮膚病変に分類しており，①～③は「疾患の主体となる皮膚の解剖学的部位」に焦点をあて，④～⑦は「疾患の原因」に焦点をあてて解説している（●図5-1）❶。

> **NOTE**
> ❶この2つの視点に分けられない疾患もある。たとえば，サルコイドーシス（●94ページ）による皮膚症状は，本書では肉芽腫症として「真皮・皮下脂肪織の疾患」で解説しているが，多臓器をおかす疾患であるため「全身性疾患に伴う皮膚病変」でもある。

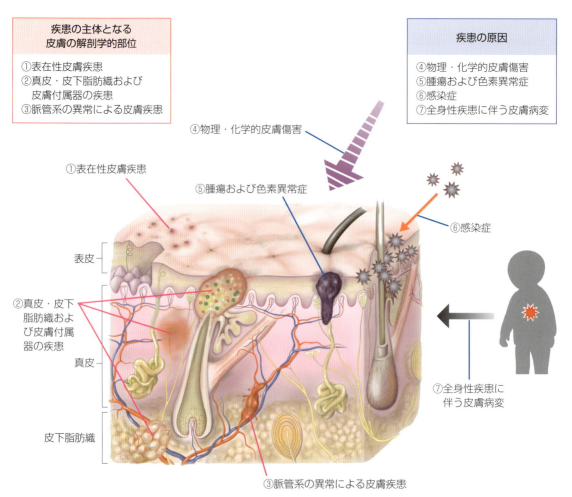

● 図5-1　本章で学ぶ皮膚疾患

1 解剖学的部位別の皮膚疾患の特徴

　皮膚の構造は大きく表皮，真皮，皮下脂肪織，さらにそれらのなかにある皮膚付属器，脈管，神経に分けられる。また，爪や毛髪とそれを支持する組織も皮膚とおおむね同じ構造をしている。

　このような皮膚の解剖学的部位に異常をきたすと，それぞれ特徴的な疾患があらわれる。本章の前半（前述の①〜③）では，各解剖学的部位の異常がどのような疾患としてあらわれるのかを想像しながら読み進めると皮膚疾患をより理解できるだろう。

● **表在性皮膚疾患**　表皮そのものや真皮浅層の炎症性病変のため表皮に変化がみられる疾患群を総称して表在性皮膚疾患という。その多くは，本来であれば外的な攻撃から身をまもるための免疫反応が過剰となり，結果として疾患となったものである。また，免疫反応の持続時間によっても皮膚の状態はかわり，急性期の反応として湿疹・皮膚炎群（◯71ページ）であったものが，慢性化して掻破が繰り返されることで，皮膚が肥厚して局所的に痒疹（◯78ページ）となることもある。

　一方，免疫反応とは関係なく，外部刺激そのものが有する物理的・化学的特性により障害されることで生じる表在性皮膚疾患もある。たとえば一次刺激性接触皮膚炎や非アレルギー性蕁麻疹，角化症（◯86ページ）などがあげられる。胼胝や鶏眼などの角化症は，慢性的な物理的刺激に対する防御のために，局所的に表皮の角化が亢進した状態であり，これも皮膚をまもるための結果ともいえる。

● **真皮・皮下脂肪織および皮膚付属器の疾患**　おもに表皮，脈管以外の皮膚の構造物が主体となっている疾患が含まれる。真皮や皮下脂肪織は，表皮を保持し支えている。そのため，これらの組織に病変が生じると，皮膚全体の構築に影響を及ぼす。

　一方，皮膚付属器，なかでも汗腺・毛髪・毛包脂腺系の疾患は，日常的になじみ深いものが多いかもしれない。汗疹（◯95ページ）の俗称は「あせも」であり，痤瘡（◯97ページ）の俗称は「にきび」である。

● **脈管系の異常による皮膚疾患**　血管炎や血行障害がおもな疾患である。この血管が炎症をおこし，閉塞したりこわれたりすると，紅斑や紫斑，色素斑，結節形成がみられるようになる。さらに，血行障害により皮膚が構造を維持できなくなり，破壊されることで潰瘍があらわれる。

　こうした症状は，もともと血流がうっ滞・低下しやすい下肢に出現することが多い。原因としては免疫反応，血栓症，および糖尿病や喫煙に伴う動脈硬化などさまざまなものがあり，臨床症状からその原因がある程度推測できる場合もある。また，腎臓・肺・神経などの機能障害を合併し，その治療が必要になることも多い。

2 原因別の皮膚疾患の特徴

本章の後半は，皮膚疾患を，物理・化学的皮膚障害，腫瘍および色素異常症，感染症，全身性疾患に伴う皮膚病変に分けている。これらの項目に含まれる皮膚疾患の多くは，皮膚の特定の解剖学的部位に限らず，さまざまな箇所に発生する。

● **物理・化学的皮膚傷害**　物理的な刺激による皮膚傷害としては，日光皮膚炎などの光線性皮膚疾患や，熱傷，凍傷などがある。また，本書の特論で解説している 褥瘡 もこれに含まれる（●217ページ）。化学的皮膚傷害としては，放射線皮膚炎や化学熱傷などがある。

● **腫瘍および色素異常症**　皮膚は，表皮を構成する上皮細胞，汗腺や脂腺などの腺上皮細胞，線維芽細胞，神経，筋，血管，造血器由来細胞などといったさまざまな細胞・組織を有しており，それぞれを由来とした腫瘍が生じうる。そのため，皮膚の腫瘍は，その種類が非常に多く，臨床像もさまざまであるという点で特殊性がある。本章では，上皮系腫瘍，メラノサイト系腫瘍，間葉系腫瘍に分けて解説している。

また，色素異常症は，間葉系細胞に属するメラニン産生細胞の量的異常によって生じるため，腫瘍とともにまとめて解説している。

● **感染症**　皮膚は，人体の最外層をおおっているため，さまざまな微生物との接触・感染の機会が多い。皮膚に常在している細菌には，病原微生物の感染を防御するはたらきをもつものもあり，皮膚に細菌があることは一概にわるいことではない。しかし，加齢・外傷・皮膚炎などによって皮膚のバリア機能が低下すると，病原微生物が体内に侵入・増殖し，血中から全身にまわり，生命に危険が及ぶ場合もある。また，疥癬（●138ページ）やシラミ症（●139ページ）などの寄生虫症は，感染者との接触によって感染するため，高齢者施設や，病院，保育園などで集団感染をおこすリスクがあり，早期の診断とともに，感染拡大への対策が必要になる。

病原微生物によって症状や感染の形態は異なり，なかには皮膚症状から原因となっている微生物やその経過を予想できることもある。

● **全身性疾患に伴う皮膚病変**　皮膚病変を伴う全身性疾患の代表的なものに膠原病 がある。すべてではないが，膠原病の多くでなんらかの皮膚症状を呈することが知られている。強皮症（●141ページ）の皮膚硬化による可動域制限に伴う運動機能低下や，全身性エリテマトーデス（●140ページ）に伴う脱毛など，特徴的な皮膚症状から膠原病の診断に結びつく場合もある。この場合，皮膚だけではなく，ほかの内臓にも異常があるため，他科と連携して診断と治療にあたる必要が出てくる。

ほかにも，全身や局所の代謝異常やそれに伴う沈着物が皮膚疾患としてみられることもある。代謝異常に伴う皮膚病変は，黄色腫（●143ページ）など，沈着した物質の色を見た目で確認できる場合もある。

B 表在性皮膚疾患

1 湿疹・皮膚炎群

湿疹とは，表皮をおもな場とする炎症性皮膚病変であり，皮膚炎も同様な意味で使用され，湿疹・皮膚炎群としてひとくくりにされることが多い。

1 湿疹・皮膚炎群の分類と診断・治療

● **分類** 湿疹・皮膚炎群は皮膚科外来の1/3～1/5を占め，おもに外因性湿疹，内因性湿疹，その他に分類できる（●表5-1）。

湿疹・皮膚炎群にはさまざまなものがあり，発症部位・皮膚症状・原因などによってさまざまな病名がつけられているが，その臨床像は基本的には湿疹反応である。湿疹反応の一連の変化は，湿疹の三角形として図示されることが多い（●図5-2）。

湿疹・皮膚炎群は浮腫性の紅斑として始まり，続いて紅斑上に漿液性丘疹を生じ，やがて小水疱・膿疱を形成する。また，搔破により容易にびらんとなり，病変部は湿潤となって結痂（痂皮の形成）をまねくが，病勢がおさまるとともに表面に落屑を生じて治癒に向かう。急性湿疹では，これらの症状が単一あるいは混在してみられる（●図5-3）。

慢性化すると，急性湿疹の症状を一部に残しながらも皮膚の肥厚・苔癬化傾向を示し，色素沈着・色素脱失が一部にみられる慢性湿疹となる（●図5-4）。

● **鑑別診断** 湿疹・皮膚炎群はさまざまな皮膚疾患との鑑別を要するが，① 丘疹・小水疱などの点状状態，② 多形性（紅斑・丘疹・痂皮など多彩な皮疹要素の混在），③ 瘙痒，が3徴候とされている。項部や前腕伸側，大腿内側に生じた苔癬化の目だつ慢性湿疹は**ヴィダール苔癬**とよばれることがある。

● **表5-1 おもな湿疹・皮膚炎群**

外因性湿疹	接触皮膚炎（かぶれ） 　一次刺激性接触皮膚炎 　アレルギー性接触皮膚炎 光接触皮膚炎 　光毒性接触皮膚炎 　光アレルギー性接触皮膚炎 手湿疹（主婦湿疹） おむつ皮膚炎
内因性湿疹	アトピー性皮膚炎 脂漏性皮膚炎
その他	皮脂欠乏性湿疹（老人性湿疹） 貨幣状湿疹 自家感作性皮膚炎 うっ滞性皮膚炎

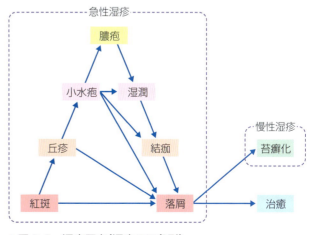

● 図5-2 湿疹反応（湿疹の三角形）

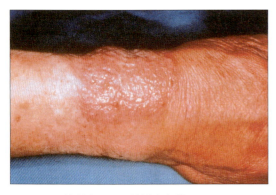

図 5-3　絆創膏による接触皮膚炎
紅斑上に漿液性丘疹・水疱・びらんが形成され，急性湿疹の像を呈する。

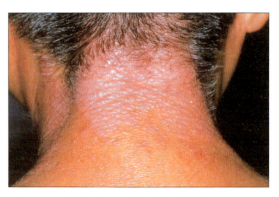

図 5-4　項部に生じたヴィダール苔癬
湿疹が慢性化すると皮膚の肥厚・苔癬化がみられる。

● **治療**　湿疹・皮膚炎群の治療の基本は副腎皮質ステロイド薬の外用であり，抗ヒスタミン薬・抗アレルギー薬の内服はあくまで補助的な療法である。

2　接触皮膚炎

● **分類**　接触性皮膚炎は，皮膚に接触する外界物質の機械的刺激・化学的刺激，あるいはその物質に対するアレルギー反応の結果として生じる皮膚炎で，俗に「かぶれ」ともいう。接触源が作用した部位に限局した湿疹反応で，次の 2 つに分類される。

　1 **一次刺激性接触皮膚炎**　触れた物質が直接傷害を与えるもので，はじめて触れた物質でも高濃度であれば誰にでも生じるものである。皮膚に触れた物質が直接，角化細胞のサイトカインの産生を誘導して炎症を引きおこす。刺激の程度によって蓄積傷害性と急性毒性に分けられる。蓄積傷害性の代表的なものは主婦の手湿疹(○73 ページ)であり，急性毒性の極端なものは化学薬品による化学熱傷などの毒物性皮膚炎である。

　2 **アレルギー性接触皮膚炎**　あらかじめ感作された物質に触れることで生じる皮膚炎である。通常，接触後 1〜2 日たって皮疹を生じる。病初期には急性湿疹の病像を示すが，患者自身が原因となったものをそのまま使用していると，慢性湿疹の病像も加わってくる。

● **原因物質**　原因物質は無数にあり，生活環境内のほとんどすべてのものが接触源になりうる。わが国で多いのは，クロム・ニッケル・コバルトなどの重金属類で，皮革製品・セメント・メッキ製装身具などに含まれる。ほかにも，ウルシ・サクラソウ・ギンナン（銀杏）などの植物や，染毛剤に含まれるパラフェニレンジアミン，防腐剤，外用薬なども多くみられる。

● **症状**　接触皮膚炎は，原因となった物質が触れた部位に湿疹の症状を引きおこす。そのため，発症部位をみればなにによってかぶれたかがわかることが多い。たとえば，耳垂に皮疹があればイヤリングによる金属かぶれであり，手首にあれば腕時計のバンドやブレスレットによることが多い。

　金属かぶれは，汗などで金属がイオン化しないとかぶれないため，同じ装

B．表在性皮膚疾患　　**73**

身具を身につけていても汗をかかない冬季にはかぶれ症状はあまりみとめられず，夏季に多い。また，サクラソウやギンナンなどの植物による接触皮膚炎は，植物に触った手掌にはあまり症状がみられず，その手で触った皮膚のやわらかい部位に接触皮膚炎をおこすことが多い。そのため，患者自身が植物によるかぶれと気がつかないことが多い。

● **診断**　診断の確定と原因物質の究明のためには，貼布試験を行う。

● **治療**　接触源の確認と除去であるが，対症療法としては副腎皮質ステロイド薬の外用を行い，重症例では短期の副腎皮質ステロイド薬の内服を行う。

3　手湿疹（主婦湿疹）

● **病態**　手湿疹（主婦湿疹）は，水仕事の多い人の手に生じる落屑と皮膚の菲薄化に続く湿疹反応で，進行性指掌角皮症❶や異汗性湿疹❷なども含まれる。女性に多く，結婚・出産などで水仕事が増えたときに発生しやすく，美容師など職業的に手を使用する人に多い。また，アトピー素因がある人に発症しやすい。

● **症状**　手掌・指腹部の潮紅，角質増殖，亀裂などをきたし，手指背では貨幣状湿疹（●75ページ）様となることがある。なお，利き手に発症する傾向がある。異汗性湿疹は汗疱の湿疹化したものと考えられているが，掌蹠膿疱症（●85ページ）の初期病変の可能性もある。

● **治療**　水仕事を中止し，軽症例では尿素軟膏や白色ワセリン，中等度以上の症例では副腎皮質ステロイド薬の外用を行う。手洗いなどといった手をぬらす行為も水仕事であることを認識させることも重要である。

4　おむつ皮膚炎

おむつ皮膚炎は，おむつのあたる部位に紅斑，ときに漿液性丘疹やびらんを生じるもので，尿・便の刺激，おむつの機械的刺激，密閉環境などによる。皮膚カンジダ症（●131ページ）との鑑別が重要である。

5　アトピー性皮膚炎

● **病態**　アトピー性皮膚炎は，アトピー素因をもつ人に発生しやすく，左右対称に生じる湿疹様変化である（●図5-5）。

末梢血好酸球の増加，血中総IgEの増加（高IgE血症），アレルゲン特異的IgE抗体の出現，および白色皮膚描記症などの皮膚血管反応の異常がみられる。搔破などによって，伝染性膿痂疹（●124ページ）や伝染性軟属腫（●135ページ），カポジ水痘様発疹症（●133ページ）などの感染症に罹患しやすい。

● **乳児の症状**　年齢によってその臨床症状をかえ，乳児期では湿潤傾向の強い鮮紅色斑で始まり，頭部・顔面・頸部などから体幹・四肢へと拡大する。漿液性丘疹・落屑・痂皮などを伴い，重症例ではびらん・湿潤などをきたす。

● **小児の症状**　小児期になると鮮紅色調は薄れ，乾燥傾向・毛孔性角化・粃糠様落屑などが目だつようになる。ときには貨幣状湿疹様局面，痒疹結節などの散在性皮疹の多発をみる。慢性に経過し，完成された病巣では苔癬化

NOTE

❶**進行性指掌角皮症**

おもに第2，3指末節指腹に乾燥・落屑が生じ，しだいに他指，手掌に拡大する炎症性角化症である。

❷**異汗性湿疹**

手掌あるいは足蹠に生じる多発性小水疱で瘙痒を伴う。春・夏に好発することから，かつては汗の貯留によるものと考えられていたが，表皮内汗管との直接の関連性は証明されていない。

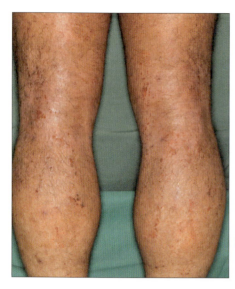

○図 5-5　アトピー性皮膚炎
膝窩を中心に，びらん，丘疹，搔破痕，苔癬化をみとめる。

が著明である。瘙痒があり，瘙痒はときに発作的である。皮疹は季節的消長を示すことが多く，増悪と軽快を繰り返すことが多い。多くは思春期前に軽快するが，約 10～20% の症例では存続あるいは，いったんよくなってから成人期になって再発する。

● **成人の症状**　成人のアトピー性皮膚炎は皮疹の程度は重く，また顔面に好発しやすい。

● **治療**　外用治療においては，寛解導入❶に向けて副腎皮質ステロイド薬で急性炎症を改善させ，免疫抑制作用を有するカルシニューリン阻害薬（タクロリムス水和物軟膏），ホスホジエステラーゼ 4（PDE4）阻害薬（ジファミラスト軟膏），ヤヌスキナーゼ（JAK）阻害薬（デルゴシチニブ軟膏），保湿剤を用いて寛解維持❷を行う。外用治療で難治な場合には，JAK 阻害薬（バリシチニブ，ウパダシチニブ，アブロシチニブ）やシクロスポリンの内服のほか，光線療法，生物学的製剤である抗 IL-4/IL-13 受容体抗体（デュピルマブ）や抗 IL-13 抗体（トラロキヌマブ，レブリキズマブ）の投与を併用する。

NOTE

❶寛解導入
　初期の段階で寛解を達成するために行う強力な治療をいう。

❷寛解維持
　初期の寛解導入の治療成功後に，再発予防の目的で長期間継続して行われる治療をいう。

---

plus　アレルギーマーチと経皮感作

　乳児期から小児期にかけて，アトピー性皮膚炎からはじまり，食物アレルギー，気管支喘息，アレルギー性鼻炎といったさまざまなアレルギー疾患を異なる時期に次々と発症していくことをアレルギーマーチという。アレルギーマーチの進行のうえで注目されているのが経皮感作である。
　アトピー性皮膚炎などにより湿疹があると，そこからアレルゲンに感作され，食物アレルギーをはじめとするほかのアレルギー発症の契機となる可能性が示唆されている。こうした観点から，乳児期から小児期のアトピー性皮膚炎の良好なコントロールを保つ重要性が指摘されている。
　2023 年からはデュピルマブが 6 か月の乳児から使用可能となり，適切な強さの副腎皮質ステロイド薬の外用とともに使用することで良好な皮疹コントロールが見込めるため，患児のアレルギーマーチの予後をかえる可能性が注目されている。

6 脂漏性皮膚炎（脂漏性湿疹）

● **症状** 脂漏性皮膚炎（脂漏性湿疹）は，有髪頭部・耳介とその周囲，外耳道・顔面・腋窩・正中線部・臍窩・外陰部などの脂漏部位（皮脂の分泌が多い部位）に，ほぼ左右対称に発生する落屑性紅斑局面で，慢性に経過し，重症化すると脂漏性の痂皮形成がみられる。新生児期と思春期以後に多いが，両者は別症とする考えもある。

　瘙痒は必発ではなく，ふけ症，つまり頭部の粃糠様落屑は，軽症の脂漏性皮膚炎と考えられている。とくに髪の毛のはえぎわに病変が強く出る傾向にあり，顔面では眉毛（まゆ毛）のはえている部位，鼻のわき，耳介後部にも粃糠様落屑を伴う軽い紅斑がみられることが多い（◯図 5-6）。マラセチア *Malassezia* 属の真菌の関与が疑われている。

● **治療** 副腎皮質ステロイド薬の外用，あるいは抗真菌薬の外用を行う。

7 貨幣状湿疹

● **症状** 貨幣状湿疹は，四肢伸側・腰部・殿部に散布される貨幣状の類円形の湿疹局面で，強い瘙痒を伴う。漿液性丘疹・湿潤・痂皮・落屑などが混在し，重症例では分泌物を伴う。中年以降に発症することが多く，掻破によって増悪し，しばしば次で述べる自家感作性皮膚炎の原発巣となる。

● **治療** 副腎皮質ステロイド薬の外用を行う。

8 自家感作性皮膚炎

● **症状** 自家感作性皮膚炎とは，原発巣となる皮疹が急性増悪し，ほかの皮膚に散布疹とよばれる散布性の小さな皮疹が急速に多発する状態である（◯図 5-7）。原発巣は，貨幣状湿疹・接触皮膚炎・うっ滞性皮膚炎・下腿潰瘍などの滲出傾向の強い湿疹病変で，下腿に好発する。

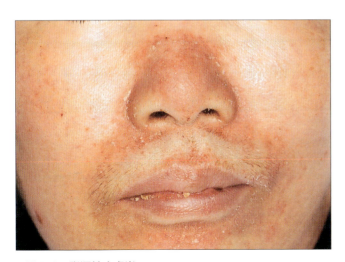

◯ 図 5-6 脂漏性皮膚炎
鼻のわきを中心に脂漏性の落屑または痂皮の付着する紅斑局面がみとめられる。

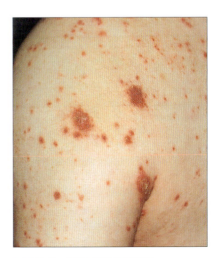

◯ 図 5-7 自家感作性皮膚炎
原発巣となった貨幣状湿疹以外に散布疹が多数みとめられる。

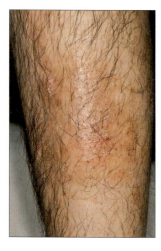

▶図 5-8　皮脂欠乏性皮膚炎
下腿に光沢を有する乾皮症と点状の紫斑，鱗屑を伴う局面である。
（写真提供：松田病院　相場節也氏）

散布疹は小型の紅斑・丘疹で，皮疹は体幹・四肢近位部に多くみられ，瘙痒が著しい。放置すれば個々の皮疹は拡大し，貨幣状湿疹様となる。
● 治療　湿疹・皮膚炎の治療に準じるが，症状が激しい場合は短期間の副腎皮質ステロイド薬の内服も行われる。なお，先行病巣の治療も大切である。

9　皮脂欠乏性皮膚炎（老人性乾皮症）

皮脂欠乏性皮膚炎（老人性乾皮症）とは，皮膚の生理的老化による皮脂の低下のため皮膚が乾燥し，かさかさするもので，とくに冬季に悪化し，瘙痒を訴える（▶図 5-8）。下腿に好発し，搔破を続けることによって貨幣状湿疹を続発しやすい。とくに冬期は過度の入浴を避ける必要がある。

2　蕁麻疹群

1　蕁麻疹

● 病態　真皮上層の一過性の浮腫を生じる疾患を蕁麻疹（じんましん）といい，膨疹（ぼうしん）はそ

---

column　からだの洗い方

最近は清潔志向が強いせいか，洗いすぎによる皮膚トラブルが増えている。たとえば，テレビのコマーシャルのせいか，頭皮をごしごし洗いする人がいる。本人は頭皮をきれいにするつもりかもしれないが，ごしごし洗うと皮膚に傷をつけ，湿疹を悪化させる。頭部は皮脂の分泌が多いところなので，洗髪をするのはわるくないが，頭皮を傷つけないように洗うべきである。また櫛（くし）やブラシで頭皮に傷をつけるのもよくない。実際，頭部の湿疹の多くは，このような機械的刺激によって生じたものである。

同様にからだがかゆい場合，皮膚がよごれていると思い，ごしごし洗う人がいる。これも湿疹や皮膚炎の悪化要因となる。皮膚はなでるように洗わなければならないし，あまりに洗いすぎると皮膚の保護膜である皮脂膜をとることになり，乾燥肌になる。

また手あれも同様で，手洗いも含めて水に触れることを避けるのが重要であるし，気にして自分の皮膚の皮をむくのも厳禁である。

の皮疹の名称である。肥満細胞❶からヒスタミン・セロトニンなどの化学伝達物質が放出され，毛細血管の透過性が亢進した結果，真皮に浮腫が生じ，膨疹が形成される（◐図5-9）。また，一過性（通常1～数時間）に経過する瘙痒を伴った限局性の皮膚の浮腫であるので，1日以上膨疹が続いている場合や，皮疹が消失したあとに紫斑や色素沈着を伴う場合は，蕁麻疹様血管炎を疑い膠原病などの基礎疾患の検索を行う。

- **分類** 蕁麻疹の分類には，次のようなものがある。

 ⃞1 **経過による分類** 急性と慢性に分類される。

 ①**急性蕁麻疹** 6週間以内におさまるもので，アレルギー機序が多いとされているが，原因が特定されないことが多い。

 ②**慢性蕁麻疹** 6週間以上にわたって反復するもので，非アレルギー機序が多い。

 ⃞2 **発症機序による分類** アレルギー性と非アレルギー性に分類される。

 ①**アレルギー性蕁麻疹** I型アレルギー反応でおこるもので，肥満細胞上のIgEに特異抗原が結合し，さらにIgE抗体が強固に結合して肥満細胞からヒスタミンなどの化学伝達物質が放出されて生じたものである。アレルゲンとしては，食物・薬剤・吸入物などがある。

 ②**非アレルギー性蕁麻疹** ヒスタミン遊離物質が肥満細胞に直接作用して生じる蕁麻疹である。非ステロイド性抗炎症薬（NSAIDs）などは肥満細胞からヒスタミン遊離をおこしやすく，蕁麻疹を誘発することがある。

 ⃞3 **発症誘因からみた分類** 人工蕁麻疹や皮膚描記症といった機械性蕁麻疹のほか，寒冷蕁麻疹，日光蕁麻疹，温熱蕁麻疹，コリン❷性蕁麻疹，なんらかの物質の接触による接触蕁麻疹などがある。

 ①**日光蕁麻疹** 日光曝露による蕁麻疹である（◐図5-10）。作用波長によっ

> **NOTE**
> ❶**肥満細胞**
> 　免疫細胞の一種で，細胞質中にヒスタミンなどを含む顆粒を有している。IgEと結合した状態で体内に存在しており，アレルゲンに反応して顆粒中の物質が細胞外に放出されるとアレルギー反応を引きおこす。

> **NOTE**
> ❷**コリン**
> 　ビタミンB群に属し，細胞膜の構成や神経伝達物質の合成などに必要な栄養素である。

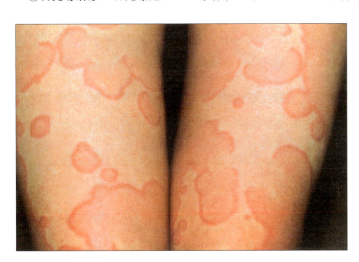

◐**図 5-9　蕁麻疹**
不規則地図状の膨疹がみとめられるが，これらの膨疹は数時間以内に消失する。

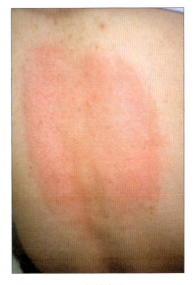

◐**図 5-10　日光蕁麻疹**
スライドプロジェクターによる膨疹の誘発。
（写真提供：錦織千佳子氏）

て6型に分類され，作用波長285〜320 nmのⅠ型はアレルギー性，同じく400〜500 nmのⅣ型もおそらくアレルギー性と考えられている。膨疹を抑える抑制波長のある症例もある。

②**コリン性蕁麻疹**　発汗を伴う運動，感情的興奮などによって誘発され，膨疹の大きさが粟粒大程度と小さく，その周囲に紅暈をめぐらすという特徴がある。

● **治療**　原因があればそれを取り除くことであるが，原因不明のことが多い。抗ヒスタミン薬の内服は有効で，重症例には一時的な副腎皮質ステロイド薬の内服や抗IgE抗体（オマリズマブ）の投与を行うこともある。

2 血管性浮腫（クインケ浮腫）

● **病態**　蕁麻疹が真皮上層の浮腫であるのに対して，真皮下層・皮下組織・その他の組織に生じたものを血管性浮腫（クインケ Quincke 浮腫）という。通常の蕁麻疹と同じく肥満細胞・ヒスタミンが関与するものと，ブラジキニンというペプチドが関与するものとに分けられる。肥満細胞・ヒスタミンが関与する血管性浮腫には，特発性のものと刺激誘発型のものがある。一方，ブラジキニンが関与する血管性浮腫には次のものがある。

- ブラジキニンの代謝を阻害するアンギオテンシン変換酵素阻害薬（ACE阻害薬）によるもの。
- 骨髄増殖性疾患によるC1-INH❶の消耗によるもの。
- C1-INHに対する自己抗体によるもの。
- C1-INHの遺伝的欠損によるもの（**遺伝性血管性浮腫** hereditary angioedema〔**HAE**〕）。

● **症状**　急に限局性の浮腫を生じ，数時間から数日間持続する。顔面，とくに眼瞼・口唇・頬に好発する。まれに粘膜にも生じることがあり，咽喉頭に生じると呼吸困難を引きおこす。

● **治療**　肥満細胞・ヒスタミンが関与する血管性浮腫に対しては，抗ヒスタミン薬の内服，ひどい場合には副腎皮質ステロイド薬の内服・注射を行う。ブラジキニンが関与する血管性浮腫に対しては，原因薬剤の使用中止，原因疾患の治療を行う。HAEの確定診断がついている場合は，その急性発作時あるいは発症抑制目的で乾燥濃縮人C1-インアクチベーター製剤が投与されることもある。

3 痒疹

● **病態**　激しい瘙痒を特徴とし，慢性・再発性に経過する丘疹・小結節を主症状とする一群の反応性皮膚疾患は，痒疹とよばれている。搔破によって症状の悪化をみる。

● **分類**　経過によって急性・亜急性・慢性に分けられる（▶表5-2）。また，関連する内臓病変によって分類されることもある。経過が長いものでは，アトピー性皮膚炎・糖尿病・妊娠・肝疾患・白血病・ホジキンリンパ腫・内臓

NOTE

❶ C1-INH
　C1インヒビターのことであり，血清補体第1成分（C1）の阻害因子として，おもに肝臓で産生されるタンパク質分解酵素阻害因子である。C1-INHの機能低下によりブラジキニンの産生が亢進することがわかっている。

● 表 5-2 痒疹の分類

病型	代表的疾患	好発年齢	好発時期	好発部位	その他
急性痒疹	小児ストロフルス	乳幼児	夏季	四肢伸側・体幹	きわめてまれ
亜急性痒疹	亜急性単純性痒疹	成人(中年～初老)	とくになし	四肢伸側・体幹	―
慢性痒疹	多形慢性痒疹 結節性痒疹	成人(中年～老年) 学童期～思春期	とくになし 秋・冬季	腹部・腰部・殿部・四肢・下腿（局在型）	汎発型（体幹・四肢）はまれ

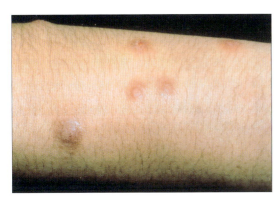

● 図 5-11　上肢に生じた結節性痒疹
最初は丘疹であったものが，かきこわしているうちに徐々に盛り上がり，大きくなって結節となったものである。

悪性腫瘍・多血症・痛風・尿毒症などが原因になることがある。
● **症状**　急性痒疹では，浮腫性紅色丘疹や漿液性丘疹で始まり，かいているうちに徐々に盛り上がり小結節となる。さらにかきこわしていると結節は大きくなり，表面は疣贅状・粗糙な結節となる。これを結節性痒疹という（●図 5-11）。
● **治療**　抗ヒスタミン薬や抗アレルギー薬の内服，副腎皮質ステロイド薬の外用を行うが難治である。慢性病巣には，副腎皮質ステロイド薬の閉鎖密封療法あるいはテープ剤を使用し，直接掻破ができないようにする。それでも効果がない場合は，副腎皮質ステロイド薬の局所注射を 1～2 週間に 1 回行うこともある。また，痒疹の難治例では凍結療法，少数のものでは外科的に切除するなどの治療法もある。

4　紅斑症

硝子圧法で消失する紅斑を主病変とする疾患群の一部を紅斑症といい，次のようなものがある。

1　多形滲出性紅斑

● **病態**　多形滲出性紅斑は，滲出傾向の著明な紅斑が四肢伸側・顔面などに多発する反応性皮膚疾患である。病因は，ウイルス・マイコプラズマ・溶血性レンサ球菌などの感染や薬剤など多彩であるが，単純ヘルペスウイルス

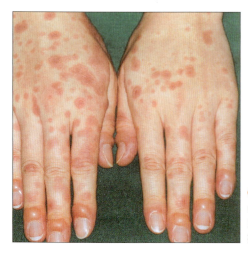

図 5-12　手背の多形滲出性紅斑
中央部がやや陥凹して蒼紅色となった紅斑が多発している。爪囲では水疱形成がみられる。

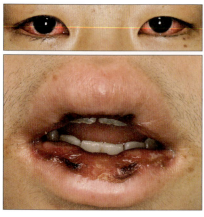

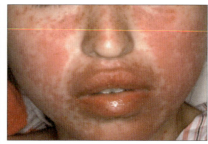

図 5-13　スティーブンス-ジョンソン症候群

（写真提供：岩月啓氏氏）

によることが多いとされている。
● **症状**　紅斑の辺縁は堤防状に隆起し，中央部がやや陥凹して蒼紅色となり，虹彩状病変や，標的状病変と称されることが多い（図5-12）。重症例では粘膜疹を生じ，全身状態もおかされて粘膜・皮膚・眼症候群に移行する。
● **治療**　原因を確定することが重要である。重症例では，副腎皮質ステロイド薬の内服が行われることが多い。

2　スティーブンス-ジョンソン症候群（粘膜皮膚眼症候群）

　スティーブンス-ジョンソン Stevens-Johnson 症候群（粘膜皮膚眼症候群）は，眼・口腔粘膜・外陰部，および皮膚をおかす疾患の総称である（図5-13）。最近では多形滲出性紅斑の重症型に対して用いられている。皮膚粘膜移行部に重篤な粘膜病変が生じ，発熱を伴う。薬剤によることが多い。
● **治療**　被疑薬の服用を中止し，眼科的管理，皮膚の局所処置，感染防止，および食事摂取がむずかしくなるため栄養管理が重要となる。副腎皮質ステロイド薬の全身投与，免疫グロブリン大量静注 intervenous immunoglobulin（IVIg）療法，血漿交換療法が行われる。

3 スイート病（急性熱性好中球性皮膚症）

● **症状**　スイート Sweet 病（急性熱性好中球性皮膚症）は，① 多発性で圧痛のある紅斑，② 敗血症を思わせる持続性高熱，③ 末梢白血球，とくに好中球の増加，④ 真皮における密な好中球の浸潤という病理組織像の 4 徴候がみられる。骨髄異形成症候群に合併してみられるものは，やや非典型的な臨床像を示し，予後はわるい。

● **治療**　副腎皮質ステロイド薬の内服を行う。ヨウ化カリウムの内服が行われることもある。

4 ベーチェット病

● **徴候**　ベーチェット Behçet 病は，口腔粘膜の再発性アフタ性潰瘍，皮膚症状（結節性紅斑・血栓性静脈炎・無菌性膿疱・針反応陽性など），外陰部潰瘍，眼症状を 4 徴候とするが，これらがすべてそろう完全型とそうでない不完全型とがある。

● **治療**　眼症状に対しては，コルヒチンや免疫抑制薬が使用されることが多い。血栓症状に対しては，抗凝固療法を行う。眼症状がある場合は，原則として副腎皮質ステロイド薬の全身投与は行わないが，消化管症状・血管症状・中枢神経症状が顕著な場合は副腎皮質ステロイド薬の投与が行われる。

5　薬疹

● **病態**　薬剤の内服・注射・吸入によって引きおこされた皮疹および粘膜疹を薬疹という。

● **症状**　さまざまな皮疹をとりうるが，特徴的なものに**固定薬疹**がある。固定薬疹は特定の薬剤の内服のたびに，同一部位に反復しておこる限局型薬疹である。皮疹は円形ないし楕円形，境界明瞭な紅色ないし紫紅色斑で，しばしば水疱と紅暈として発症することもある。再発するたびに暗褐色色素沈着の度合いを増す。

とくに発熱と急速に全身性に拡大する小膿疱や浮腫性紅斑を特徴とするものを急性汎発性発疹性膿疱症 acute generalized exanthematous pustulosis（AGEP）という。

そのほか，フルオロウラシル（5-FU）では掌蹠の角化を伴う色素沈着，ペニシラミンでは天疱瘡型薬疹，ブレオマイシン塩酸塩とペプロマイシン硫酸塩では瘙痒を伴い，搔破痕に一致して線状の蕁麻疹様紅斑を生じるスクラッチ皮膚炎をきたす。最近では DPP-4 阻害薬による水疱性類天疱瘡，免疫チェックポイント阻害薬使用に伴う自己免疫疾患関連副作用としての薬疹もあり，今後も新規薬剤の増加とともに薬疹そのものの種類が増え，多彩になると予想される。

薬剤の投与から発症までの時間は蕁麻疹型は直後，固定薬疹は 24 時間以内，そのほかは数日から数週間であるが，非アレルギー性の薬疹は長期間の

投与後に薬剤が蓄積されて生じることもある。また、ヨード造影剤では、1回投与後、数日から十数日後に薬疹が生じることもある。

● **治療・予後** 大部分の薬疹は原因薬剤を中止すれば軽快するが、臨床上重要なものは紅皮症型、スティーブンス-ジョンソン症候群型、中毒性表皮壊死症(え し)(TEN 型薬疹またはライエル Lyell 症候群)、薬剤性過敏症症候群 drug-induced hypersensitivity syndrome(DIHS)などの重症型薬疹で、ただちに入院加療を行う必要がある。

とくに TEN 型薬疹はスティーブンス-ジョンソン症候群型の重症型ともいえるもので、全身に紅斑、水疱、びらんが生じ、全身熱傷様になる。ニコルスキー現象は陽性で、死亡率も高く、治療に血漿交換を必要とすることもある。

また、スティーブンス-ジョンソン症候群型治癒後に瘢痕(はんこん)を残すこともあり、ときに予後不良となる。

薬剤性過敏症症候群は、薬剤が原因でヒトヘルペスウイルス6(HHV-6)を含むさまざまなウイルスが再活性化する特殊な薬疹である(◯図 5-14)。症状は多様だが、著明な浮腫性の紅斑に紫斑もまじる。原因薬は抗痙攣薬が多いなど種類が限られているが、中止しても悪化しつづけることが多く、臓器障害も併発しうる。副腎皮質ステロイド薬の全身投与が有効であるが、症状改善後の急激な減量は症状再燃を誘発しうるので、比較的ゆっくり減量する。

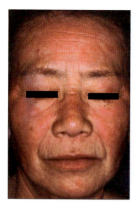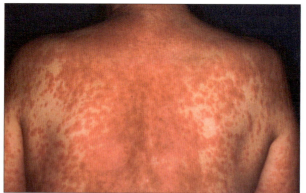

◯**図 5-14 薬剤性過敏症症候群の全身の浮腫性紅斑**
浮腫が強いために眼のまわりが白く抜けてみえる。

---

plus　中毒疹

中毒疹とは、体内または体外物質から誘発されて生じる皮疹の総称である。薬疹のほか、微生物、食物、そのほかのさまざまな原因による皮疹が含まれる。いいかえれば、見た目では判別できない皮疹のことである。

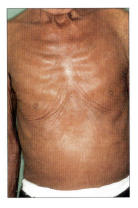

○ 図 5-15　紅皮症

○ 表 5-3　紅皮症の分類

湿疹続発性紅皮症	湿疹・脂漏性皮膚炎・アトピー性皮膚炎・自家感作性皮膚炎
各種疾患続発性紅皮症	乾癬・扁平苔癬・毛孔性紅色粃糠疹・魚鱗癬様紅皮症・疱疹状膿痂疹・ジューリング疱疹状皮膚炎・尋常性天疱瘡・落葉状天疱瘡
中毒性紅皮症	薬剤・感染症
腫瘍性紅皮症	菌状息肉症・セザリー症候群・ホジキンリンパ腫・白血病

6　紅皮症（剥脱性皮膚炎）

　紅皮症（剥脱性皮膚炎）は全身皮膚が潮紅し，これに落屑を伴った状態である（○図5-15）。瘙痒があり，しばしば発熱・悪寒・全身倦怠感を伴い，リンパ節は腫脹する。紅皮症の状態が続くと，脱毛，爪の変形・脱落をきたすことがある。紅皮症の原因となる疾患にはさまざまなものがある（○表5-3）。

7　水疱症

　水疱を主症状とする疾患にはいくつかあるが，水疱症は，そのうちウイルス感染症や熱傷などを除く一群の疾患で，自己免疫性と遺伝性に分けられる。

1　天疱瘡

●**病態**　天疱瘡は，水疱の形成を特徴とする疾患の総称であったが，今日では尋常性天疱瘡・増殖性天疱瘡・落葉状天疱瘡・紅斑性天疱瘡・腫瘍随伴性天疱瘡の5つに分類されている。

　これらの天疱瘡群は，細胞間接着装置であるデスモソームを構成するデスモグレイン（Dsg）に対する自己抗体によって生じる疾患で，病理組織像で表皮内に棘融解性水疱，蛍光抗体直接法で角化細胞間にIgGや補体の一種のC3の沈着，蛍光抗体間接法で血清中に抗表皮細胞間抗体（天疱瘡抗体）がみとめられる。

●**病型**　天疱瘡の病型には次のような種類がある。

　1　尋常性天疱瘡　天疱瘡群のなかでは最も頻度が高く，40〜60歳に発症しやすい。多くは突然に大小の水疱を生じ，最初は緊満性であるが，のちに弛緩して混濁，ときに多少の紅暈を伴う。容易に破れてびらん面となる。ニコルスキー現象は陽性で，瘙痒はないかあっても軽度である。やがて一過性に色素沈着して瘢痕はなく治癒するが，再発を繰り返す。粘膜病変はほぼ必ず発症し，しかも初病変としてみられることが多い。Dsg 1とDsg 3に対す

る自己抗体がみとめられる。

組織は，表皮基底細胞層の直上の棘融解による表皮内水疱である。水疱内容は多少の好酸球と，細胞間橋が消失し丸くなった遊離表皮細胞である棘融解細胞，つまりツァンク Tzanck 細胞をみとめる。棘融解細胞をみとめる水疱が棘融解性水疱である。

② **増殖性天疱瘡** 尋常性天疱瘡の一亜型で，皮膚と皮膚がこすれ合う間擦部や，口唇・口腔粘膜などの皮膚粘膜移行部に疣状・乳頭状の増殖性皮膚病変がみられる。

③ **落葉状天疱瘡** 30〜60 歳代の頭部・顔面・前胸部・上背部に好発する。表皮の上層に存在するが粘膜には存在しない Dsg 1 に対する自己抗体によって生じる疾患である。

④ **紅斑性天疱瘡（シネア-アッシャー Senear-Usher 症候群）** 抗核抗体陽性など，免疫異常を背景に発症した落葉状天疱瘡の一亜型である。顔面・頭部・体幹をおかすが，四肢をおかすことはまれである。顔面皮疹は，紅斑性狼瘡様ないし脂漏性皮膚炎様の像を呈す。胸腺腫・重症筋無力症・全身性エリテマトーデスとの合併例や落葉状天疱瘡に移行する例もある。

⑤ **腫瘍随伴性天疱瘡** 難治性の口腔病変を特徴とし，眼粘膜病変も伴うことが多い。背景に腫瘍を随伴しており，その多くが悪性リンパ腫を含むリンパ球系の増殖性疾患であり，予後不良である。

● **治療** 副腎皮質ステロイド薬の内服が主で，ほかに免疫抑制薬の内服および血漿交換療法などが行われる。副腎皮質ステロイド薬に抵抗性の尋常性天疱瘡には，IVIg 療法が保険適用になった。

2 水疱性類天疱瘡

● **病態** ヘミデスモソームの構成タンパク質である類天疱瘡抗原 2（BP180, XVII 型コラーゲン）と類天疱瘡抗原 1（BP230）に対する自己抗体が検出される。妊娠・出産に伴い生じる妊娠性類天疱瘡などといった特殊な病態もある。

組織学的に表皮下水疱で，蛍光抗体直接法で表皮真皮境界部に IgG や C3 の沈着，蛍光抗体間接法で血清中に抗基底膜部抗体をみる。

● **症状** 60〜70 歳以上の高齢者の四肢，ついで体幹に好発するが，粘膜侵襲はまれである。健常皮膚面上または紅斑上に大型の緊満性水疱を生じ，疱膜は厚く破れにくい（○図 5-16）。しばしば浮腫性紅斑が先行し，瘙痒を訴える。

● **治療** 副腎皮質ステロイド薬が内服・外用ともに有効であるが，難治例もある。重症例では，ステロイドパルス療法，アザチオプリンなどの各種免疫抑制剤，血漿交換療法，IVIg 療法などを併用する。

3 表皮水疱症

● **病態** 比較的軽微な外力で皮膚や粘膜に水疱を生じる遺伝性疾患である。遺伝形式・病理所見・臨床所見によって次の 3 つに大別される。

（1）単純型：ケラチン 5 やケラチン 14 の遺伝子異常による表皮内水疱

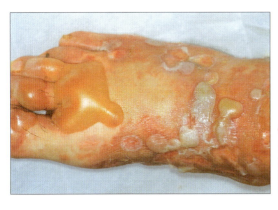

○図5-16 水疱性類天疱瘡
健常皮膚面上または紅斑上に大型の緊満性水疱が生じ，一部は破れてびらん面となっている。

(2) 接合部型：ラミニン332，BP 180，$α_6$または$β_4$インテグリンの遺伝子異常による透明層内水疱
(3) 顕性(優性)および潜性(劣性)栄養障害型：Ⅶ型コラーゲンの遺伝子異常による真皮内水疱

● **症状** 多くは生後1年未満で発症し，機械的刺激を受けやすい手足・肘頭・膝蓋部などに水疱・びらんを反復する。

単純型は単に水疱形成だけであるが，接合部型は皮膚萎縮や歯の形成不全などを伴う。顕性および潜性栄養障害型は瘢痕を生じ，とくに潜性栄養障害型では指趾癒着や歯の形成不全，粘膜症状を伴う。

● **治療** 有効な治療法がないため，対症療法となる。
● **予後** 単純型と顕性栄養障害型は年齢とともに軽快傾向を示すが，接合部型と潜性栄養障害型は重症で難治である。

8 膿疱症

病因不明の無菌性膿疱を主体とする一群の疾患を膿疱症という。

1 掌蹠膿疱症

● **症状** 無菌性の膿疱が掌蹠に生じ，数日で乾燥して褐色の痂皮，鱗屑を形成する。膿疱はつぎつぎと新生し，落屑性角化性紅斑局面を形成する(○図5-17)。爪は点状陥凹，粗糙化し，ときに胸肋鎖関節炎を合併する。
● **治療** 歯周病，齲歯，扁桃炎，副鼻腔炎などの慢性感染症がある場合には，その治療により改善することがある。尋常性乾癬(○88ページ)に準じる。IL-23阻害薬(グセルクマブ，リサンキズマブ)も保険適用となった。

2 疱疹状膿痂疹

疱疹状膿痂疹は，妊娠中期から末期の妊婦に生じた膿疱性乾癬(○89ページ)の一亜型と考えられているが，通常は乾癬の既往，家族歴はない。
● **症状** 発熱・悪寒戦慄を伴って紅斑が生じ，紅斑上に無菌性膿疱が環状あるいは集簇性に発生する。臍周辺部に初発することが多く，以後，体幹・四肢などに拡大する。

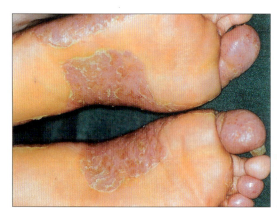

○図 5-17　掌蹠膿疱症
足底・趾腹に無菌性膿疱と痂皮・鱗屑が付着する角化性紅斑局面がみられる。

- **治療**　全身管理を行い，副腎皮質ステロイド薬の内服を行う。また，副腎皮質ステロイド薬やビタミン D_3 製剤の外用も行う。
- **予後**　周期的に繰り返し，ときに死の転帰をとることがあるが，出産とともに皮疹は改善する。

9　角化症（角皮症）

角質の増殖あるいは蓄積をきたし，肉眼的に角質肥厚や鱗屑を主徴とする疾患を角化症（角皮症）という。多くは遺伝性であり魚鱗癬などがあるが，非遺伝性のものとして胼胝・鶏眼などがある。

1　魚鱗癬

葉状の鱗屑が付着し，一見すると魚のうろこ状になった状態がみられる遺伝性角化症の一群をいうが，後天性のものもある。この後天性魚鱗癬では，ホジキンリンパ腫などのリンパ系悪性腫瘍などを合併することがある。

- **病型**　魚鱗癬の病型には次のような種類がある。

  1 尋常性魚鱗癬　魚鱗癬のなかでは最も多い病型で，常染色体顕性（優性）遺伝であるが，出生時は正常で，発症は1歳過ぎてからと遅い。潮紅を伴わない鱗屑と皮膚の乾燥を特徴とし，皮疹は四肢伸側と背部に著明で，屈側・腹部・顔面はあっても軽微である。冬季に増悪し，夏季に軽快する。また，加齢によって皮疹は改善する。

  2 X連鎖性魚鱗癬（伴性遺伝性魚鱗癬）　角質細胞どうしの接着に関与する硫酸コレステロールを分解するステロイドスルファターゼという酵素の欠損により，角質細胞剥離が引きおこされ魚鱗癬となる（○図 5-18）。尋常性魚鱗癬よりも重症で，生後まもなく生じ，関節屈側や腹部もおかし，季節的変動もない。

  3 水疱型先天性魚鱗癬様紅皮症（表皮融解性角質増殖症）　ケラチン1または10の遺伝子異常によって生じる常染色体顕性（優性）遺伝の角化症で，組織学的に顆粒変性がみられる。生下時に全身のびまん性潮紅と鱗屑・水疱形成がみられるが，年齢とともに潮紅と水疱形成は減り，角質肥厚がとくに

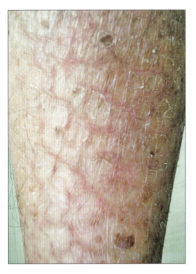

◯図 5-18　X連鎖性魚鱗癬
（写真提供：岩月啓氏氏）

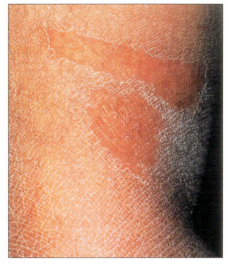

◯図 5-19　水疱型先天性魚鱗癬様紅皮症
年齢とともに潮紅と水疱形成は減り，魚鱗癬様皮疹が目だってくる。写真は5歳時のものである。

関節屈側で目だってくる（◯図 5-19）。

　4 非水疱型先天性魚鱗癬様紅皮症 nonbullous congenital ichthyosiform erythroderma（**先天性魚鱗癬** congenital ichthyosis，**葉状魚鱗癬** lamellar ichthyosis）　生下時から存在し，ほぼ全身に厚い鱗屑とびまん性潮紅をきたす。単一疾患でなく，一部はトランスグルタミナーゼ❶の異常によって生じる。

　5 魚鱗癬症候群　魚鱗癬に加えて，毛髪・歯・爪甲・眼・中枢神経系などの外胚葉由来の器官を中心に系統的な症状を合併する症候群がある。おもに，シェーグレン–ラルソン Sjögren-Larsson 症候群，ケイアイディー KID 症候群，コンラディ–ヒューネルマン–ハップル Conradi-Hünermann-Happle 症候群，ネザートン Netherton 症候群などである。皮疹は非水疱型先天性魚鱗癬様紅皮症であることが多い。

● **治療**　レチノイドの内服，角質溶解薬・尿素軟膏の外用を行う。

2 毛孔性苔癬（毛孔性角化症）

● **症状**　毛孔性苔癬（毛孔性角化症）は，頻度の高い疾患で，家族内発症がみられる。小児期から思春期に小さな常色ないし灰褐色の毛孔一致性角化性丘疹が四肢伸側に多発する。尋常性魚鱗癬や顔面毛包性紅斑黒皮症，クッシング症候群❷などでもみられる。加齢とともに軽快する傾向がある。

● **治療**　対症療法的に角質溶解薬の外用を行う。

3 胼胝（胼胝腫，たこ）

● **症状**　胼胝（胼胝腫，たこ）は，慢性機械的刺激に基づく境界が明瞭な角質増殖で，足が好発部位である。職業上の慢性機械的刺激によるものは，どの部位にもみられる。

▭ NOTE
❶ トランスグルタミナーゼ
　タンパク質とタンパク質をつなぎ合わせるはたらきをする酵素の一種である。

▭ NOTE
❷ クッシング症候群
　糖質コルチコイドの慢性的な過剰状態によっておこる病態で，中心性肥満，満月様顔貌，多毛，紫赤色皮膚線条などの症状を呈する。

●**治療** 治療の根本は機械的刺激を避けることであるが，対症療法的には角質溶解薬を外用する。

4 鶏眼(うおのめ)

●**症状** 胼胝腫のうち，肥厚した角質が半透明の円錐を形成し，圧迫によって疼痛を伴うものを鶏眼という。皮膚直下に骨の突出部がある部位(第4，5趾が互いにあたる部位など)に好発しやすい。足底にできる鶏眼は足底疣贅とまぎらわしいが，鶏眼は通常単発し，表面には掌紋が残存し，側方圧迫より上方圧迫のほうが疼痛が強く，けずっても疣贅のように点状出血をみとめない。

●**治療** 原因となる圧迫を取り除くことが最善であるが，痛い場合は角質溶解薬の外用後にけずる。

10 炎症性角化症

　炎症を伴う角化症，つまり潮紅と角化を主徴とする一群の疾患を炎症性角化症とよぶ。

1 乾癬

●**病態** 乾癬は，境界が明瞭な紅斑上に厚い銀白色の鱗屑が付着する皮疹が多発する慢性再発性難治性の炎症性角化症で，次のような種類がある。
(1) 尋常性乾癬
(2) 滴状乾癬：小型の皮疹が多発したもので小児に多く一過性のことが多い。
(3) 乾癬性関節炎：強い関節症状を伴うもの。
(4) 乾癬性紅皮症：尋常性乾癬が汎発化して紅皮症になったもの。
(5) 膿疱性乾癬

　白色人種に多いが，わが国の有病率も増加傾向にあり，人口の 0.3％ 程度とされる。

●**病型** 尋常性乾癬と膿疱性乾癬について解説する。
　1 尋常性乾癬 皮疹は頭部・四肢伸側・体幹のとくに機械的圧迫を受けやすい部位に生じる(◯図 5-20)。融合して大型の紅斑落屑性局面を形成する

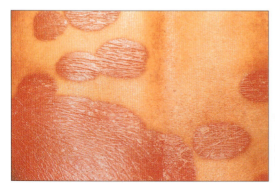

◯**図 5-20 尋常性乾癬**
厚い銀白色の鱗屑が付着する紅斑局面が多発し，一部では融合して大型の局面を形成している。

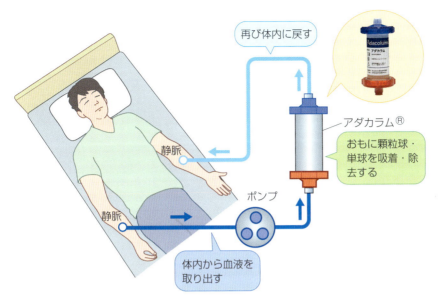

○図5-21　アダカラム®による血球成分除去療法
（写真提供：株式会社JIMRO）

こともある。鱗屑を剝離するとアウスピッツ現象とよばれる点状の出血がみられ、ケブネル現象もみとめられる。また爪甲には点状陥凹・肥厚・白濁化などの変形をきたし、瘙痒は約半数にみられる。

[2] **膿疱性乾癬**　尋常性乾癬患者や乾癬の既往のない人に発熱・悪寒戦慄を伴って全身に紅斑を生じ、紅斑・潮紅上に無菌性膿疱が多発したものである。粘膜・爪も高率におかされ、ときに死亡する。炎症反応を抑制するIL-36受容体拮抗因子が遺伝的に欠損している例や、炎症をおこすCARD14遺伝子の機能が正常より高い例が見つかっている。また、副腎皮質ステロイド薬の内服が誘因となることがある。

● **治療**　副腎皮質ステロイド薬やビタミンD_3製剤、その配合剤の外用、およびPUVA療法やナローバンドUVB療法などの紫外線療法がある。中等症以上では、わが国ではエトレチナート・メトトレキサート・シクロスポリン・アプレミラスト・デュークラバシチニブなどの内服が行われる。ただし、エトレチナートには催奇形性や骨障害、メトトレキサートには肝障害、シクロスポリンには腎障害や血圧上昇などの副作用があるので注意が必要である。最近では、生物学的製剤❶の効果が高い。末梢血から顆粒球・単球を吸着除去するアダカラム®も膿疱性乾癬と乾癬性関節炎の治療に用いられる（○図5-21）。

2 扁平苔癬（扁平紅色苔癬）

● **症状**　扁平苔癬（扁平紅色苔癬）は、帽針頭大からエンドウ豆大までの、ろう様光沢を有する紫紅色の扁平に隆起した多角形の丘疹で、表面にウィッカム線条 Wickham striae という細かい灰白色線条が網の目状にみられる（○図5-22-a）。

NOTE

❶尋常性乾癬では腫瘍壊死因子（TNF）・IL-17・IL-23を、膿疱性乾癬ではそれに加えてIL-36受容体を標的とする生物学的製剤が用いられる。

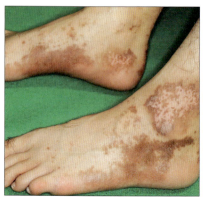
a. 足に生じたもの
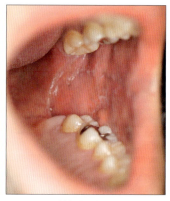
b. 口腔粘膜に生じたもの

○図 5-22　扁平苔癬
（写真提供：名古屋大学大学院 秋山真志氏）

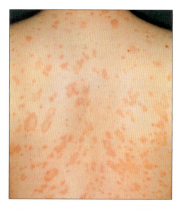
○図 5-23　ジベルバラ色粃糠疹
軽度の鱗屑の付着する淡紅色斑が多発し，背部ではクリスマスツリー様にみえる。

瘙痒を伴うことが多く手背・四肢に好発するが，体幹・外陰部にもみられる。口腔粘膜では，とくに頰粘膜に網の目状に配列する乳白色線条がみられる（○図 5-22-b）。ケブネル現象は陽性で，皮疹の消退後は色素沈着を残す。薬剤，とくに降圧薬による扁平苔癬型薬疹がある。
● 治療　強力な副腎皮質ステロイド薬の外用や内服が有効で，薬剤性のものは原因薬を中止する。

3　ジベルバラ色粃糠疹

● 症状　ジベルバラ色粃糠疹 pityriasis rosea Gibert では，長径 1～3 cm の卵円形で皮疹の辺縁にカラー状に鱗屑が付着する淡紅色斑が，初発疹として 1～2 個生じる。約 1～2 週間後に，体幹ないし四肢近位側に軽い紅斑と鱗屑からなる指頭大の皮疹が散布性に多発する。

散布疹は楕円形で，その長軸を皮膚割線方向に一致させて配列し，背部ではクリスマスツリー様となる（○図 5-23）。ときに軽度の瘙痒がある以外に自覚症状はない。
● 予後　約 3～8 週間で自然消退する。

C　真皮・皮下脂肪織および皮膚付属器の疾患

真皮または皮下脂肪織におもな病変がみられる皮膚疾患と，皮膚付属器（汗腺・毛包脂腺系・爪）の疾患をまとめて述べる。

1 真皮の疾患

　結合組織異常症などといった真皮に病変の主体がみられる疾患のうち，ほかに分類不能な一群の疾患群を次に記す。

1 ムチン沈着症

　ムチン沈着症は，真皮にムチン❶がびまん性または限局性に異常沈着する疾患の総称である。皮膚に沈着するムチンは，大部分がヒアルロン酸タンパク質複合体である。

　1 成人型甲状腺機能低下症（粘液水腫）　甲状腺機能低下によって，皮膚は乾燥し，浮腫状に硬化する。顔面では眼瞼・口唇・舌などが浮腫状になる。四肢の皮膚は蒼白で冷たく浮腫状であるが圧痕を残さない。眉毛・腋毛・恥毛は脱毛し少なくなる。

　2 脛骨前粘液水腫　おもに青年・成人の女性に多くみられる下腿前面に生じる比較的境界明瞭な局面もしくは塊状に隆起したろう様黄褐色の浸潤で，弾性硬・ミカンの皮様外観を呈する（◯図 5-24）。多毛を伴うこともある。甲状腺機能亢進に伴ってみられる。

　3 粘液水腫性苔癬（丘疹性ムチン沈着症）　四肢伸側・顔面などにエンドウ豆大までの透明黄色ないし赤色のろう様丘疹が集簇したものである。わが国では肝機能障害を伴うことが多い。

　4 硬化性粘液水腫　広範囲に強皮症様肥厚をきたすもので，粘液水腫性苔癬の一異型である。

　5 毛包性ムチン沈着症（ムチン沈着性脱毛症）　毛包性小丘疹・局面・結節状浸潤などの形態を示す（◯図 5-25）。わずかに発赤・落屑し，脱毛を伴う。40 歳以上では菌状息肉症などの悪性リンパ腫に移行する可能性がある。

> **NOTE**
> ❶ムチン
> 粘液の主成分で，中性および酸性ムコ多糖類とタンパク質との複合体である。

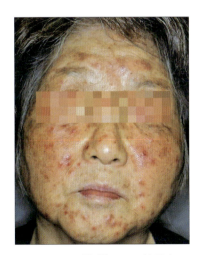

◯図 5-24　脛骨前粘液水腫
（写真提供：末木博彦氏）

◯図 5-25　毛包性ムチン沈着症
（写真提供：末木博彦氏）

6 成年性浮腫性硬化症 成人の項頸部・肩甲部に左右対称に発症する浮腫性硬化で，上背部・胸部・上腕に拡大することもある。皮膚は平滑・蒼白色・ろう様光沢などを示し，指圧痕を残さない。自覚症状はないが，鎧を着たような感じを訴えることもある。

急性上気道感染症や外傷に引きつづき生じ，数か月から2年以内に自然消退する成年性浮腫性硬化症と，糖尿病に合併し，自然治癒傾向のない糖尿病性浮腫性硬化症とがある。

● **治療** 皮疹に対しては，とくに有効な治療法はない。

2 弾性線維性仮性黄色腫

● **病態** 弾性線維性仮性黄色腫は，細胞外への物質の排泄に関与する膜タンパク質である ABCC6（ATP-binding cassette subfamily C member 6）の遺伝子の異常によって，主として皮膚・眼・血管系の弾性線維に変性がみられる遺伝性疾患で，常染色体顕性（優性）と潜性（劣性）がある。

● **症状** 側頸部や，腋窩・肘窩・膝窩・鼠径部といった関節屈曲部に，黄色腫に似た黄色ないし黄白色の小丘疹が対称性に多発集簇して網の目状の局面を形成し，加齢とともにちりめん状に萎縮する。

両眼の眼底に，乳頭を中心に放射状に走る血管より太めの褐色線条が血管様線条として存在し，視力障害をきたすことがある。

皮膚症状と眼症状を伴うものを**グレンブラッド-ストランドベルグ** Grönblad-Strandberg **症候群**という。また，高血圧・狭心症・心筋梗塞・消化管出血・腎出血・脳出血・間欠性跛行などの心血管系の異常を伴うことがあり，生命予後は血管系障害の程度に支配される。

● **治療** 皮疹に対しては，とくに有効な治療法はない。

2 皮下脂肪織の疾患

脂肪織炎

● **病型** 脂肪織炎は皮下脂肪織を中心に有痛性の紅斑または硬結を形成する疾患で，次のようなものがある。

1 結節性紅斑 おもに下腿伸側に2～3 cm の圧痛を伴う発赤・腫脹する皮下結節が多発する（◐図5-26）。個々の結節は，約2～4週間であとかたもなく消退する。若い女性に多い。ベーチェット病やサルコイドーシス，ハンセン病などの部分症状としてもみられる。

2 バザン硬結性紅斑 erythema induratum Bazin 結核疹（◐127ページ）とされ，20～50歳の女性に好発する（◐図5-27）。結節性紅斑に似るが，通常は自覚症状がなく皮下硬結は1～2か月で消退する。しかし，約25%は軟化・潰瘍化し瘢痕性治癒をきたす。組織学的に結核結節がみられ，またツベルクリン反応は強陽性である。

3 ウェーバー-クリスチャン Weber-Christian **病** 発熱などの全身症状を

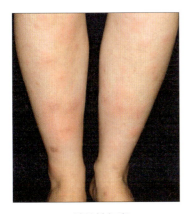
▶図5-26　結節性紅斑
（写真提供：福島県立医科大学　山本俊幸氏）

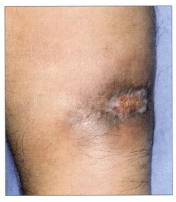
▶図5-27　バザン硬結性紅斑
中央が潰瘍化した浸潤を触れる紅斑局面である。
（写真提供：埼玉医科大学総合医療センター　福田知雄氏）

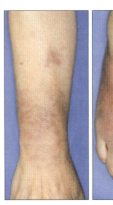
▶図5-28　ウェーバー-クリスチャン病
（写真提供：岩手医科大学　天野博雄氏）

伴った再発性の皮下結節で，成人女性の大腿・下肢に好発する。皮疹は最初，圧痛のある直径1～数 cm の浮腫性の皮下結節あるいは皮下硬結で，しだいに浮腫は消退し，数日から数週間で色素沈着と皮膚陥凹を残す（▶図5-28）。発熱は抗菌薬に反応しない。

　4　その他の脂肪織炎　その他の脂肪織炎には次のようなものがある。
（1）ステロイド後脂肪織炎：大量の副腎皮質ステロイド薬の投与中止または減量によって生じる脂肪肉芽腫
（2）寒冷脂肪織炎：乳幼児の寒冷にさらされた部位にみられる自然治癒する皮下硬結
（3）外傷性脂肪織炎：外傷に伴うもの
（4）注射後脂肪織炎：油性薬剤の皮下注射によるもの
（5）新生児皮下脂肪壊死症：分娩後から肩・腰部を中心に対称性に生じる脂肪壊死と脂肪肉芽腫

● 治療　硬結性紅斑は，皮膚結核の治療に準じる。ウェーバー-クリスチャン病には副腎皮質ステロイド薬の内服を行う。そのほかのものは対症療法を行う。

3　肉芽腫症

病理学的に類上皮細胞[1]からなる原因不明の疾患を肉芽腫症といい，次におもなものについて述べる。

1　環状肉芽腫

● 症状　正常皮膚色または淡紅色で，やや光沢を有するかたい小結節が環状に配列し，中央はやや陥凹する。好発部位は指背部，四肢，体幹，趾背部の順で，自覚症状はない。環状構造を示さない非定型疹もあり，皮下に結節を生じたり，小丘疹が多発することもある。

NOTE
[1] 類上皮細胞
　上皮細胞に似た形態をもつ単球などに由来する細胞である。

一定の部位に限局する限局型と，多数の皮疹が対称性に生じる汎発型の播種状環状肉芽腫があり，汎発型の約半数に糖尿病を伴う。限局型は小児と青年に多い。また，男性よりも女性に多く，その比は1：2である。
● **経過** 自然治癒することが多いので，副作用がある治療は避ける。

2 サルコイドーシス

サルコイドーシスは，多臓器にわたる原因不明の肉芽腫性疾患で，女性にやや多い。

● **全身症状** 多彩な症状を示し，両側性の肺門リンパ節腫脹 bilateral hilar lymphadenopathy（BHL）や頸部・鼠径部のリンパ節腫脹，両眼性のぶどう膜炎がみられる。そのほか，耳下腺・骨・肝臓・心臓・筋肉・神経にも病変を生じる。

● **皮膚症状** 皮膚症状としては，結節性紅斑のほか，外傷や手術などの古い瘢痕が急に赤く腫脹してくる瘢痕浸潤（●図5-29-a）や，病理学的に皮膚に類上皮細胞性肉芽腫がみられる皮膚サルコイドがある。

皮膚サルコイドは丘疹が多発する結節型が最も多く，ついで堤防状に隆起した斑状皮疹を呈する局面型（●図5-29-b）があり，顔や手足の腫脹をきたすびまん浸潤型（●図5-29-c），皮下硬結を生じる皮下型などさまざまな病型がある。

● **診断** 臨床症状と胸部X線像，組織生検像による。
● **治療** 副腎皮質ステロイド薬が有効であるが，皮膚サルコイドの場合は自然治癒例もあるため必ずしも治療を行う必要はない。

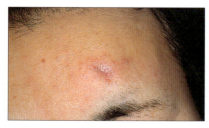

a. 瘢痕浸潤
前額部の瘢痕が，サルコイドーシス罹患後に隆起してきた様子。

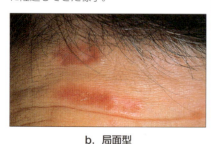

b. 局面型
前額部にやや陥凹した萎縮性の局面がみられる。

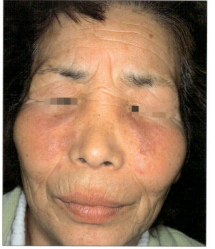

c. びまん浸潤型
両頰に，紅斑および皮下硬結をみとめる。

●**図5-29 サルコイドーシス**
（写真提供：藤原作平氏）

4 汗腺の疾患

1 汗疹

● **病態**　俗に「あせも」とよばれる。高温のため過度の発汗があると，エクリン汗腺の排出管(エクリン汗管)がさまざまな理由によって閉塞し，その結果，汗の皮表への流出が妨げられ，エクリン汗管が破綻すると生じる。

● **分類**　エクリン汗管の閉塞部位によって，次のように分類される。

(1)水晶様汗疹：角層内汗孔の閉塞で水滴のように見えるもの

(2)紅色汗疹：表皮内汗管の閉塞で紅色丘疹となるもの

(3)深在性汗疹：真皮上層の汗管閉塞

● **治療**　高温多湿の環境を避ける。湿疹様変化は湿疹の治療に準じる。

2 多汗症

● **分類**　多汗症には全身性多汗症と局所性多汗症とがある。全身性多汗症は原因不明のものと，感染症や内分泌異常，代謝異常，悪性腫瘍などに続発するものとがある。局所性多汗症には，掌蹠多汗症，腋窩多汗症，顔面多汗症などがある。

● **治療**　20％塩化アルミニウム水，またはアルコールの外用が行われてきたが，近年では抗コリン外用薬の処方が可能になった。また，水道水イオントフォレーシスが用いられる。これは，手掌などの多汗部位を水道水を入れた容器につけ，微弱な電気を流す方法である。重症例に対しては，交感神経遮断術やA型ボツリヌス毒素の局所注射が試みられている。

3 臭汗症

● **病態**　体臭はおもにアポクリン汗腺によって生じる。腋臭症は，そのにおいがひどく，悪臭を生じたものをいう。神経症的要素が強い症例も多い。腋臭症以外に足臭汗症もある。

● **治療**　局所の清潔と乾燥をはかる。20％塩化アルミニウム水，またはアルコールなどの制汗剤や抗菌薬軟膏の外用を行う。腋臭症に対しては，手術療法を行うこともある。

5 毛髪の疾患

　毛の異常にはさまざまなものがあるが，おもなものは脱毛症と多毛症である。

1 脱毛症

● **分類**　脱毛症の分類にはさまざまなものがあるが，ここでは先天性と後天性に分類して解説する。

1 先天性脱毛症　びまん性脱毛症と，限局性脱毛症に分類される。

①びまん性脱毛症　次のものがある。

(1) 先天性無毛症：ハッチンソン-ギルフォード Hutchinson-Gilford 症候群，有汗性外胚葉形成異常症，角質囊腫（のうしゅ）を伴う先天性無毛症などがある。

(2) 代謝異常症：アルギニノコハク酸尿症・高リジン血症・キンキィヘア病などの先天性代謝異常症で，毛髪が折れやすく，疎となる。

(3) その他：ウェルナー Werner 症候群では毛髪の減少をみることがある。

②限局性脱毛症　① 先天性毛包欠損・奇形（皮膚欠損症・脂腺母斑・表皮母斑・色素失調症など），② 瘢痕性（鉗子分娩（かんし）・吸引分娩によるもの）などがある。

2 後天性脱毛症　瘢痕や皮膚病変のみられない脱毛症と，皮膚病変のみられる脱毛症とがある。

①瘢痕や皮膚病変のみられない脱毛症　次のものがある。

(1) 円形脱毛症：円形の脱毛巣で始まり，ときに全頭・全身皮膚に及ぶが，脱毛巣には炎症や萎縮はみられない（◯図 5-30）。

(2) 男性型脱毛症：いわゆる若はげである。前頭部のはえぎわから頭頂部に向かって頭髪がしだいに粗となる。男性の頭髪の加齢による生理的変化である。

(3) 外傷性脱毛症：物理的外力によって生じる限局性の脱毛で，次のものがある。

- 新生児後頭脱毛：生後数か月までの乳児において，枕との摩擦によって生じる生理的脱毛
- 牽引性脱毛症（けんいん）：結髪のための毛髪の長期牽引による脱毛
- 圧迫性脱毛症：手術時における長時間の頭部の強い固定による脱毛
- トリコチロマニア（抜毛症）（ばつもう）：抜毛癖のため患者自身が毛髪を抜去することによる脱毛

(4) その他の脱毛症：内分泌異常・薬剤・栄養障害・代謝障害・中枢神経病変によるものがある。

②皮膚病変のみられる脱毛症　感染症（白癬（はくせん）・癤（せつ）・毛包炎・ハンセン病・

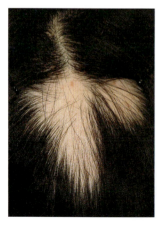

◯図 5-30　円形脱毛症
頭部に不整形に広がる脱毛斑をみとめる。通常は半年以内に発毛するが，多発型は難治である。

梅毒・リーシュマニア症・水痘）・転移がん・腸性肢端皮膚炎・栄養障害性表皮水疱症・ポルフィリン症・全身性あるいは円板状エリテマトーデス・皮膚筋炎・全身性強皮症・毛包性ムチン沈着症などがあり，病変に一致して毛包が破壊され脱毛斑となる。

● **治療**　皮膚病変のみられないものには，植毛・かつらの装着などがある。皮膚病変のみられるものは，皮膚病変の治療を行う。

　軽症の円形脱毛症は対症療法となるが，副腎皮質ステロイド薬の外用や塩化カルプロニウム液の外用などがある。難治性の円形脱毛症には，副腎皮質ステロイド薬の局所注射やPUVA療法，液体窒素療法，局所免疫療法，JAK阻害薬の内服が用いられる。

　トリコチロマニアに対しては，精神科的治療を要する。男性型脱毛症では，ミノキシジルの外用や，男性ホルモン阻害薬（フィナステリド，デュタステリド）の内服がある。

2　多毛症

　成人男性にみられるような剛毛性のひげ・胸毛・腋毛・陰毛が小児や女性に生じることがあり，このようなものを男性型多毛症という。また，それ以外の多毛症もある。

6　毛包脂腺系の疾患

痤瘡

　一般に痤瘡といえば尋常性痤瘡のことをさし，これは俗に「にきび」ともいわれる。毛包一致性の丘疹・膿疱で，思春期ごろから顔面・前胸部・上背部などに発症する。

　なお，尋常性痤瘡の重症型とも称すべき疾患が集簇性痤瘡で，これは慢性膿皮症に近い。

● **病態**　最初は，皮脂腺の分泌亢進と毛漏斗部の異常角化によって毛孔が閉塞し，皮脂腺内に皮脂が貯留し，**面皰** comedo を形成する。ついで常在菌

---

plus	痤瘡に対する世界標準治療

　わが国でも，痤瘡で悩んでいる患者は多いが，痤瘡患者に処方できる薬剤は，抗菌薬の外用と内服しかなかった。しかし，海外では欧米ばかりでなくアジア諸国でも，痤瘡の治療は外用レチノイドと抗菌薬，とくに耐性菌の報告がない過酸化ベンゾイルとの併用が主流になっている。

　しかしわが国では，これらの薬剤は認可されておら

ず，痤瘡の治療では世界で最も遅れているといわざるをえなかった。その結果，わが国ではケミカルピーリングがはやる要因になっていたが，2008（平成20）年に外用レチノイド，2015（平成27）年に過酸化ベンゾイルがようやく認可された。しかし，2024（令和6）年現在，イソトレチノインはまだ認可されていない。

であるアクネ桿菌 Propionibacterium acnes やその他の細菌が増殖し、炎症を引きおこして紅色丘疹や膿疱などの病変を形成すると考えられている。ときに硬結・囊腫・瘢痕などの皮疹が混在してみられる。

そのほか、遺伝因子・年齢・食事性因子・機械的刺激・ストレス・化粧品などの内的・外的諸因子も発症に関与している。

● **治療**　増悪因子を見いだし、それを除去するように患者を指導する。面皰に対しては、面皰圧出器による面皰内容物の圧出やケミカルピーリングといった局所療法、炎症を伴うものはクリンダマイシンリン酸エステルやナジフロキサシン、過酸化ベンゾイルなどの抗菌薬の外用、重症例にはテトラサイクリン系やマクロライド系などの抗菌薬による全身療法を行う。

なお、欧米では異常角化を抑えるために、尋常性痤瘡にはレチノイドの外用、集簇性痤瘡にはレチノイド(イソトレチノイン)の経口投与が行われている。わが国でもレチノイドの外用が適用になっている。

7　爪の疾患

● **爪の変形**　爪には、次のようなさまざまな変形が見られる。

1 爪甲脱落症　爪甲が爪根部ではずれて脱落する現象である。爪甲剝離症とは異なり、爪甲と爪床の剝離は近位部から遠位部に向かって進む。

2 爪甲横溝　爪郭部に炎症が生じたり、外傷などによって爪甲に横走するみぞが形成されたものである。

3 爪甲剝離症　爪甲が爪床から離れている状態をいう。

4 匙状爪　爪甲中央がくぼみ、スプーン状になったものである。手指に多く、低色素性貧血などでみとめられる。

5 ばち指　時計ガラス爪ともいわれ、指の先端をまるく包み込むような爪甲の彎曲と指のばち状肥大がみられるものをいう。慢性の心肺疾患によるものが多い。

6 陥入爪　爪甲側縁が爪溝に深く陥入したもので、その結果陥入した部位の爪囲炎や肉芽腫を生じる(●図5-31)。母趾爪に多い。きつい靴をはいた

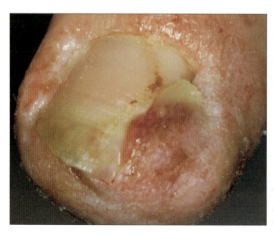

●図5-31　陥入爪
爪が陥入した部位に肉芽形成をみとめる。

り爪の側縁を深爪することによって生じることが多い。再発を繰り返すうちに陥入爪の程度がひどくなり，肉芽形成がみとめられ，著明な疼痛を訴え靴がはけなくなる。

7 爪の栄養障害　爪甲の発育不全による爪の変形で，さまざまな爪の変形がみられるが自覚症状は通常ない。学童の爪に生じる栄養障害性変化は，数年のうちに自然治癒することが多い。

8 爪の形成異常　生下時から爪の形態に異常がみとめられ，形態異常は終生不変である。形態異常は爪甲が大きかったり小さかったりで，欠如することもある。しばしば骨の異常を伴い，症候群の一症状のこともある。

● **爪の色の変化**　爪の色の変化には，次に述べるようなものがある。

1 緑色爪甲　爪甲剝離などの爪病変に緑膿菌が爪甲内で増殖し，菌の産生する色素のため爪甲が緑色を帯びるものをいうが，緑膿菌以外の混合感染もあるため黒色調や黄褐色調のこともある。多くは爪甲剝離を伴う。

2 黄色爪症候群　爪の黄色着色，リンパ浮腫，肺の慢性病変を3主徴とした原因不明の疾患である。

3 黒色爪　爪甲に縦走する幅数 mm の褐色から黒色の線状の色素沈着を爪甲帯状色素沈着症といい，指爪とくに母指・示指・中指に多い。

4 白色爪　爪甲に変形がなく，爪甲に点状，横走する線状の白斑がみられたり，爪甲全体が白濁する。

● **治療**　原因となる疾患があれば，その疾患の治療を行う。また，マニキュアや外傷などが原因の場合は，それらを避ける。

D 脈管系の異常による皮膚疾患

　真皮・皮下脂肪織に存在する脈管系，つまり血管とリンパ管が病変の主体である皮膚病変があり，血管炎，血行障害，そのほか血小板などの異常により紫斑を呈する疾患が原因となる。

1 血管炎

　通常，血管炎といえば病理学的に血管壁に多核白血球が浸潤し，壁構造の破壊とフィブリノイド変性のみられる壊死性血管炎をさす。壊死性血管炎がみられる疾患には，次のようなものがある。

1 IgA 血管炎

● **病態**　IgA 血管炎は，下肢に好発する紫斑病である。病理学的に本症は真皮乳頭下の小血管の壊死性血管炎で，一過性に経過して予後は良好であるが，腎障害をきたすことがある。

　小児では，溶血性レンサ球菌の感染後に発症することがある。予後を決定するものは糸球体腎炎で，IgA 腎症のことが多い。

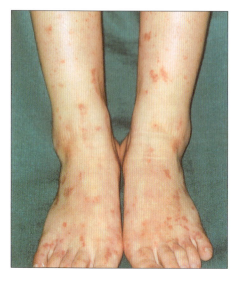

▶図 5-32　IgA 血管炎
紫斑を主徴とするが，病理学的には壊死性血管炎である。点状から爪甲大の出血斑がみられる。

● **症状**　点状から爪甲大の出血斑が左右対称性に多数散在し，ときに癒合傾向を示し，出血性小水疱となることもある(▶図 5-32)。
　腹痛・下痢・血便などの腹部症状，膝・足などの関節痛，血尿やタンパク尿などの腎症状がみとめられることもある。
● **治療**　対症療法が主体であるが，軽症例ではジアフェニルスルホン(DDS)が有効で，重症例では副腎皮質ステロイド薬の全身投与を行う。

2 皮膚白血球破砕性血管炎

● **病態**　皮膚白血球破砕性血管炎は，IgA 血管炎が生じる血管より深部に存在する真皮上層の血管の壊死性血管炎である。
● **症状**　臨床症状は多彩で，紫斑・丘疹・結節・水疱が生じ，さらに壊死や潰瘍が加わることもある。好発部位は四肢，とくに下腿・前腕で左右対称性に発生する。通常は全身症状を欠く。
● **治療**　安静のほか，症状に合わせて副腎皮質ステロイド薬の全身投与を行う。

2　血行障害

皮膚の血行障害による皮膚病変には，次のようなものがある。

1 皮斑

　皮斑とは，皮膚末梢循環障害に起因する，網の目状の紅斑を主徴とする皮疹をいう(▶図 5-33)。
　皮斑は機能障害によって発生する大理石様皮膚と，血管の器質的変化に基づく網状皮斑と分枝状皮斑に区別される。
　① **大理石様皮膚**　圧迫によって消退し，色素沈着を残さない。寒冷によって生じる皮斑で，小児や若い女性では生理的にみられることがある。ま

D. 脈管系の異常による皮膚疾患　101

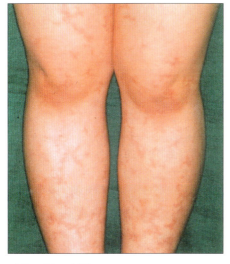

◯図 5-33　皮斑
大腿から下腿にかけて網の目状の紅斑がみられる。

◯表 5-4　レイノー現象の原因

レイノー病	特発性，基礎疾患のみられないもの
膠原病	全身性強皮症，全身性エリテマトーデスなど
職業性	チェーンソーなどを使用する林業労働者，キーオペレーターなど
神経性	頸肩腕症候群，多発性硬化症，片麻痺など
薬物性	β遮断薬，麦角アルカロイド，重金属など
閉塞性動脈疾患	動脈硬化症，閉塞性血栓血管炎など
血液疾患	骨髄腫，クリオグロブリン血症などの血液粘稠度上昇をきたすもの
外傷	手術後など

た，先天性血管拡張性大理石様皮斑が出生時に存在することもある。

②**網状皮斑**　おもに若い女性の膝や下肢を中心として，淡紅色の網の目状の持続性紅斑として発生する。この紅斑は数 mm 程度の一定の幅をもっており，網の目は閉じている。特殊型として赤外線こたつなどによる熱線刺激によって褐色の色素沈着を伴う網状皮斑が生じるが，これは「火だこ」とよばれている。

③**分枝状皮斑**　四肢に樹枝状で，網の目が閉じていない紫紅色持続性紅斑として出現する。全身疾患に伴ってあらわれやすい。

● **原因**　網状皮斑と分枝状皮斑の原因には，凍瘡，動脈硬化，膠原病（結節性多発動脈炎・リウマチ性動脈炎・全身性エリテマトーデス・皮膚筋炎・リウマチ熱），梅毒，結核，膵炎，血管内凝固・動脈塞栓❶，粘液水腫，キニジン硫酸塩水和物（抗不整脈薬）やアマンタジン塩酸塩（抗パーキンソン病薬）などの薬剤，などがある。

● **治療**　原因疾患があるものはその治療を行う。火だこは熱線刺激を避ける。

2　レイノー現象

レイノー Raynaud 現象とは，寒冷刺激によって四肢末端細動脈の一過性収縮がおこり，蒼白からチアノーゼ，発赤という皮膚の色調が変化する現象をいう。色調変化とともに，冷感・蟻走感❷・疼痛などを生じる。レイノー現象の原因にはさまざまなものがある（◯表5-4）。原因疾患があってレイノー現象をおこすものを**レイノー症候群**といい，原因不明のものを**レイノー病**という。

NOTE
❶クリオグロブリン血症，血小板増加症，真性多血症，白血病，潜函病などがある。

NOTE
❷蟻走感
　アリ（蟻）などの小さな虫が体表面をはいまわっているように感じる異常感覚をいう。

3 閉塞性血栓血管炎（バージャー病）

● **病態** 閉塞性血栓血管炎（バージャー Buerger 病）とは，下肢の中小動脈に慢性の血栓性の多発性閉塞をきたし，末梢部に難治性の阻血性変化をおこす閉塞性血管炎である。東洋人の若年男性に好発し，喫煙者に多い。

● **症状** 初発症状としては，指趾の冷感・しびれ・蒼白がみられ，間欠性跛行を訴える。そして，しだいにチアノーゼ・阻血性発赤がみられるようになり，進行すると阻血性潰瘍を形成して壊死に陥る。安静時疼痛が強い。なお，1〜数週間の経過で治癒と再発を繰り返す遊走性血栓性静脈炎❶がみられることもある。

● **治療** 禁煙が最も大切で，軽症では血小板凝集阻止薬・抗凝固薬・血管拡張薬などの薬物療法を続ける。重症例では血行再建術・交感神経切除術などが試みられている。

4 閉塞性動脈硬化症（ASO）

閉塞性動脈硬化症 arteriosclerosis obliterans（ASO）とは，腹部大動脈や腸骨動脈などの中等大動脈，四肢動脈の動脈硬化による大中動脈の閉塞によって，四肢に虚血性変化をきたす疾患をいう。閉塞性血栓血管炎と同様に間欠性跛行などの症状がみられるが，閉塞性血栓血管炎よりも軽度のことが多い。発症年齢や性別，全身状態などから，閉塞性血栓血管炎とは鑑別される。

5 下腿潰瘍

下腿に生じる慢性難治性の潰瘍である。原因として，閉塞性血栓血管炎・閉塞性動脈硬化症・静脈瘤・リンパ管疾患などの循環障害のほか，糖尿病，膠原病，溶血性貧血・無フィブリノゲン血症・クリオグロブリン血症などの血液疾患がある。そのほか，肉芽腫性炎症・化膿性炎症・悪性腫瘍などによることもある。最も頻度の高いものは，静脈瘤性下腿潰瘍で，皮膚の炎症はうっ滞性皮膚炎とよばれる。

● **治療** 原因となる疾患の治療を行う。下腿潰瘍に対しては，抗潰瘍薬の外用などの対症療法を行う。

NOTE

❶遊走性血栓性静脈炎

下肢表在性静脈の炎症によって血栓が形成され，罹患静脈の走行に一致した有痛性硬結が生じる。浮腫・発熱を伴うことがあるが，硬結は数週間で消失する。

> **plus　うっ滞性皮膚炎**
>
> 静脈瘤があると下腿，とくに下 1/3 に浮腫・うっ血性紫斑・皮膚硬化・静脈炎・色素沈着・下腿潰瘍などをおこしやすい。このうち下肢の静脈血流不全によって生じた皮膚炎をうっ滞性皮膚炎とよぶ。発赤を伴った暗褐色色素沈着局面で，経過が長く，しばしば増悪して自家感作性皮膚炎の原発巣となる。また，難治性下腿潰瘍の発生母地となる。
>
> 治療は，弾性包帯を使用し，副腎皮質ステロイド薬の外用などの保存療法が主体となるが，外科的には静脈瘤抜去術や，難治性潰瘍に対する植皮術などがある。

3 紫斑を呈する疾患

出血斑は鮮紅色から暗赤色，紫褐色，黄色へと変化し，やがて退色する。硝子圧法で退色しないことで紅斑と区別できる。紫斑を呈する疾患にはさまざまなものがある（●表5-5）。ここでは代表的なものについて解説する。

[1] **特発性血小板減少性紫斑病**　血小板減少による紫斑である。

[2] **老人性紫斑**　ごく軽微な外傷による斑状の出血で，老化による血管支持組織の脆弱化による。

[3] **ステロイド紫斑**　副腎皮質ステロイド薬の長期投与中（6か月以上）に生じる紫斑で，副腎皮質ステロイド薬によるコラーゲンや弾性線維といった支持組織および血管壁の変化による。

[4] **壊血病**　ビタミンCの欠乏で，血管壁が脆弱になることによって生じる紫斑である。

[5] **血漿タンパク異常症**　高ガンマグロブリン血症やマクログロブリン血症，クリオグロブリン血症，クリオフィブリノゲン血症などによる。

[6] **播種性血管内凝固症候群** disseminated intravascular coagulation（DIC）血液凝固系の活性化のため血管内に小血栓を生じ，血小板，フィブリノゲン，さまざまな凝固因子が消費される。また，二次的に線溶系が亢進する。

[7] **慢性色素性紫斑**　マヨッキー血管拡張性環状紫斑，シャンバーグ病，色素性紫斑性苔癬様皮膚炎などがあり，総括して血管皮膚炎ともいう。いずれも全身症状をきたすことはなく，また血液凝固系に異常をみとめない。

（1）マヨッキー血管拡張性環状紫斑：紫斑が遠心性に拡大し，環状を呈するようになる。

●表 5-5　紫斑病の種類

種類	原因	病名
血小板性紫斑	血小板減少による	特発性血小板減少性紫斑病
	血小板機能異常による	ウィスコット-オールドリッチ症候群
血液凝固因子の異常による紫斑	凝固系活性化のため	播種性血管内凝固症候群（DIC），カサバッハ-メリット症候群
	凝固因子の欠如	血友病
血漿タンパク質異常症	血漿タンパク質の異常のため	高ガンマグロブリン血症，マクログロブリン血症，クリオグロブリン血症，クリオフィブリノゲン血症
支持組織の脆弱による紫斑	老化による	老人性紫斑
	薬剤による	ステロイド紫斑
	ビタミンの欠乏による	壊血病
	遺伝性	エーラス-ダンロス症候群
血管性紫斑	壊死性血管炎	IgA血管炎
慢性色素性紫斑	原因不明，全身症状なし	マヨッキー血管拡張性環状紫斑，シャンバーグ病，色素性紫斑性苔癬様皮膚炎

（2）シャンバーグ病：点状出血で初発し，局面を形成するようになる。

（3）色素性紫斑性苔癬様皮膚炎：丘疹で始まり苔癬化をきたす。

● **治療**　慢性色素性紫斑に対しては，副腎皮質ステロイド薬の外用や血管強化薬の投与が行われているが，有効であるとの評価は得られていない。

E　物理・化学的皮膚傷害

　温熱・寒冷・圧迫・日光・放射線・化学物質などによる過度の物理・化学的刺激は，次のような皮膚疾患を引きおこす。

1　光線性皮膚疾患

　光線によって生じる皮膚疾患を総称して光線性皮膚疾患というが，おもなものには次のようなものがある。

1　日光皮膚炎（日焼け）

● **症状**　日光の強くあたった露出部に数時間後に紅斑，ついで浮腫を生じ，高度な場合には水疱形成や灼熱感・疼痛を伴うものを日光皮膚炎という。また，全身に広範囲に生じた場合には，熱中症様症状がみられることもある。皮膚色の白い人ほどおこりやすい。

　反応は 12〜24 時間後をピークとして減弱し，数日後に落屑・色素沈着（**黒化**❶）を残して治癒する。一般に太陽光中の UVB が紅斑形成に関与するが，大量の UVA によっても生じる。

● **治療**　予防にはサンスクリーン剤の塗布を，治療にはステロイドクリームの外用を行う。

2　光線過敏症

● **病態**　光線過敏症とは，健常者ではなんの変化もきたさない日光曝露によって生じる皮膚疾患の総称である。皮疹は日光曝露部である V ネック・

NOTE

❶黒化には，UVA および可視光線の照射直後におこる第 1 次黒化と，UVB 照射後数日して始まる第 2 次黒化とがある。第 1 次黒化は表皮内の還元メラニンの酸化によって，第 2 次黒化はメラニン生成の増強による。なお，第 2 次黒化は大量の UVA 照射でもおこる。日本語の「日焼け」は英語の sunburn（日焼け）と suntan（黒化）を含む。

---

column　日焼けサロンの功罪

　紫外線は，乾癬や白斑などの皮膚病変の治療に使用されている。そのため，このような患者が日焼けサロンに行くことは必ずしもわるくはない。しかし，治療を受けるときは，医師の管理下で行うべきである。

　紫外線は波長が短いほど細胞毒性が強い。日焼けサロンで使用されている紫外線はおもに波長が長い UVA である。しかし，UVA は UVC や UVB よりは皮膚の損傷が少ないというだけで，安全というわけで

はない。むしろ UVA のほうが皮膚の深部に届くため，しわをつくる作用は UVB より強いと考えられている。

　日焼けサロンに行って皮膚の色を黒くしても，健康そうに見えるだけで，肌にはよくない。将来，同じ年代の人よりしわやしみが多い肌となるだけで，最悪の場合は皮膚がんになる可能性もある。日焼けサロンは，百害あって一利なしと認識すべきである。

表5-6 光線過敏症の分類

原因		疾患
内因性	メラニンの減少	白皮症，フェニルケトン尿症
	DNAの修復障害	色素性乾皮症，コケイン症候群，ブルーム症候群
	光感作物質の皮膚集積	ポルフィリン症，ペラグラ，ハルトナップ病，ロスムンド-トムソン症候群
外因性	光感作物質の皮膚集積	光接触皮膚炎，光線過敏型薬疹
原因不明		種痘様水疱症，日光蕁麻疹，多形日光疹，慢性光線性皮膚炎

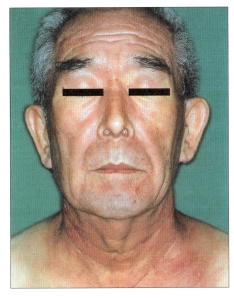

図5-34 光線過敏型薬疹
原因薬剤を内服後，日光にあたった部位に一致して日光皮膚炎様の症状がみられる。日光のあたらない顎の下には発疹がないのが特徴である。

両側頬部・手背に顕著で，日光のあたらない顎の下やしわの中にはないのが特徴である。

● **分類** 内因性と外因性のほか，原因不明なものもある（表5-6）。内因性のものにはメラニン産生の低下による白皮症，フェニルケトン尿症，DNAの修復障害による色素性乾皮症❶，ポルフィリン代謝異常によるいくつかのポルフィリン症，ニコチン酸代謝異常のペラグラ，ハルトナップ Hartnup 病，早老症候群としてのロスムンド-トムソン Rothmund-Thomson 症候群などがある。外因性のものには光接触皮膚炎や光線過敏型薬疹がある。

原因物質が皮膚に接触したのちに日光の照射を受けた場合，原因物質の接触部位だけに皮膚炎を生じたものを**光接触皮膚炎**，薬剤の内服後に日光照射部位だけに皮膚炎が生じたものを**光線過敏型薬疹**という（図5-34）。

作用機序としては，①ソラレンやタール❷などの光毒性物質によって生じる**光毒性反応**と，②アレルギー反応による**光アレルギー性反応**とがある。

光毒性反応には光線照射後短時間で生じる蕁麻疹・紅斑・灼熱感などの反応と数時間から数日後に生じる日光皮膚炎様反応とがある。光アレルギー性

NOTE

❶ 色素性乾皮症
遺伝性のDNA修復障害で，日光曝露部に高度の日光皮膚炎や色素斑，脱色素斑などをきたすほか，小児期から多数の皮膚がんが生じる。

❷ タールから分離されるアントラセンも光毒性があり，染料などに含まれている。

反応の原因物質には，サルファ剤・クロルプロマジンなどの薬剤やハロゲン化フェノールなどの殺虫防腐剤などがある。
● **治療** 外因性の場合は原因薬剤や原因物質を避ける。そのほかは遮光に努める。皮膚炎をおこした場合には，副腎皮質ステロイド薬の外用を行う。

2 温熱による傷害

1 熱傷

熱傷（火傷，やけど）は，高熱のものに，曝露または接触して生じる皮膚傷害である。熱傷の深度・面積以外に気道熱傷の有無，年齢，合併症の有無などを勘案して重症度を判定するが，熱傷の症状および重症度は時間とともに刻々と変化するので，治療を行いながらそのつど修正する必要がある。

● **重症度の判定法** 受傷面積の算定は，重症度を評価するうえで最も重要である。受傷面積の算定法にはウォーレス Wallace, A. B. の **9 の法則** が汎用されているが，頭部の占める割合が大きい幼児・小児にはブロッカー Blocker, T. G. の **5 の法則** が便利であり，さらに正確な算定法として**ランド-ブラウダーの公式** Lund-Browder charts がある（○図 5-35）。また，小範囲の受傷面積

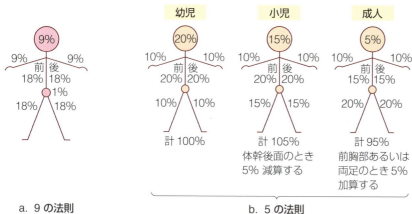

a. 9 の法則　　　b. 5 の法則

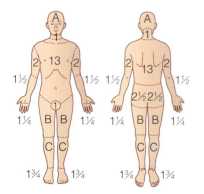

c. ランド-ブラウダーの公式

○ **図 5-35 受傷面積(%)の算定法**

表 5-7 熱傷の深さと臨床所見

熱傷深度	深さ	皮膚所見	経過・予後	治療
Ⅰ度	表皮	発赤，乾燥	1週間以内に治癒し，瘢痕形成なし。	保存的治療を行う。
浅達性Ⅱ度	真皮浅層まで	発赤，浮腫，水疱，びらん	3週間以内に治癒し，瘢痕形成は少ない。	保存的治療を行う。
深達度Ⅱ度	真皮深層まで	発赤，水疱，壊死，潰瘍	治癒までに1か月を要し，あとに瘢痕を残す。	植皮を要することが多い。
Ⅲ度	皮下に及ぶ	壊死，潰瘍，乾燥，焼痂	難治性潰瘍になり，きわめて小範囲の場合を除き，自然治癒はない。	植皮を要する。

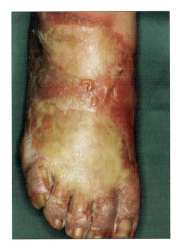

図 5-36 Ⅲ度熱傷
右足背の白く見える箇所はⅢ度熱傷で，保存的治療では治らないので，植皮術による治療を行う。

表 5-8 熱傷指数と熱傷予後指数の算定法

1. **熱傷指数（BI）**＝Ⅲ度熱傷面積（％）＋ 1/2 ×Ⅱ度熱傷面積（％）
   10〜15 を重症として扱い，30 以上は死亡率が約 50％となる。
2. **熱傷予後指数（PBI）**＝ BI ＋年齢
   80〜100 を重症熱傷とし，120 以上は致命的熱傷と考える。

の算定には，患者の手掌面積を1％とする手掌法を用いることもある。

熱傷深度は，熱傷の深さと臨床所見にしたがって診断する（表5-7，図5-36）。また，受傷部位が気道であるとその死亡率は最大20％以上増加し，顔面・両手の熱傷では瘢痕拘縮が，外陰部の熱傷では全身的な感染症が問題となる。

このような因子を加味して熱傷の重症度を総合的に判定する基準が考案され，**熱傷指数** burn index（BI）や**熱傷予後指数** prognostic burn index（PBI），**アルツ** Artz **の基準**などがある（表5-8，5-9）。

● **治療** 受傷部の処置は，初期には十分な冷却，ついで創部の保護と感染予防が重要である。熱傷の深さに応じて創傷被覆材が使用されることがあり，広範囲受傷例では早期に積極的な植皮，とくに少量の皮膚で広範囲をカバーしうる**網状植皮**（メッシュ植皮）がよく用いられる。

108　第5章　疾患の理解

● 表5-9　アルツの基準

	Ⅱ度(面積)	Ⅲ度(面積)	合併症	輸液	治療
重症	30%以上	10%以上，または顔面・手・足・外陰部	呼吸器障害，骨折，大きな軟部損傷	必要	総合病院に入院
中等度	15〜30%	10%以下，ただし顔面・手・足・外陰部を除く	——	症状による	一般病院に入院
軽症	15%以下	2%以下	——	不要	外来治療

　その他，壊死組織は細菌の培地となるのでデブリドマンを行い，浮腫が強い場合は減張切開❶を行う。

2　電撃傷

　電撃傷は，高エネルギーの電流による傷害をいい，通電による直接損傷と電気火花による熱傷とがある。電流の流出入部に熱傷など深達性の皮膚損傷が生じ，電撃斑とよばれる樹枝状紋理を形成することもある。場合によって心停止・呼吸停止をきたす。

3　寒冷による傷害

1　凍傷

● **病態**　凍傷は，皮膚が強い寒冷にさらされたために組織障害をおこした状態で，程度によって次の4度に分類されている。
（1）第1度：発赤・浮腫(浮腫性紅斑)
（2）第2度：水疱
（3）第3度：壊死・潰瘍
（4）第4度：物質欠損・四肢端の脱落
　原則的には第1度・第2度は回復し，第3度は黒変部が硬結萎縮してやがて脱落する(第4度凍傷)。ただし，第2度で血疱を形成し，暗紫色調が強いものは壊死に陥ることがある。
　凍傷は長時間寒冷にさらされると誰にでもおこりうるが，高齢者・虚弱

NOTE

❶減張切開
　組織内の異常に増加した圧力を減じるために行われる切開術である。

---

plus　凍傷に対する緊急処置

　凍傷は皮膚が直接冷却されたことによっておこる疾患であり，緊急処置としてあたためることがなによりも大切である。しかし，ドライヤーなどの乾熱であたためることは，組織を乾燥させ，また温度の設定も不適切となるため禁忌である。
　あたためる際は，約30分，40〜42℃の清水に浸すことで行う。また，体温が35℃以下の場合は，四肢から先にあたためると冷やされた末梢の血流が中枢に戻り，低体温を助長する場合があるので注意する。

者・やせた人は重症化しやすい。また，冬山登山者・酩酊者，ときに職業災害でも発生する。

● **治療**　保温が第一で，ついで感染予防を行い，壊死部の境界が明瞭になったら外科的処置を行う。

2 凍瘡

● **病態**　凍瘡は，いわゆる「しもやけ」で，凍傷とは異なり，寒冷に対する病的反応に基づく循環障害である。小児・女性に多い。

● **症状**　臨床的に樽柿型と多形紅斑型に分けられる。樽柿型はびまん性のうっ血性浮腫が主体で，多形紅斑型は指頭大以下の浸潤性紅斑を生じるが，両者が混在する場合もある。あたたまると瘙痒があり，多形紅斑型では顕著である。小児は樽柿型，成人は多形紅斑型が多く，厳冬よりも初冬や初春に発生しやすい。好発部位は手指・足趾で，ついで耳介・頬部である。

● **治療**　保温やマッサージによる予防が大切であるが，軽快しない場合は全身性エリテマトーデスなどを考慮する。

4 放射線傷害（放射線皮膚炎）

　放射線皮膚炎には，大量曝露による急性放射線皮膚炎と，少量反復照射による慢性放射線皮膚炎とがある。

● **症状**　急性放射線皮膚炎では，紅斑や浮腫のほか，水疱・びらん・壊死・潰瘍などを形成する。慢性放射線皮膚炎では，皮膚は萎縮して乾燥し，角質増殖・色素沈着・色素脱出・毛細血管拡張などがみられる。また，皮膚は全体として硬化して下床と癒着し，難治性の潰瘍を形成することがある。

● **治療**　慢性放射線皮膚炎から，のちに皮膚がんが発生することがあるので，硬化や潰瘍がみられる場合は切除して植皮をすることが望ましい。

5 化学的皮膚傷害（化学熱傷）

● **病態**　化学的皮膚傷害（化学熱傷）とは，強酸・強アルカリ・有機溶剤など，強力な刺激性あるいは腐食性を有する物質による急性毒性接触皮膚炎である。

● **症状**　熱傷に似るが，とくにアルカリによるものはみかけよりも進行性，深達性である。

● **治療**　治療には中和剤は使用せず，大量の流水で洗浄し，その後は熱傷の治療に準じる。

6 褥瘡

　「特論　褥瘡の看護」（○217ページ）を参照のこと。

F 腫瘍および色素異常症

皮膚を構成する細胞には上皮系細胞と間葉系細胞がある。上皮系細胞には表皮および皮膚付属器を構成する細胞が含まれ，これらの分化異常により生じた腫瘍を上皮系腫瘍という。一方，メラニンを合成する細胞は間葉系細胞であり，この分化異常はメラノサイト系腫瘍を生じる。また，メラニン産生細胞は，その量的異常によって色素異常症が生じるため，ここでは両者をまとめて述べる。

1 上皮系腫瘍

1 脂漏性角化症（老人性疣贅）

脂漏性角化症は，20歳代から発症し，60歳代では約80％，80歳以上ではほぼすべての人にみられる。

● **症状** 隆起性の褐色ないし黒色調局面で，表面は疣贅状のものが多い。また，平滑なもの，有茎状のものなどさまざまな臨床像を示すが，通常は皮膚面に粘土細工をはりつけたような形をとることから，ほかの腫瘍との区別は容易である。なお，表面の角質物質がとれて一時的に扁平化することもある。

● **治療** 外科的切除や液体窒素療法などを行う。

2 粉瘤

● **病態** 粉瘤は，表皮に包まれた角質囊腫で，囊腫のなかで最も発症頻度が高い。病理学的には類上皮囊腫と外毛根鞘囊腫の2種類が含まれるが，発症頻度は類上皮囊腫がはるかに高い。

[1] **類上皮囊腫（表皮囊腫）** 皮内または皮下に存在する囊腫で表皮とは癒着するが，下床とは可動性である。表面は常色ないし淡青色で，ときに中央に面皰様黒点があり，強く圧迫すると腐臭を伴う黄白色のかゆ状物質が排出される（●図5-37-a）。

弾性硬で自覚症状はないが，二次感染によって発赤・腫脹・疼痛を伴い，その場合を炎症性粉瘤という。顔面・頸部・胸背部に好発する。

[2] **外毛根鞘囊腫（毛髪囊腫）** 被髪頭皮に好発する直径1～数cmの囊腫である。常色でわずかに隆起し，比較的かたく触れる（●図5-37-b）。

● **治療** 囊腫の全摘出が必要で，囊腫壁を残すと再発する。

3 類器官母斑（脂腺母斑）

● **症状** 類器官母斑は，次のような経過をたどり，さまざまな皮膚腫瘍が生じるので，思春期ごろまでには切除することが望ましい。

（1）第1期（乳幼児）：円形脱毛症様の蒼白調または黄色調局面を呈する。

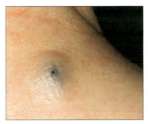
a. 類上皮嚢腫

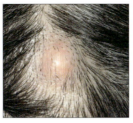
b. 外毛根鞘嚢腫

図 5-37　粉瘤

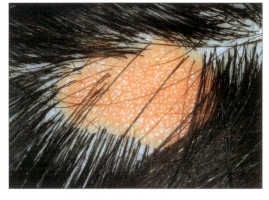
図 5-38　第 2 期の類器官母斑
脱毛斑であったものが，14 歳時には写真のように表面細顆粒状または疣贅状の黄褐色局面となってきた。

(2) 第 2 期（小児）：加齢とともに扁平に隆起し，表面の凹凸（おうとつ）が目だち，徐々に疣贅状となる。色調も褐色調を帯びてくる（○図 5-38）。

(3) 第 3 期（成人）：第 2 期の病変が臨床・組織像ともに顕著となり，加えて基底細胞がんなどのさまざまな上皮系腫瘍が発生する。

4　光線角化症（日光角化症）

　光線角化症（日光角化症）は，長期の紫外線曝露によって生じる前がん状態で，日光露出部に常色から褐色までの小さな角質増殖病変がみられる。角質は剝離しがたく，固着性で堆積した角質によって，ときに皮角を形成する。放置すると後述する有棘（ゆうきょく）細胞がんに進展することがある。

● **治療**　外科的切除や電気焼灼（しょうしゃく），液体窒素による凍結療法などがあるが，広範囲に多発するものではイミキモドやフルオロウラシル（5-FU）の外用や，レチノイドの内服なども行われる。

5　上皮系がん

　1 基底細胞がん（基底細胞腫）　皮膚がんのなかで最も頻度が高く，局所浸潤を主とし，転移することはまれである。

　鼻の周囲・眼瞼・耳の周囲に多発するが，毛包を欠く掌蹠に発生することはまれである。わが国の基底細胞がんは，黒褐色調を示すことが多い。さまざまな臨床・組織像を呈するが，典型例では黒色の真珠（しんじゅ）様光沢のある結節で，中央が潰瘍化することが多い（○図 5-39）。

　2 ボーエン Bowen 病　体幹・四肢に単発，まれに多発する境界明瞭な紅斑性・角化性局面で，湿疹と間違われやすい。組織学的には表皮内に限局する有棘細胞がんである。

　慢性ヒ素中毒に続発することがあり，この場合はヒ素角化症などのヒ素中毒の皮膚症状を合併することが多い。多発するものや日光のあたらない部位に生じた場合は，内臓悪性腫瘍を合併していることが多いといわれている。

　外陰部皮膚に限局する疾患で，組織学的にボーエン病と同一の所見を呈す

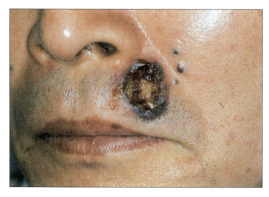

▶図 5-39 左鼻翼と上口唇の間に生じた基底細胞がん
中央の潰瘍局面を黒色の真珠様光沢のある結節が取り囲んでいる。

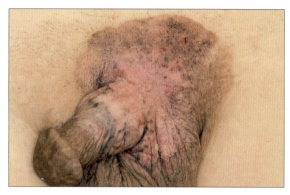

▶図 5-40 乳房外パジェット病
男性は外陰部にみとめることが多く、剃毛すると病変の範囲がよくわかる。

るものに**紅色肥厚症**がある。

3 **有棘細胞がん(扁平上皮がん)** 色素性乾皮症などの特別な例を除き、40歳以上の顔面・手背などの日光露出部や熱傷・外傷瘢痕・慢性放射線皮膚炎・尋常性狼瘡(◯127ページ)・包茎・白板症❶・円板状エリテマトーデス・光線角化症・汗孔角化症❷などの皮疹に続発することが多い。

腫瘍は半球状または乳頭状の結節で、噴火口状の潰瘍を形成し、やがて出血がみられることが多い。通常は単発で、放置すると深部の筋・骨中に浸潤し、所属リンパ節転移や血行性転移をきたして死の転帰をとる。

4 **パジェット Paget 病** 表皮内に、パジェット細胞とよばれる明るい大型の細胞がみられる腺がんで、乳房パジェット病と乳房外パジェット病に分けられる。

乳房パジェット病は乳がんの特異型の1つで、乳管がんが表皮内浸潤したものと考えられている。

乳房外パジェット病はわが国では男性に多く、外陰部に発症するが、肛門周囲や腋窩に生じることもある(◯図5-40)。肛門周囲パジェット病では、大部分が肛門管がんの表皮内浸潤であるため予後がわるいことが多い。また、膀胱がんの表皮内浸潤でも乳房外パジェット病になることがある。

パジェット病は、紅斑あるいは脱色素斑として発症し、徐々に周囲に拡大し、湿潤性紅斑となる。そのため湿疹と間違われやすい。

● **治療** 皮膚がんは、できるだけ早期の段階で広範囲に切除することが望ましい。進行した大型の原発巣の場合は、手術前に放射線療法や化学療法を行うこともある。所属リンパ節転移がみられる場合は、リンパ節郭清術を行う。抗がん薬としては、有棘細胞がんの場合はペプロマイシン硫酸塩が標準的であるが、シスプラチン(CDDP)とアドリアマイシン(ADM)を併用するCA療法も奏効する。

NOTE

❶白板症
粘膜や移行上皮、皮膚粘膜移行部などにみられる白色の角化性局面であり、がん化のおそれがある。ロイコプラキーともよばれる。

❷汗孔角化症
汗孔を中心にした遺伝性角化症である。

2 メラノサイト系腫瘍

1 色素性母斑（色素細胞母斑，母斑細胞母斑）

● **病型** 色素性母斑（色素細胞母斑，母斑細胞母斑）は，日常最もよくみられる黒あざの一種で，次の3型がある。

① **小型色素性母斑** 俗に「ほくろ」といわれ，最も小型のものである。3〜4歳ごろから生じ，思春期までに大きさ・隆起・色調・数を増し，以後はしだいに退色して脂肪組織や線維組織で置換される。

通常，長径1.5 cm以下で，多くの場合は後天性母斑に属する。掌蹠にみられるものは扁平な黒褐色の色素斑を呈することが多い。

② **先天性（通常型）色素性母斑** 最も多くみられる型で，大きさ・形・色調・表面の性状などは多種多様である。それぞれに応じた病名がつけられている。

たとえば，有毛性色素性母斑（●図5-41）・疣状色素性母斑・点状集簇性母斑・爪甲線状母斑・分離母斑などである。通常，長径1.5〜20 cmで，後述の巨大型とともに先天性母斑に属する。

③ **先天性巨大型色素性母斑** 体幹・四肢の大部分ないし顔面のほぼ全体を占めるものをいう。剛毛を伴うことが多く，その場合を獣皮様母斑ともいう。

先天性母斑の典型で，通常，長径20 cm以上のものが多い。また，全身に小型ないし中等大の先天性母斑が播種状にみられることが多い。この型では悪性黒色腫の発生頻度が高く，ときに脳・神経系での同様病変を合併することがあり，これを神経皮膚黒色症という。

● **治療** 病型に応じて外科的切除術・植皮術を行う。小型のものはレーザー治療が簡便である。

---

column **サンスクリーン剤は皮膚がんの発症防止に役だつか**

基底細胞がんをはじめとして有棘細胞がんや悪性黒色腫の発症に，紫外線曝露が大きく関与していることは事実である。この紫外線の曝露を防ぐためにサンスクリーン剤を使用することは，これらの皮膚がんの発症を抑えるのに有用であると信じられていた。

しかし一方で，サンスクリーン剤を使用しても皮膚がんの発症頻度は下がらないという報告がある。だが，これはサンスクリーン剤を使用する必要がないということを意味しているのではない。サンスクリーン剤をつけたからといって，安心して紫外線に長時間曝露されてはいけないということである。

さらにサンスクリーン剤は薄く塗ると効果が落ち，しかも汗などで取れるので，数時間おきに塗り直さなければならない。これらのことをまもれば，皮膚の老化を遅らせ，皮膚がんの発症頻度を減らすことができると思われるし，最近そのような報告もある。

皮膚がんの予防に重要なことは，日中は外出を控えること，また外出の際にはサンスクリーン剤だけでなく，帽子や傘，衣類で肌を紫外線からまもるということである。

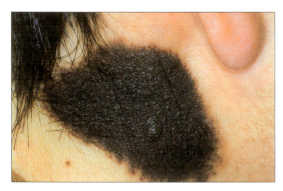
○図 5-41　右項部に生じた有毛性色素性母斑
俗に黒あざといわれているもので、黒色斑内に硬毛が多発している。

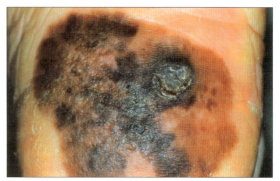
○図 5-42　足底に生じた悪性黒色腫
黒色斑は不規則地図状で色調の濃淡があり、辺縁では茶褐色のしみ出しがみとめられる。一部では結節を形成している。

2　悪性黒色腫

● **病態**　悪性黒色腫は、メラノサイト系細胞のがん化によって生じる悪性腫瘍であり、転移を生じやすく、きわめて悪性度の高い腫瘍である。発生母地は、表皮基底層に存在するメラノサイトと考えられているが、色素性母斑から生じるとする説もある。

● **症状**　多くは黒褐色調の病変として皮膚に生じる（○図 5-42）。まれに、眼の脈絡膜などや口腔などの粘膜にもみられる。

● **病型**　悪性黒色腫は臨床的・病理組織学的所見によって、結節型、表在拡大型、悪性黒子型、末端黒子型の 4 病型に分類されている（クラーク Clark 分類）。日本人では足底と手足の爪部に発生する末端黒子型が最も多く、ついで結節型、表在拡大型、悪性黒子型の順である。

　悪性黒子は不規則形で濃淡差の目だつ黒褐色斑状皮疹で、悪性黒子型の早期病変としてみられるが、頻度は低い。

　なお、原発巣の厚さ❶が悪性黒色腫の予後を左右することが多く、予後判定の目安になる。

● **治療**　外科的切除を行う。外科的切除が困難な場合は、免疫チェックポイント阻害薬であるニボルマブ（抗 PD-1 抗体）、イピリムマブ（抗 CTLA-4 抗体）に加え、低分子性分子標的薬であるベムラフェニブ（BRAF 阻害薬）、ダブラフェニブメシル酸塩（BRAF 阻害薬）、トラメチニブ ジメチルスルホキシド付加物（MEK 阻害薬）が選択肢となっている。

3　メラノサイト以外の間葉系腫瘍

　メラノサイトを除いた皮膚の間葉系細胞として、血管・神経・真皮などを構成する細胞がある。ここでは、それらから生じる腫瘍について述べる。

□ NOTE
❶表皮顆粒層から最深部の腫瘍細胞までの距離が相当する。

1　皮膚線維腫（組織球腫）

皮膚線維腫は，直径数 mm から 2～3 cm までの褐色調，かたく触れる小硬結で，比較的よくみられる。成人の四肢に好発する。単発性で，ときに多発性のものもみられる。

2　アクロコルドン

アクロコルドンは，有茎性軟腫・糸状線維腫・軟性線維腫ともよばれる。中年以降で，とくに女性の頸部・上胸部・腋窩に好発する直径 1～数 mm，有茎性，柔軟の褐色小腫瘤である。組織学的には真皮成分を含んだ皮膚ポリープで，一種の皮膚の老化現象とみなされている。

3　肥厚性瘢痕およびケロイド

● 分類　皮膚損傷後の創面が扁平に隆起し，ときに蟹足状突起を生じる結合組織の肥大増殖症をいう。その程度によって次のように分類される。

1 肥厚性瘢痕　創面に一致して隆起する紅色調のかたい瘢痕である。増大時には，瘙痒や圧痛が強い。誰にでも生じうるが，通常は 1～数年以内に萎縮性瘢痕となることが多い。

2 瘢痕ケロイド　症状は肥厚性瘢痕とほぼ同じであるが，難治性で自然消退はあまり期待できない。

3 真性ケロイド　瘢痕ケロイドよりもさらに高度の病変で，もとの創部の範囲をこえて拡大し，腫瘤状に累々と盛り上がったものである。きわめてまれな疾患で，治療に頑強に抵抗する。前胸部・頰部・下顎部・上腕・肩・上背部に好発する。

● 治療　初期にはスポンジによる圧迫固定，副腎皮質ステロイド薬の局所注射，または副腎皮質ステロイド薬の密封療法 occlusive dressing technique（ODT，●171 ページ）が有効である。高度の場合や機能障害を伴うものでは，切除後に Z 形成術ないし植皮術を施行する。その後も上記の治療を強力に施行する。

赤みが強い場合は，血管腫用の色素レーザーが有効との報告がある。

4　毛細血管奇形（ポートワインステイン）

● 症状　毛細血管奇形（ポートワインステイン）は，昔は単純性血管腫といわれたもので，出生時よりみとめられる皮面と同高の赤色斑で，通常は片側性である。自然消退することはなく，加齢によって多少色調が濃くなり，顔面・頭部では結節状隆起を生じることが多い。

● 治療　できるだけ早期に，血管腫用の色素レーザーによる治療を行う。

5　正中部母斑（サーモンパッチ）

● 症状　正中部母斑は，新生児期から乳児初期にかけて，眉間・前額正中・上眼瞼内側・人中❶・項部などにみられる境界不鮮明，色調にむらの

NOTE

❶人中

鼻と上唇の間にあるみぞのことをいう。

ある隆起しない紅斑である。新生児の約 20〜30% にみられる。生後 1 年半以内に大部分は自然消退するが，項部に生じるウンナ Unna 母斑は，その半数が成人期まで残存する。
● **治療** 残存したものは，血管腫用の色素レーザー治療を行う。

6 乳児血管腫

● **症状** 乳児血管腫は，生後 2〜3 週間，遅くとも 3 か月以内に虫刺され様の紅色丘疹として発生し，1〜2 週間で急速に拡大隆起する表面細顆粒状の鮮紅色を呈する境界鮮明なやわらかい腫瘤である（○図 5-43）。昔はイチゴ状血管腫といわれた。

　その後，腫瘤は 6 か月から 1 年で最大に達し（増殖期），全例がおもに中央部から徐々に自然退縮する（退縮期）。大きなものは退縮後に毛細血管拡張やぶよぶよしたたるみ，軽度の皮膚萎縮や瘢痕を残すことがある。

　また経過中，表在性のものは，出血やまれに潰瘍がみられ，耳・鼻・口唇では組織欠損となることがある。

● **治療** 原則として自然消退を待つ。しかし，次の場合には積極的に治療を行う。

（1）生命維持に必要な器官への侵襲：視力保持，気道閉塞や哺乳困難の改善など

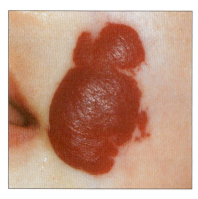

○図 5-43 左口角の外側皮膚に生じた乳児血管腫
急速に拡大隆起する血管腫で，平坦で拡大しない毛細血管奇形とは異なる。

---

plus　乳児血管腫に対するレーザー治療

　わが国では，乳児血管腫に対してレーザー治療の保険適用があるせいか，早期からレーザー治療が行われている。しかし，乳児血管腫は例外なく自然消退傾向があるため，海外では乳児血管腫に対するレーザーの早期治療は行われていない。レーザー治療を行うのは，7〜8 歳まで待って完全に消失しない乳児血管腫に対してである。

　実際，増殖期の乳児血管腫に対しては，レーザー治療の効果は乏しい。確かにレーザー治療を行えば早く色は薄くなるが，無治療部も自然に消退するので 7〜8 歳後には治療部と無治療部では差がなくなる。むしろ何回もレーザー治療を繰り返すと，瘢痕が目だってしまう。

　増殖期の乳児血管腫の治療には，プロプラノロール塩酸塩か副腎皮質ステロイド薬の投与が最もすぐれており有効であるが，自然消退するのでこれらの薬剤の投与を行うのは後遺症を残す可能性がある眼・耳・鼻・口唇などに生じた乳児血管腫に対してだけである。

（2）放置すると，整容的に大きな問題を残すと思われる巨大な病巣
（3）出血，潰瘍形成を繰り返すもの

　治療には，副腎皮質ステロイド薬の内服・局所注射，プロプラノロール塩酸塩の内服などがある。

7　カサバッハ-メリット症候群（血管腫血小板減少症候群）

　カサバッハ-メリット Kasabach-Merritt 症候群（血管腫血小板減少症候群）は，乳児において巨大血管腫と血小板減少症を合併する病態である。治療の機を逸すると播種性血管内凝固症候群（DIC）が高度となり，生命予後はわるくなる。そのため巨大な血管腫では，定期的に血小板数や血液凝固・線溶系の検査を行う必要がある。

● **治療**　DIC の治療を行う。

8　皮膚悪性リンパ腫

　皮膚悪性リンパ腫は，皮膚組織の中のリンパ球ががん化したものである。ここでは，その代表的疾患である菌状息肉症と成人 T 細胞白血病リンパ腫について解説する。

◆ 菌状息肉症

● **症状**　菌状息肉症 mycosis fungoides（MF）は，皮膚の T 細胞性悪性リンパ腫の一型で，きわめて慢性の経過をとる。最初は慢性湿疹に類似した局面状類乾癬の症状で始まり（前息肉症期），数か月から数年を経て炎症症状や浸潤を増し（扁平浸潤期），ときに多形皮膚萎縮症の状態となる。

　初発より数年から十数年を経過して同部に腫瘤を形成する（腫瘤期）とともに，他臓器にも侵襲をきたし，死亡することが多い。なお，まれにはこれらの前駆症状を欠き，あるいは短期間で皮疹が広範化して紅皮症状態となり，腫瘍細胞が末梢血中にも出現することがある。これをセザリー Sézary 症候群という。

● **治療**　進行難治例に対してはヒストン脱アセチル化酵素阻害薬のボリノスタット，レチノイドであるベキサロテン，抗 CCR4 抗体モガムリズマブに加えて CHOP 療法などが行われるが，完治は骨髄移植以外は困難である。

◆ 成人 T 細胞白血病リンパ腫

　成人 T 細胞白血病リンパ腫は，レトロウイルス科のヒト T リンパ球向性ウイルス Human T-lymphotropic virus 1（HTLV-1）感染によって発症する末梢 T 細胞系悪性腫瘍である。主として 40 歳以上の人に発症し，南西日本やカリブ海地域に多い。

● **症型**　白血病やリンパ腫などの多彩な病型を呈し，高率に皮膚病変を生じる。皮膚型は，菌状息肉症やセザリー症候群に酷似することがある。

● **診断**　HTLV-1 の遺伝子が腫瘍細胞に組み込まれているか否かの確認によって，診断がなされる。

● **治療** 白血病・リンパ腫に準じた治療が行われるが，予後不良なことが多い。

4 色素異常症

色素異常症はメラニン以外の色素によっても生じるが，その大部分はメラニンの量的異常によって生じる。大きく色素脱失症と色素増加症に分類される。

1 色素脱失症

色素脱失症は，さまざまな原因によって生じる（●表5-10）。

1 尋常性白斑 俗に「白なまず」ともよばれ，最も頻度の高い後天性の色素脱失症である。皮疹は境界鮮明なほぼ完全な脱色斑で，自覚症状はなく，通常は徐々に増大し1〜2年の経過で病像が固定することが多い。白斑部の毛は白毛化する（●図5-44）。

全身のあちこちに白斑がみとめられる汎発型は，抗メラニンないし抗メラノサイト抗体による自己免疫疾患である。神経分布に沿って白斑ができる分節型は，末梢神経機能異常によるとの説がある。

2 サットン白斑 leukoderma Sutton（白暈母斑） 色素性母斑を中心にもつ白斑で，ほぼ円形で徐々に拡大する（●図5-45）。青色母斑・悪性黒色腫・血管腫・老人性疣贅・線維腫などを中心にして周囲に白斑を生じたものは**サットン現象**とよばれ，いずれも自己免疫機序によると考えられている。

3 まだら症（ぶち症） 幹細胞成長因子の受容体遺伝子である c-kit の異常のため，胎生期に表皮へのメラノサイトの移動が完成しないために部分的に白斑が生じたもので，病巣内ではメラノサイトが欠如する。前頭部から前額部にかけて三角形ないし菱形の白斑と白毛がみられる。常染色体顕性（優性）遺伝である。

4 白皮症（眼皮膚白皮症） メラノソームの生成障害によって皮膚・眼・毛髪の色素低下ないし脱失のみられる疾患である。眼では虹彩の色素が薄く

●**表5-10 色素脱失症の原因と分類**

原因		疾患
メラノサイトの欠如	後天的消失	尋常性白斑，サットン現象，フォークト-小柳-原田症候群，白斑黒皮症
	移動定着障害	まだら症（ぶち症）
	老化現象	老人性白斑
メラノソームの形態異常		チェディアック-東症候群
メラノソームの成熟障害		脱色素性母斑，プリングル病の葉状白斑
チロシンの減少		フェニルケトン尿症
チロシナーゼの欠損ないし減少		白皮症

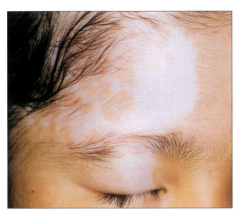
○図 5-44 顔面に生じた尋常性白斑
境界鮮明な脱色素斑で，脱色素斑内の毛は白毛化している。

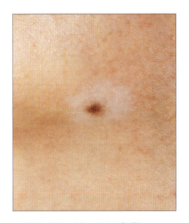
○図 5-45 サットン白斑
(写真提供：山形大学 鈴木民夫氏)

なり，羞明・眼振・視力障害がみられる。病因遺伝子によって，7つの型に分類される。

● **治療** 尋常性白斑には，PUVA療法やナローバンドUVB療法などの紫外線療法，副腎皮質ステロイド薬の外用ないし内服が行われる。サットン白斑の治療は，尋常性白斑に準じるか，または中心部の母斑を切除する。まだら症には，PUVA療法やナローバンドUVB療法などの紫外線療法や表皮移植が行われる。白皮症には，遮光を指導する程度で有効な治療法はない。

2 色素増加症

色素増加症にはさまざまなものがあるが，全身性と限局性の色素増加症に分類できる。このうち全身性色素増加症は，アジソン病❶などの内分泌疾患や腎機能障害・肝機能障害などによる。おもな限局性色素増加症を次に示す。

1 カフェオレ斑 出生時あるいは生後まもなく生じる直径 0.2～20 cm の境界鮮明なコーヒー牛乳色の色素斑である。色調・大きさ・形状は多種多様であるが，色調が一様であることが特徴である。単発のものは 10～20% の人に存在するが，直径 1.5 cm 以上の色素斑が 6 個以上あれば神経線維腫症1型(フォン-レックリングハウゼン病, ○122ページ)を疑う。

2 扁平母斑 生来性の色素斑であるが，わが国では神経線維腫症1型やオルブライトAlbright症候群❷にみられる色素斑をカフェオレ斑と称し，それと臨床的にまったく区別できない色素斑があっても，ほかの疾患に生じた場合は扁平母斑とよんでいる(○図5-46-a)。

一方，欧米では，境界鮮明な淡褐色斑内にそれよりも濃い褐色の斑あるいは丘疹が点状に存在するものを扁平母斑といい，黒褐色の丘疹は母斑細胞からなっている(○図5-46-b)。また点状集簇性母斑も扁平母斑とよばれる。

3 ベッカー Becker 母斑(遅発性扁平母斑) 思春期前後に生じる淡褐色から褐色の色素斑で，平均 125 cm² 程度と大きく，表面はやや疣贅状である。境界は鮮明で，辺縁は鋸歯状である。肩甲部から前胸部にかけて好発するが，

NOTE
❶アジソン病
副腎に原発した病変によって発症する慢性の副腎皮質機能低下症である。

NOTE
❷オルブライト症候群
カフェオレ斑，線維性骨異形成症，ゴナドトロピン非依存性思春期早発症を三主徴とする疾患群である。10歳以下の小児期に発症し，出生後早期に症状があらわれることも多い。

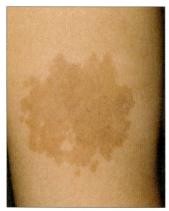 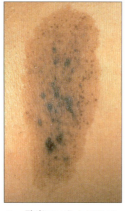 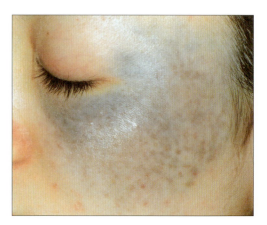

a. わが国でいうところの扁平母斑　　b. 欧米でいうところの扁平母斑

◯図 5-47　太田母斑
青色斑上に点状の褐色斑が混在してみられる。

◯図 5-46　扁平母斑
わが国では単発の褐色斑を扁平母斑とよんでいるが，欧米ではそれはカフェオレ斑とよばれている。

腹部・四肢などに生じることもある。なお，約半数に多毛を伴う。

4 **太田母斑**　三叉神経第 1 枝（眼神経）と第 2 枝（上顎神経）の支配領域にみられることが多い自然消退傾向のない褐青色斑で，真皮内にメラノサイトが存在する（◯図 5-47）。皮膚のみならず眼・鼓膜・鼻粘膜・咽頭後壁・口蓋などにも色素斑がみられる。通常は片側性である。両側性のものでは遺伝傾向があることがある。

太田母斑は，生後まもなく発症する早発型と，思春期前後に発症する遅発型との 2 型に分類されているが，20 歳以降に発症することもまれではない。また早発型の場合は，その半数は思春期前後に皮疹の増悪をみる。

顔面以外にも同様の色素斑がみられることがあり，この場合は褐青色母斑とよばれ，とくに肩峰三角筋部に生じたものは**伊藤母斑**とよばれる。

5 **蒙古斑**　胎生期の真皮メラノサイトが一部残存しているもので，黄色人種ではほぼ 100％にみられる。生後 2 年ごろまでは青色調を増し，その後退色に向かい，10 歳前後で消失する。

通常は仙骨・腰殿部を中心に生じるが，四肢・体幹腹側面に生じた異所性蒙古斑は残存することが多く，全体の約 3～4％は，成人期にまで残る持続性蒙古斑となる。

6 **雀卵斑（そばかす）**　顔面正中部を主とし，直径数 mm までの不規則な形の小色素斑である。発症は 5～6 歳ごろで，思春期に皮疹は著明となる。顔面に好発するが散在・多発性に生じ，紫外線に曝露されない冬季にはほとんど目だたなくなる。わが国で臨床的に雀卵斑と診断されている症例の約 1/3 の色素病変は両側性の太田母斑で，残り 2/3 は小型の色素性母斑や老人性色素斑を「そばかす」と言っている人が多い。

7 **肝斑**　日光曝露によって増悪し，紫外線を避けるだけでも薄くなる（◯図 5-48）。思春期以降，30 歳前後から始まることが多い。額・眼窩下部か

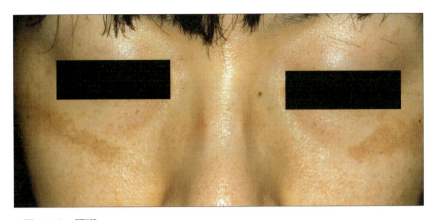
○図 5-48 肝斑

ら頬骨にかけて，そして口囲周囲に好発するが，下眼瞼や上眼瞼をおかすことはない。

　色素斑の大きさや濃さは症例によってさまざまであるが，境界は鮮明な対側性・びまん性の褐色調地図状色素斑で，点状色素斑はみられない。

　肝斑の俗称は「しみ」ということになっているが，一般の人が言う「しみ」は，次項の老人性色素斑であることが多い。

　⑧ 老人性色素斑　日光曝露部に生じる境界鮮明な円形から類円形の淡色ないし黒褐色斑で，点状のものから貨幣大のものまである。なお，扁平な脂漏性角化症が老人性色素斑とよばれることもある。

● 治療　肝斑に対しては，紫外線を避けることと，ハイドロキノンの外用が有効である。肝斑以外の色素増加症はレーザー治療の適応があり，奏効するが，カフェオレ斑・扁平母斑・ベッカー母斑の褐色斑には無効例が多い。

5 母斑症

　さまざまな皮膚病変に対して母斑という病名が歴史的に慣用されているが，母斑の定義に関しては必ずしも意見が一致しているわけではない。一方，母斑症は，母斑の範疇に属する皮膚病変と同様な病変がほかの諸臓器にも生じる疾患であるが，欧米では母斑症という病名はあまり使用されていない。

1 結節性硬化症（ブルヌヴィーユ-プリングル病）

● 病態　結節性硬化症（ブルヌヴィーユ-プリングル Bourneville-Pringle 病）は，ハマルチンとよばれるタンパク質の遺伝子である *TSC1*，またはチュベリンの遺伝子である *TSC2* の異常により，下流の mTORC1 が恒常的に活性化し，皮膚症状，過誤腫，中枢神経症状（痙攣発作，知能障害）を主徴とする常染色体顕性（優性）遺伝性疾患である。

● 皮膚症状　次のような症状がある。

(1) 顔面（頬部・鼻・頤部に好発）の血管線維腫：古くは脂線腫とよばれたもので，生下時にはまれであるが学童期までに出現する。

(2) 葉状白斑：乳児早期から出現する長楕円形の不完全脱色素斑である。
(3) 粒起革様皮：腰背部に好発する表面がぶつぶつした，なめしていない皮のような皮膚で，組織像は結合織母斑である。
(4) 爪囲線維腫（ケネン Koenen 腫瘍）：かたい紡錘形小結節で爪上に突出したものである。

● **内臓病変** 頭部 CT で脳室壁に結節状石灰化がみられ，そのほか多発性腎血管平滑筋脂肪腫・嚢胞腎・網膜過誤腫・心臓横紋筋腫などがみられる。

● **治療** 臓器病変に対してシロリムスやエベロリムスなどの mTORC1 阻害薬の内服薬が，皮膚病変にはシロリムスの外用ゲル製剤が使われる。

2 神経線維腫症 1 型（NF1，フォン-レックリングハウゼン病）

● **病態** 神経線維腫症 1 型 neurofibromatosis type1（NF1）はフォン-レックリングハウゼン von Recklinghausen 病ともよばれ，ニューロフィブロミンとよばれるタンパク質の遺伝子である *NF1* の変異により多発する神経線維腫を主徴とする常染色体顕性（優性）遺伝性疾患である（●図 5-49）。

● **症状** 皮膚症状には，おもに次のようなものがある。
(1) カフェオレ斑：必発で多くは生下時より存在し 2 歳以降増加しない。
(2) 雀卵斑様色素斑などの色素斑：小児期から徐々に増加し，腋窩部雀卵斑様色素斑は診断的価値が高い。
(3) 多発する神経線維腫：思春期ごろから顕在化する。

また，びまん性神経線維腫，貧血母斑，若年性黄色肉芽腫などがみられることがある。

そのほかに，脊椎側彎などの骨変化や，紅彩小結節などの眼変化がある。また，中枢神経病変として神経線維腫・髄膜腫・神経膠腫などがみられるが，頻度は少ない。

● **診断** 出生時に，直径 1.5 cm 以上のカフェオレ斑が 6 個以上あれば本症を疑う。

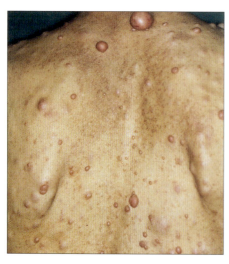

●図 5-49 神経線維腫症 1 型（NF1）
カフェオレ斑と多発する神経線維腫がみられる。そのほかに脊椎側彎もみとめられる。

● **治療** 根本的な治療法はなく，対症的に神経線維腫の外科的切除を行う。

3 毛細血管奇形を伴う母斑症

1 **スタージ‐ウェーバー Sturge-Weber 症候群** 顔面に生じた毛細血管奇形に同側の脳の軟膜に血管腫を合併したもので，血管腫は顔面の三叉神経第1枝および第2枝領域に生じ，通常は片側性である。

脈絡膜血管腫をしばしば合併し，緑内障あるいは 牛眼❶（水眼）が血管腫と同側の眼に生じ，ときに失明にいたる。また大脳皮質の萎縮，石灰沈着などによって，てんかんが約75〜90%の症例にみられ，知能発育遅延など神経症状を伴う。

これらの神経症状は約半数の症例で幼児期から存在し，20歳以降に発症することはまれである。早期診断による眼圧の調整，抗痙攣薬によるてんかんのコントロールが重要である。

2 **クリッペル‐トレノネー‐ウェーバー Klippel-Trénaunay-Weber 症候群** 本症は生下時から幼時期に四肢片側性の毛細血管奇形で始まり，やがて患肢の骨・軟部組織の肥大延長をきたすものをいう。しばしば静脈瘤を合併する。上肢よりも下肢に好発し，患肢の多汗や疼痛を伴うことが多い。

● **治療** 血管腫に対しては，色素レーザーによるレーザー療法を行う。

> [!NOTE]
> **NOTE**
> **❶牛眼**
> 先天緑内障による眼圧の上昇に伴い，眼球の拡大，角膜の伸展・混濁などがみられる状態をいう。

G 感染症

細菌・真菌・ウイルスなどの病原微生物が感染して生じる皮膚病変や，寄生虫・昆虫などの動物が皮膚に寄生して生じる皮膚疾患には，次のようなものがある。

1 一般細菌感染症

1 毛包性膿皮症

● **病態** 毛包性膿皮症は，化膿球菌（ブドウ球菌・溶血性レンサ球菌）による毛嚢の急性化膿性感染症で，主としてコアグラーゼ❷陽性の病原性黄色ブドウ球菌によるが，ときにコアグラーゼ陰性の弱病原性表皮ブドウ球菌でもおこる。おもなものは，次の3疾患である。

1 **癤** 毛孔一致性の発赤を伴う紅色小丘疹である毛包炎で始まり，腫脹と圧痛を伴った，かたく浸潤を触れる紅色結節となる。しだいに中心部が壊死融解をおこして膿瘍となり，波動を触れるようになる（○図5-50）。

膿瘍内の膿汁は，毛孔を開大して膿栓を形成する。膿栓は通常2〜3日で自己融解し，膿汁の排泄がおこると症状は急速に軽快して治癒する。また病巣より線状にリンパ管の走行に沿って潮紅が走り，リンパ管炎となって軽度の圧痛と浸潤を触れたり，リンパ節が有痛性，また孤立性に腫脹し，リンパ

> [!NOTE]
> **NOTE**
> **❷コアグラーゼ**
> 黄色ブドウ球菌が菌体外に分泌する酵素で，血液凝固を引きおこす。

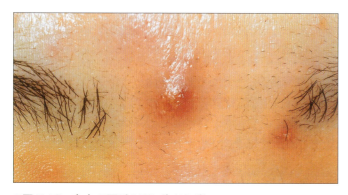 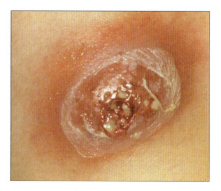

図 5-50　左右の眉毛の間に生じた癤
湿潤を触れる紅色結節で圧痛を伴う。左眉毛には，毛包炎がみられる。

図 5-51　癰
複数の膿栓をみとめる。

節炎となって皮下結節として触れることもある。

　2 癤腫症　癤が多発し，比較的長期にわたって消長と出没を繰り返すものをいう。宿主の鼻腔にメチシリン耐性黄色ブドウ球菌（MRSA）を保有するキャリア（保菌者）が鼻腔を触った指で皮膚に触れることによる感染や，生体側の免疫不全によって発症する。

　3 癰　相隣接する数個以上の毛包が同時に化膿球菌に侵襲されて大きな1つの局面を形成した集合性癤ともいうべきもので，癤よりも症状は激しい（図 5-51）。

● **治療**　第一選択薬として，セフェム系抗菌薬やペニシリナーゼ抵抗性ペニシリンがあるが，MRSA が起炎菌の場合はミノサイクリン塩酸塩やニューキノロン系抗菌薬，ST 合剤を使用する。

2 伝染性膿痂疹

● **病態**　伝染性膿痂疹とは，化膿球菌による皮膚付属器に無関係な皮膚表層の感染症で，俗に「とびひ」とよばれている。

● **分類**　歴史的には黄色ブドウ球菌性の水疱性膿痂疹と A 群溶血性レンサ球菌性の痂皮性膿痂疹に分類されているが，現在では本症から A 群溶血性レンサ球菌が単独で分離されることはきわめてまれである。

　1 水疱性膿痂疹　はじめ小水疱が生じ，しだいに膿性混濁を呈する。水疱・膿疱壁は破れやすく，びらん局面となり，周辺に内容物が飛散し，遠隔部にも同様の皮疹をつぎつぎと生じる。びらん面はしだいに乾燥し，瘢痕を残すことなく治癒する。

　2 痂皮性膿痂疹　大水疱となることはなく痂皮を形成する傾向が強く，比較的小さい痂皮を伴った皮疹が多発する（図 5-52）。痂皮は厚く黄褐色であることが多い。

● **症状**　0〜7 歳の乳幼児に多く，成人ではまれである。暑い夏季に頻度が増す。鼻孔部周辺・口周辺・四肢などの露出部位に初発し，顔面・四肢・体幹に好発するが，頭部にはあまりみられない。

　黄色ブドウ球菌性のものは，ブドウ球菌性熱傷様皮膚症候群に進展するこ

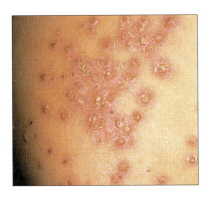
▶図 5-52　痂皮性膿痂疹
(写真提供：岩月啓氏氏)

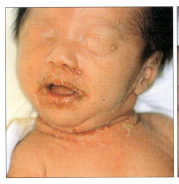
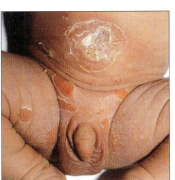
▶図 5-53　ブドウ球菌性熱傷様皮膚症候群
(写真提供：岩月啓氏氏)

とがあり，A 群溶血性レンサ球菌による膿痂疹は乳幼児の腎炎の原因となることがある。

● 治療　皮疹が数個で軽症の場合は抗菌薬の外用だけで治癒することもあるが，A 群溶血性レンサ球菌による膿痂疹に続発する腎炎を予防するためにも，抗菌薬の全身投与を行うべきである。

3　ブドウ球菌性熱傷様皮膚症候群(SSSS)

● 病態　ブドウ球菌性熱傷様皮膚症候群 staphylococcal scalded skin syndrome (SSSS) は，黄色ブドウ球菌が産生する表皮剝脱毒素が血中に入り，全身に中毒性反応を生じる症候群で，新生児から 6 歳までの乳幼児に多い。

● 症状　発熱とともに口囲の潮紅と眼脂を生じ，ついで薄い痂皮と口囲に放射状亀裂を形成する(●図 5-53)。やがて頸部・腋窩・鼠径部が潮紅し，擦過痛がある。その後，多くは下行性に全身諸所に潮紅が生じ，ニコルスキー現象は陽性となる。

● 治療　入院によって輸液などの全身管理を行い，抗菌薬を投与すれば急速に治癒に向かい，皮疹は一斉に落屑(手足では落葉状の落屑)する。

---

column　ブドウ球菌性熱傷様皮膚症候群を薬疹と間違えない

　ブドウ球菌性熱傷様皮膚症候群(SSSS)は黄色ブドウ球菌が産生する表皮剝脱毒素によって全身の潮紅・紅斑をきたす疾患であるため，黄色ブドウ球菌が増殖する先行病変があるのがふつうである。とくに最近では，メチシリン耐性黄色ブドウ球菌(MRSA)によるものが増えているため，抗菌薬投与中に SSSS になることがある。

　SSSS になると，全身の潮紅・紅斑が出現するため，このときに薬剤が投与されていると，薬疹と間違われることが多い。小児の薬疹，とくに乳幼児の薬疹の頻度は低く，SSSS では皮膚を触ると痛がり，口囲の潮紅と放射状亀裂は SSSS に特異的である。

　また，頸部・鼠径部・腋窩に紅斑が出現するという特徴もあるので，SSSS を念頭において診察すれば，薬疹と間違えることは少ない。

4 蜂巣炎(蜂窩織炎)

● **病態** 蜂巣炎(蜂窩織炎)は，主としてコアグラーゼ陽性の病原性黄色ブドウ球菌による真皮深層から皮下組織に及ぶ，びまん性急性化膿性炎症である。

● **症状** 小さな外傷から直接あるいは化膿性皮膚病変から二次的に菌が真皮に感染し，はじめは限局性の浮腫性紅斑が生じる。しだいに病変は拡大し，境界は不鮮明で，かたく浸潤を触れるようになり，局所熱感・圧痛・潮紅が増大してくる(○図5-54)。

全身症状を伴うこともあるが，後述する丹毒よりはまれで，その程度も軽い。しばしばリンパ管炎やリンパ節炎を伴う。

● **治療** 毛包性膿皮症(○123ページ)に準じる。

5 丹毒

● **病態** 丹毒は，A群β溶血性レンサ球菌が真皮浅層をおかす浮腫性化膿性炎症である。顔面・頭部・耳介や，外傷を受けやすい四肢・臍部・陰部などに多い。

● **症状** 皮膚病変は境界鮮明で，深紅色を呈し，水疱・膿疱がみられることがある(○図5-55)。疼痛と灼熱感を伴い，しばしば悪寒・発熱などの全身症状がみられる。

● **治療** ペニシリン系抗菌薬を中心とする抗菌薬の全身投与を行う。

6 壊死性筋膜炎

● **病態** 壊死性筋膜炎は，A群β溶血性レンサ球菌や混合感染による皮膚軟部組織感染症で，主たる病変は真皮から皮下脂肪織にあり，浅層筋膜を中心として周辺に急速に拡大する。

● **症状** 初期には丹毒や蜂巣炎に類似し，びまん性の潮紅・腫脹・浮腫がみとめられ，急速に水疱・血疱・表皮剝離・紫斑・点状出血・壊死などの多彩な皮膚症状を呈する。

水疱や壊死ののちに急速に潰瘍化したり，強い腐敗臭が生じ，切開するとクリーム状の粘稠な排膿が多量に生じることがある。なお，嫌気性菌や一

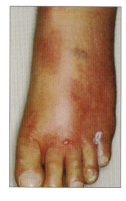

○図5-54 蜂巣炎
趾間型の足白癬の傷口から感染したもの。

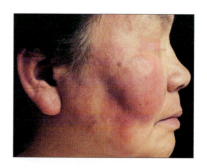

○図5-55 丹毒
(写真提供：岩月啓氏氏)

部のグラム陰性桿菌では，皮下にガスを発生し，それに伴って組織・筋肉の急速な壊死が生じることがある。これをガス壊疽といい，ガス発生のため触診によってピチピチという髪の毛をこすり合わせたような音（捻髪音）が聴取されることがある。

　当初は病変部には疼痛を伴うが，進行すると逆に知覚鈍麻をきたす。皮膚症状に比べて全身症状が強く，40℃をこえる発熱や関節痛，吐きけ・嘔吐，頻脈，全身倦怠感，さらにせん妄などの精神症状を生じる。適切な治療が行われないと急速に進行し，ショックや多臓器不全を合併して死亡する。

● **治療**　すみやかにデブリドマンを行い，大量の抗菌薬の投与と注意深い全身管理を行う。

2　皮膚結核

● **病態**　結核菌あるいはその代謝産物に起因する皮膚病変を皮膚結核といい，病変部組織内から結核菌の証明ができる真性皮膚結核と，証明不可能な結核疹（結核アレルギー）に大別される。

1　真性皮膚結核

　1 尋常性狼瘡　結核免疫を獲得した個体に，結核菌が血行性・リンパ行性に内部または外部から，血行不全のある皮膚に達して発症する。顔面，とくに鼻・頬部・耳に好発する。

　皮疹は狼瘡結節を初発とし，いくつかの狼瘡結節が集まって狼瘡斑となり，硝子圧法で黄褐色の狼瘡結節が透見される。中央部が萎縮し，中心部から瘢痕治癒するが，治療しないと病変は辺縁に拡大する。瘢痕から有棘細胞がんが発生することがある。

　2 皮膚疣状結核　結核免疫のある個体に，結核菌が外部から皮膚に侵入して生じる。殿部・四肢末梢・膝などが好発部位で，結核菌の接種部位に暗赤色のかたい丘疹として初発し，疣贅状病変ないし辺縁が堤防状に隆起した角質の増殖が著明な暗赤色局面を形成する。

　3 皮膚腺病　臓器結核が直接，連続性に皮膚に波及して形成されたもので，頸部リンパ節結核に続発することが多い。無痛性で暗赤色の皮下結節で始まり，やがて軟化破壊し，瘻孔をつくって排膿する。瘻孔はやがて拡大し，深い潰瘍，弛緩性肉芽腫や凹凸不整の瘢痕を形成する。

● **治療**　イソニアジド（INH）とリファンピシン（RFP）の併用にエタンブトール塩酸塩（EB）を加えた多剤併用療法 multidrug therapy（MDT）を行う。また，イソニアジドの使用時には末梢神経障害の予防のためにビタミンB_6を併用し，耐性菌が出現した場合には感受性のある薬剤に変更する。

2　結核疹

　結核疹には，① 瘙痒を欠き瘢痕を残すことなく治癒する腺病性苔癬，② 20歳代の女性に多くみられ1〜2か月で消退し，萎縮性瘢痕を残しながら

128 第5章 疾患の理解

慢性に経過する壊死性丘疹状結核，③ 慢性の経過をたどり陰茎の変形をきたす陰茎結核疹，などがある。そのほか，バザン硬結性紅斑(●92ページ)も結核疹とされている。
● 治療　真性皮膚結核に準じる。

3 ハンセン病

● 病態　ハンセン Hansen 病は，抗酸性桿菌であるらい菌 *Mycobacterium leprae* の全身性感染症で，慢性に経過する。日本人の患者数は減少の一途をたどっているが，東南アジアや南米からの移住者の患者は少なくない。

● 診断基準　世界保健機関(WHO)のハンセン病の定義では，① 明らかな知覚脱失を伴う，脱色素斑あるいは紅色皮疹(単発あるいは多発)，② 末梢神経障害で，知覚脱失を伴う明らかな末梢神経肥厚，③ 皮膚からの抗酸菌塗抹検査が陽性の3項目を1つ以上満たし，かつ治療を完了していないものをいう。わが国では，皮膚症状，知覚麻痺を中心とする神経症状，生検病理組織，皮膚組織液塗抹の抗酸菌染色の4項目の総合判断によって診断される。皮膚スメア検査❶でらい菌を検出できる多菌型と，らい菌を検出しにくい少菌型に分類されている。

● 患者説明　患者には内服治療によって後遺症がなく治癒する病気であり，特別視する疾患ではないことを十分に説明する。また，一定期間治療を継続する必要があり，投与薬剤の副作用の確認のために定期的に肝機能などの血液検査を要することを説明する。治療中に皮疹や全身症状が悪化した場合には「らい反応」の疑いがあるため，すみやかに主治医に連絡するように指導する。さらに，知覚の低下による外傷・熱傷の予防に努める。治療開始後は多菌型でも感染力を失うので，日常生活に制限を加える必要がないことを説明する。

● 治療　WHO が推奨する多剤併用療法(MDT)を参考にして治療する。化学療法開始後に生じてくる「らい反応」をいかにコントロールし，末梢神経・眼・顔・手足・精巣に機能障害を残さないで治癒させるかが問題となる。

NOTE
❶皮膚スメア検査
ハンセン病の診断に用いられる検査である。メスを用いて皮疹から組織液を採取して標本を作成し，これを観察する。

4 真菌感染症

皮膚科の新患者の約12%を占める頻度の高い疾患である。真菌による皮膚の感染症にはさまざまなものが存在するが，白癬が約88%，皮膚カンジダ症が約9%，癜風が約3%を占める。

1 白癬

皮膚糸状菌による感染症には白癬・黄癬・渦状癬があるが，黄癬・渦状癬は現在わが国には存在しないため，**皮膚糸状菌症**と白癬はほぼ同義語として使用されている。

さらに白癬菌が角層・毛・爪にとどまる浅在性白癬と，白癬菌が真皮内あ

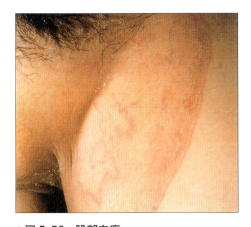
○図 5-56　股部白癬
辺縁が堤防状に隆起する環状紅斑で，中心治癒傾向がみとめられる。

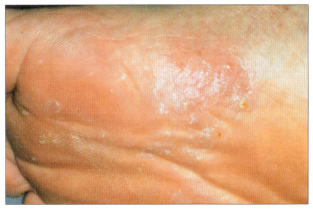
○図 5-57　小水疱型の足白癬
足底に小水疱が多発し，水疱は破れると辺縁に鱗屑が付着する。

るいは皮下組織内に寄生・増殖する深在性白癬に分類される。

① **頭部浅在性白癬**　被髪頭部に，大小さまざまな類円形の境界明瞭な粃糠様落屑を伴う脱毛局面を形成する。病巣内の毛は折れやすく，また抜けやすい。

② **股部白癬**　中心治癒傾向がある境界鮮明な環状の湿疹様局面で，激しい瘙痒があり，青年男性の股部から大腿内側にかけて生じやすい（○図 5-56）。

③ **体部白癬**　中心治癒傾向のある輪状疹で，輪は完全に閉鎖し，輪の辺縁に小水疱や紅色小丘疹が堤防状隆起を形成するように配列する。軽度の粃糠様落屑が付着し，瘙痒を伴う。

④ **手白癬**　手背に生じた場合は，中心治癒傾向がある境界鮮明な環状の湿疹様局面で，激しい瘙痒がある。手掌では手掌全体が角化してかたく，乾燥性で粃糠様落屑を伴う角質増殖型の病型をとることが多い。

⑤ **足白癬（みずむし）**　最も頻度の高い真菌症である。おもに足底に小水疱を生じる小水疱型（○図 5-57）と，趾間の皮膚が浸軟・発赤・びらんする趾間型，足底全体に角化のみられる角質増殖型に分類されているが，角質増殖型はまれである。

---

column　トリコフィトン-トンスランス

　トリコフィトン-トンスランス Trichophyton tonsurans は，皮膚糸状菌（白癬菌）の一種で，欧米では頭部白癬の原因菌として最も分離頻度が高い。この真菌は，わが国では最近まで分離されることはまれであったが，2001 年ごろからトリコフィトン-トンスランスによる頭部白癬・体部白癬の集団発生が高等学校や大学の柔道部員やレスリング部員から報告されるようになり，いまや日本全国に蔓延している。

　このような急激な蔓延は，トリコフィトン-トンスランスの感染力が強いわりに，皮膚症状が軽いことによるもので，頭部白癬ではよくよく調べてみても根本で切れている毛が数個しかみられないこともある。つまり，自覚症状が少ない患者が多いため，治療を受けることなく放置している人が多い。このことがトリコフィトン-トンスランス感染症が減少しない原因となっている。

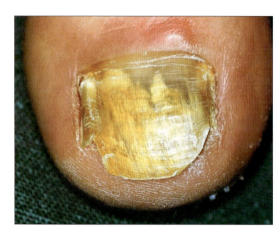

◯図 5-58　爪白癬
爪の表面はまだ光沢を有しているが，爪の混濁と肥厚があり，爪甲剝離がみとめられる。

6 **爪白癬**　わが国では 1000 万人以上の患者がいると推定されており，高齢者に多い。爪白癬の 70% 以上の症例ではほかの病型の白癬，とくに足白癬を合併している。趾爪では第 1，5 趾爪に多いが，指爪の頻度は低く，10 歳以下の小児にはまれである。原因菌は，トリコフィトン-ルブルム *Trichophyton rubrum* のことが多い。

　爪白癬は，いくつかの病型に分類されているが，大部分の爪白癬は爪の混濁と肥厚を主体とする爪病変で，爪病変は先端あるいは側縁から進行することが多い（◯図 5-58）。

7 **深在性白癬**　わが国では真の深在性白癬である白癬性肉芽腫ばかりでなく，皮膚糸状菌は毛・毛包内にとどまるが，毛包周囲に強い化膿性炎症をきたす浅在性白癬まで深在性白癬として扱われている。後者には毛髪をおかす**ケルスス禿瘡**と鬚毛（ひげ）をおかす**白癬菌性毛瘡**とがあり，その他の部位の生毛をおかす場合は生毛部急性深在性白癬とよばれる。

● **診断**　直接鏡検で，糸状の菌糸もしくは分節胞子を証明することによって診断する。

● **治療**　趾間型や小水疱型の足白癬，股部白癬，体部白癬は抗真菌薬の外用だけで治癒する。通常，足白癬は 4 週間，そのほかの白癬は 2 週間の外用を要する。

---

plus　足白癬（みずむし）の感染経路

　わが国には自覚症状のない足白癬患者が多いため，これらの患者が感染源になっている。実際に温泉場や銭湯の足ふきマットには 100% 白癬菌がいることが知られている。また，足白癬患者がいる家庭でも同様である。これらの足ふきマットを利用すると，白癬菌は足に付着するが，足を乾燥させると，足に付着した白癬菌はやがて脱落し，足白癬になることはない。しかし，十分に足を乾燥させないまま靴下・靴をはくと，白癬菌は長時間にわたって足に付着する。

　通常は，24 時間以上白癬菌が足に付着しつづけないと足白癬にならないが，角層に傷があると 12 時間程度で白癬菌が角層内に侵入して足白癬になるという報告もある。したがって，足をごしごし洗うことは，角層を傷つけるため禁物である。

頭部白癬，角質増殖型の手白癬・足白癬，爪白癬の治療には経口抗真菌薬の内服が必要である。なお，頭部白癬，角質増殖型の手白癬・足白癬，深在性白癬では数か月間，爪白癬ではさらに長期の内服を要する。ただし，爪白癬に有効な抗真菌外用薬も発売されている。

2 皮膚・粘膜カンジダ症

　カンジダ症はカンジダ属の真菌，とくにカンジダ-アルビカンス*Candida albicans*によって生じるが，カンジダは口腔内・糞便中・腟内にはしばしば常在しているため，単に病変からカンジダが培養されただけではカンジダ症と断定できず，直接鏡検によってカンジダの存在を仮性菌糸とブドウの房状の分芽胞子集団から証明する必要がある。

● **病型**　カンジダ症は，次のような病型に分類されている。

1 カンジダ性間擦疹　陰股部・殿溝・頸項部・腋窩・乳房下部など，皮膚と皮膚のこすれ合う間擦部位に境界鮮明な紅斑が形成され，その周囲に粟粒大の紅色丘疹や膿疱が散在する❶。

2 乳児寄生菌性紅斑　乳児のカンジダ性間擦疹である（○図5-59）。

3 カンジダ性指趾間びらん症　水仕事が誘因となり，指間に発赤を伴うびらん面を生じ，中心部は白色に浸軟する。趾間に生じると趾間型の足白癬と鑑別が困難である。

4 カンジダ性爪囲・爪炎　水仕事が誘因となり，爪囲の発赤・腫脹がみられるが，圧痛は軽微で，排膿はないかあっても少ない。カンジダ性爪炎で

NOTE
❶このように，原発巣の近くにみられる同様の病変部のことを衛星病巣という。カンジダ性間擦疹だけでなく，悪性黒色腫の周囲にみられる小さな皮膚転移なども衛星病巣とよばれる。

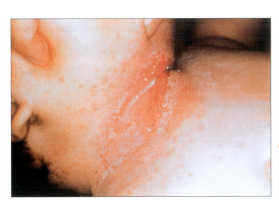

○図5-59　乳児寄生菌性紅斑
首のすわりがわるい乳児の頸部に生じた乳児寄生菌性紅斑である。中央が浸潤する境界鮮明な紅斑の周囲には，粟粒大の紅色丘疹や膿疱が散在してみられる。

---

column　足白癬（みずむし）はかゆいのか

　白癬菌の感染では，かゆみなどの炎症症状を生じるためには，白癬菌が角層の奥深くまで増殖し，生きている表皮細胞と接触する必要がある。そのため，角層の薄い所に生じた白癬はかゆいが，角層が厚い所に生じた白癬では，必ずしもかゆいわけではない。
　そのため，掌蹠のように角層が厚い所に生じた場合は，かゆくなることは少ない。さらに，毛・爪に生じた白癬もかゆくない。
　足白癬の治療を受ける人は，かゆみなどの自覚症状がある患者で，自覚症状のない患者が治療を受けることはほとんどない。実際，わが国の疫学調査によると，足白癬患者でかゆみがある人は10％程度であり，自覚症状のない足白癬患者は潜在患者として，治療を受けることなく足白癬の感染源になっている。

は，同時に爪甲の着色，爪甲表面の凹凸不整，横溝形成など爪の二次的変化を伴う。一方，まれに爪実質にカンジダが寄生し，著明な爪甲下角質の増殖と変形・崩壊を呈することがあり，これを**爪カンジダ症**という。

5 **口角びらん症**　口角部に白色浸軟・亀裂・びらん・痂皮などが生じ，開口時に疼痛を訴えることがある。

6 **口腔カンジダ症（鵞口瘡）**　口腔粘膜あるいは舌に白色の偽膜または白苔が散在性あるいは融合性に付着し，多少の炎症性潮紅を伴う。白苔は容易に剥離され，剥離すると赤いびらん面となる。成人では，しばしば口角びらん症を伴う。

7 **慢性皮膚粘膜カンジダ症**　遺伝性の免疫不全や内分泌異常を背景に幼少時に発症し，慢性に経過する皮膚・粘膜のカンジダ症で，年齢とともに皮膚病変は軽快する。

● **治療**　通常の皮膚カンジダ症は病変部の乾燥に心がけ，抗カンジダ薬を外用すれば 2 週間程度で治癒する。しかし，深在性カンジダ症・慢性皮膚粘膜カンジダ症・爪カンジダ症などではアゾール系抗真菌薬の内服を要する。

3　癜風

● **病態**　癜風は，皮膚の常在真菌叢の1つであるマラセチア *Malassezia* 属の真菌による感染症で，春から夏にかけて発症することが多い。青壮年，とくに 20 歳前後に多発する。

● **症状**　おもに頸部・体幹（とくに前胸部・上背部）・上肢に，境界鮮明な粃糠様鱗屑を伴う淡褐色斑あるいは脱色素斑が多発する（◉図 5-60）。淡褐色斑のものを黒色癜風，脱色素斑のものを白色癜風という。自覚症状はないが，放置すると色素沈着あるいは色素脱失を残す。病変部をメスでこすると，思いのほか多量の粃糠様鱗屑がみられ，直接鏡検によって短冊状の短くて太い菌糸と分芽胞子がみとめられる。

● **治療**　イミダゾール系抗真菌薬やアゾール系抗真菌薬の外用によってほぼ治癒するが，翌年には再発することが多い。アゾール系抗真菌薬の内服も有効である。

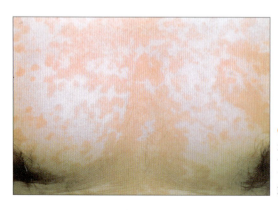

◉**図 5-60　癜風**
境界鮮明な淡褐色斑が多発・融合している。病変部をメスでこすると思いのほか多量の粃糠様鱗屑がみられるのが特徴である。

G. 感染症 **133**

5 ウイルス感染症

ウイルス感染症は多数存在するが，ここでは感染部位が皮膚であるウイルス感染症と皮膚病変の顕著なウイルス感染症について述べる。

1 単純疱疹（単純ヘルペス）

単純疱疹（単純ヘルペス）は，単純ヘルペスウイルス Herpes simplex virus（HSV）1 型（HSV-1）または 2 型（HSV-2）による感染症である。初感染の多くは不顕性感染で，初感染後，ウイルスは神経節に潜伏感染し，さまざまな刺激や細胞性免疫の低下などで増殖し，皮膚・粘膜に水疱を生じる。

1 カポジ水痘様発疹症 Kaposi's varicelliform eruption アトピー性皮膚炎などの皮膚病変に，HSV が感染することで生じる。初感染のことが多いが，みずからの口唇ヘルペスから感染することもある。

既存の皮膚病変に突然，中心臍窩を有する小水疱が集簇多発し，周辺部では播種状に散布する。水疱はすみやかに膿疱・痂皮化し，新旧の皮疹が混在する。発熱やリンパ節の腫脹をみる。10 日から 1 か月で治癒し，再発のたびに症状は軽くなる。

2 口唇ヘルペス 最も頻度の高い単純疱疹で，大部分は再発性であるが，初感染のときは症状が重い。口唇の外傷・発熱・日光・ストレス・疲労などが誘因となり，約 2～4 日後に口唇およびその周辺に軽い灼熱感・違和感を伴う浮腫性小紅斑として出現し，約 12～48 時間以内に小水疱となる。やがて痂皮を形成し，約 4～14 日で瘢痕を残すことなく治癒する。年に 1～3 回再発するものが多い。

● **治療** 全身症状の強い重症例には抗ウイルス薬の点滴を行うが，通常の単純疱疹には初感染であっても抗ウイルス薬の内服や外用で十分である。

再発性のものに対しては，前駆症状があればただちに内服するとすみやかに治癒するが，再発を防止することは困難である。

2 帯状疱疹

● **病態** 帯状疱疹は，水痘-帯状疱疹ウイルス Varicella-zoster virus（VZV）による感染症で，初感染では水痘となる。その際に VZV は神経節に潜伏感染し，個体の免疫低下に伴ってウイルスが活性化し，通常は一度だけ帯状疱疹となる。

● **症状** 最初は神経痛として始まることが多く，やがて痛みのある神経の分布に一致して浮腫性の紅斑が出現し，粟粒大からダイズ大の紅暈を伴う小水疱が集簇する（● 図 5-61）。

皮疹は通常片側性で，神経痛様疼痛は皮疹が治癒するころにはなくなるが，ときに数か月から数年続くことがあり，これを**帯状疱疹後神経痛** postherpetic neuralgia（PHN）という。顔面神経の膝神経節領域の帯状疱疹では，ラムゼイハント Ramsay Hunt 症候群という顔面神経麻痺・味覚障害・耳鳴・めまいな

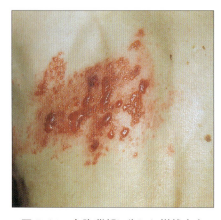

図 5-61　左胸背部に生じた帯状疱疹
肋間神経の走行に沿って島しょ状に浮腫性紅斑がみられ，紅斑上に小水疱が集簇するが，一部は融合して大水疱となっている。

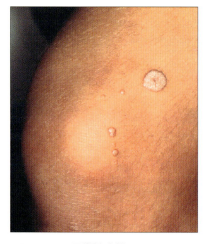

図 5-62　尋常性疣贅
膝に多発した尋常性疣贅である。

どの内耳障害がみられることがある。
● 治療　単純疱疹に準じるが，疼痛に対しては非ステロイド性抗炎症薬（NSAIDs）が一般的である。ただし，痛みが強い場合は神経ブロックを行うこともある。また最近では，プレガバリンやガバペンチンの内服が使用できるようになった。ただし，PHN は自然の経過でいずれ軽快する。

3　ヒトパピローマウイルス感染症（ウイルス性疣贅）

　現在，100 種類以上の遺伝子型に分類されているヒトパピローマウイルス Human papillomavirus（HPV）によって皮膚・粘膜に生じる比較的ありふれた疾患で，臨床的に尋常性疣贅・青年性扁平疣贅・尖圭コンジローマなどの病型に分類される。

　1 尋常性疣贅　疣贅のなかで最も頻度が高く，手指背や足底に好発する（図 5-62）。はじめは表面が平滑な皮膚色のドーム状丘疹であるが，増大するとともに表面が粗糙となり灰白色を呈し，多発した場合は融合する。足底に生じたものは隆起があまりみられず，鶏眼と間違われやすい。

　2 青年性扁平疣贅　扁平に隆起した多角型で皮膚色の丘疹であるが，古いものでは色素沈着を伴う。多発し，しばしば線状に配列する。

　3 尖圭コンジローマ　性感染症の一種で，肛門周囲や外陰部に発症し，外陰部疣贅ともいう。白色・紅色または黒褐色調の表面が平滑な丘疹が多発し，鶏冠状や顆粒状を示す。

● 治療　液体窒素凍結療法はすべての疣贅に有効であるが，顔面・頸部では色素沈着を残すことが多い。また角化の強い病変は，サリチル酸で厚い角層を除去してから液体窒素療法を行うことがある。尖圭コンジローマには，イミキモドの外用が効果的である。そのほかに局所麻酔下に電気メスやレーザーで焼灼する方法があるが，再発しやすい。

G. 感染症　135

4　伝染性軟属腫

● **病態**　伝染性軟属腫ウイルス *Molluscum contagiosum virus*（MCV）が直接接触して感染する。6歳以下の幼小児に多くみられ，保育園・幼稚園・水泳教室などで集団発生する。

● **症状**　皮疹は通常，直径約1〜5mmの大小さまざまな表面に光沢のある淡紅色から暗紅色の充実性丘疹で，数個から数十個が孤立散在性に多発する。丘疹は中心臍窩があり，圧迫によって白色粥状物の排出をみるのが特徴である。

● **治療**　丘疹内容物を鑷子（ピンセット）などで物理的に排出することが最も確実である。自然消退には数か月間〜それ以上を要し，その間患者は感染源となるので，皮疹が少ないうちにできるだけ早く処置することが望ましい。

5　後天性免疫不全症候群（エイズ）

● **病態**　後天性免疫不全症候群 acquired immunodeficiency syndrome（エイズ）は，ヒト免疫不全ウイルス *Human immunodeficiency virus*（HIV）がおもに CD4陽性T細胞（CD4$^+$T細胞，CD4陽性Tリンパ球）に感染し，全身の免疫機構が障害されていく疾患である。性行為や血液を介して感染するが，周産期に母親から新生児に感染することもある。

● **症状**　感染後，血清抗体価が陽転するまでの間に，一過性に発熱・紅斑性発疹・関節痛・頭痛などの伝染性単核症様症状が生じる。通常，約6〜12週後に抗体が陽性化し，以後発症まで無症状の期間は平均6〜10年といわれる。やがて全身のリンパ節が3か月間以上持続して腫脹するようになり，発熱・体重減少・下痢・口腔内カンジダ症・帯状疱疹・口腔毛様白斑症などが生じる。

　検査データでは，CD4陽性T細胞の減少（400/μL以下），CD4/CD8比の低下などがみられる。皮膚症状にはカポジ肉腫（円形から紡錘形の淡紅色ないし暗赤褐色斑で，結節形成もある）や，さまざまな皮膚・粘膜感染症，脂漏性皮膚炎，好酸球性膿疱性毛囊炎などがある。

● **治療**　抗HIV多剤併用療法 highly active anti-retroviral therapy（HAART）が行われるようになって，患者のQOLが大いに改善されるようになった。

6　ウイルス性急性発疹症

　急性発疹症にはさまざまなウイルス感染症や猩紅熱などの細菌感染症，川崎病（急性熱性皮膚粘膜リンパ節症候群）などがある。これらは発疹・発熱・リンパ節腫脹などといった共通する症状が多いが，皮疹の分布，粘膜疹の有無，発熱の推移などからある程度の鑑別が可能で，血清抗体価の推移によって診断が確定する。

　[1] **麻疹（はしか）**　麻疹ウイルス *Measles morbillivirus* による急性発疹症で，小児とくに幼児期に発症する。最近では，予防接種を行っていない成人にもみられることが多い。臨床経過は，次の3期に分けられる。

①**カタル期（2～4日）**　39℃以上の発熱と粘膜のカタル症状が主徴で，眼では結膜炎，鼻ではくしゃみ・鼻汁，口腔ではコプリック斑，喉頭・気管では咳嗽，消化管では下痢などがみられる。このうちコプリック斑は頬粘膜の臼歯に対応する部分に生じる紅暈に囲まれた白色に隆起した斑点で，診断的価値が高い。

②**発疹期（4～5日）**　いったん下降した体温が再び上昇して，点状からアズキ大の紅斑性丘疹性の皮疹が耳後部から出はじめ，顔・上肢・体幹・下肢に拡大するとともに融合し，網の目状の紅斑となる。皮疹とともにカタル症状はひどくなり，麻疹顔貌となる。発疹期4～5日で体温は下降する。

③**回復期**　体温の下降とともに皮疹は褐色調となり，落屑を伴う。皮疹の消退後，色素沈着を残すが，これも数か月以内に消失する。

2 風疹　風疹ウイルス *Rubella virus* による感染症で小児期に発症するが，青少年でもまれではない。予防接種によって発症を防ぐことができる。風疹の三主徴は次のとおりである。

(1) 皮疹：孤立性の粟粒大の紅斑であるが，顔面ではやや大きく融合傾向があり，最初は顔面に生じ，頸部・体幹・四肢へと急速に拡大し，3日前後で消失する。

(2) リンパ節腫脹：全身，とくに耳後部・後頭部・頸部にみられ，皮疹出現数日前から存在し，1～数週間持続する。

(3) 発熱：一般に軽度で2～3日で解熱する。

そのほかに軟口蓋の紅色小点状斑，口蓋の点状出血，咽頭発赤・結膜充血などがみられる。

3 水痘　水痘-帯状疱疹ウイルス（VZV）による感染症で，約80％は1～6歳の小児に生じるが，成人でもまれではない。

1～2日間の前駆症状ののち，米粒大から爪甲大の紅斑が突然散在性に多発する。紅斑の中心に丘疹が出現し，すみやかにアズキ大までの小水疱となる。やがて水疱は膿疱化して乾燥し，1週間ほどで痂皮化する。口腔内では紅暈の強い有痛性のびらんとなり，被髪頭部・口腔内にも発疹を生じるのが特徴である。

肺炎の合併率は約10～30％で，成人の場合は高熱などの全身症状を伴うことが多いが，予後はおおむね良好である。

4 伝染性紅斑　ヒトパルボウイルスB19 Human parvovirus B19 によるウイルス性発疹症で，6～12歳が約80％を占めるが，これらの患児に接する成人の発症例もある。軽度のかぜ様前駆症状ののちに，両頬部に蝶形紅斑または平手打ち様の不規則形紅斑が出現する。同時にあるいは1～2日遅れて，両上腕伸側および両大腿にアズキ大から爪甲大の紅斑が多数出現する。これらは数日で融合し，診断的特徴のある網の目状，レース模様の紅斑となる。

皮疹は3日～3週間で消失するが，消失後に再燃することがある。軽微な発熱・関節痛・筋肉痛がみられることもあるが，予後は良好である。ただし，溶血性貧血患者などでは骨髄赤芽球の無形性発作がみられたり，子宮内感染で流早産の原因となることもある。

5 手足口病　手・足・下肢・口腔内・口唇に小水疱が生じるのが特徴的で，主として乳幼児にみられるピコルナウイルス科 *Picornaviridae* のエンテロウイルス *Enterovirus* 属のウイルス❶による感染症である。

● 治療　対症療法がおもなものであるが，水痘には抗ウイルス薬が使用される。

> ▪ NOTE
> ❶コクサッキーウイルス，エンテロウイルス，エコーウイルスなどがある。

6 梅毒

● 病期と症状　梅毒は梅毒トレポネーマ *Treponema pallidum* subsp. *pallidum*（TP）による性感染症で，病期は通常3期に分けられる。

①**第1期**　感染後3か月ぐらいまでをいう。感染後約3週間で侵入局所に初期硬結を生じ，初期硬結はやがて潰瘍化して硬性下疳となることもある。引きつづいてリンパ節に硬性リンパ節炎（無痛性横痃（おうげん））をきたす。感染後約4週間でカルジオリピン抗原による**梅毒血清反応** serologic test for syphilis（STS）は陽性となる。

②**第2期**　感染後3か月から3年ぐらいまでの間をいう。この時期には，血中から全身に散布された梅毒トレポネーマによって皮膚・粘膜にいろいろな型の梅毒疹・粘膜疹をきたし，また全身のリンパ節が順次かたく，無痛性に腫大する。皮疹は，全身に散在して数日で消える爪甲大の紅斑（バラ疹）や，掌蹠に限局性に生じる角化や落屑を伴う浸潤性の紅斑や丘疹が特徴的である（◯図5-63）。そのほか，陰部の湿潤性扁平丘疹（扁平コンジローマ）や脱毛（梅毒性脱毛）がみられる。

③**第3期**　感染後3年以上を経過したものをいう。皮膚・粘膜にみられるものは結節性梅毒疹あるいはゴム腫性梅毒疹（ゴム腫）で，この病期になると内臓・心血管系・骨・中枢神経系など，全身の諸器官がおかされる。中枢神経系の変性梅毒は，感染後20〜30年経過して発病するものもあるため，この時期を第4期として区別することもある。

● 治療　ペニシリンを主体とした抗菌薬療法によく反応する。梅毒トレポネーマ赤血球凝集試験（TPHAテスト）は完治しても陰性化しないので，治療経過は梅毒血清反応の抗体価の消長をみていくのがよく，梅毒血清反応が低値で安定すれば治療を終了してもよい。

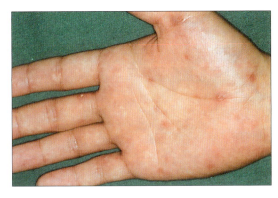

◯図5-63　手掌に生じた第2期梅毒疹
角化ないし落屑を伴う湿潤性の紅斑や丘疹が手掌に散在している。

7 寄生虫・動物が関与する疾患

1 クリーピング病

● **病態**　クリーピング病は，寄生虫の幼虫が皮内または皮下を遊走し線状の皮疹を呈する疾患の総称である。ライギョ，ドジョウ，ホタルイカなどを生食することによって，顎口虫や旋尾線虫などの幼虫が胃壁などから体内に侵入し，皮下を移動する際に皮疹を生じる。

● **症状**　皮疹は感染源の接種後数週間して生じる不規則に屈曲ないし蛇行する軽度に隆起した線状の紅斑で，小水疱を生じることもある。

● **治療**　虫体を摘出する。

2 ツツガムシ病

● **病因**　ツツガムシ病は，ツツガムシ病オリエンチア *Orientia tsutsugamushi* を保有しているツツガムシ❶によって媒介される感染症で，山菜やキノコ狩りなどでツツガムシの幼虫が生息する草むらに入り，この虫に刺されて感染する❷。

● **症状**　虫刺後 2〜5 日してダイズ大前後の硬結を伴う発赤を生じ，ときに中央が小水疱化することもある。やがて潰瘍化し，壊死性痂皮（焼痂）となる。

　虫刺後 7〜14 日で，40℃ 前後の高熱・悪寒・全身倦怠感・激しい頭痛・咽頭痛・筋肉痛・結膜の充血を生じる。

　また，発熱と同時あるいは数日後に自覚症状のない米粒大ないし爪甲大のわずかに浮腫性の境界不鮮明な紅斑（バラ疹）が多発する。

● **治療**　テトラサイクリン系抗菌薬は奏効するが，β ラクタム系抗菌薬は無効である。

3 疥癬

● **病因**　疥癬は，疥癬虫（ヒゼンダニ *sarcoptes scabiei* var. *hominis*）の寄生による皮膚病で，ヒトの肌と肌との直接接触，または寝具・衣類などを介して感染する（◯図 5-64）。

● **症状**　潜伏期間は約 1 か月で，指間・指側腹・腋窩・外陰部などの皮膚のやわらかい部位に発症し，強い瘙痒で眠れないこともある（◯図 5-65）。

　最初は粟粒大の紅色丘疹または漿液性丘疹が生じ，やがて小結節となる。とくに陰嚢・陰茎に好発する。厚く鱗屑の固着したカキ殻状の角質増殖が著明なものは**角化型疥癬（ノルウェー疥癬）**とよび，無数の疥癬虫が存在する。不潔生活者や精神遅滞者，高度免疫不全者などに発症することが多い。

● **診断**　直接鏡検を行い，手関節や指間に好発する数 mm の細い灰白色の線状の疥癬トンネルや，外陰部の小結節の角層内に虫体・卵・糞の存在を確認すれば診断は確実である。

● **治療**　わが国では，イベルメクチンの内服が行われているが，フェノト

NOTE

❶ツツガムシ
　体長 0.3〜0.5 mm のダニで，野ネズミなどに寄生して，ヒトに吸着する。

❷ツツガムシ病と同じくリケッチア科による疾患の代表的なものに，日本紅斑熱がある。これはリケッチア-ジャポニカ *Rickettsia japonica* による感染症で，刺し口がありツツガムシ病に似るが，リンパ節腫脹はまずない。四国・九州地方に多い。

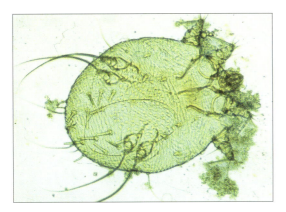

▶図 5-64　疥癬虫

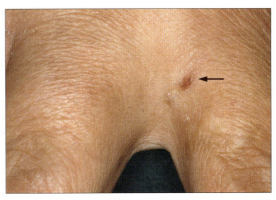

▶図 5-65　疥癬
指間に生じた疥癬トンネル(→)がみとめられる。

リンの外用薬も発売されている。なお，同居人にも感染していることが多いので同時に治療する必要がある。

4 シラミ症

シラミ症にはケジラミ症とアタマジラミ症の 2 疾患があり，両者とも毛に虫卵が固着している。

1 ケジラミ症　通常，性行為によってケジラミ *Phthirus pubis* が陰毛に寄生して生じるが，眉毛・胸毛などに寄生することもある。ケジラミは，体長約 1 mm で，陰毛に脚をかけて移動し，皮膚から吸血する。吸血部に瘙痒を生じるが，皮疹をみとめないことが多い。成虫は陰毛に固着しているため，成虫の発見は容易である。

2 アタマジラミ症　アタマジラミ *Pediculus humanus capitis* が頭髪内に寄生して頭皮から吸血する。アタマジラミは体長約 2～3 mm で，頭髪どうしの接触によって感染し，成虫は頭髪の間をすばやく移動するので，見失うことが多い。必ずしも瘙痒を伴うとは限らない。毛に固着している虫卵は，ふけ

---

column　疥癬の集団発生がおこるわけ

疥癬虫は皮膚の角層に生存するだけで，吸血するわけではない。そのため，初期にはかゆみなどの炎症症状をきたすことはない。

疥癬がかゆくなるのは，疥癬虫の卵や糞などの刺激によるアレルギー反応が生じてからである。したがって，かゆみが生じるのは感染後 1 か月ほどたってからである。しかし，この時期では，まだ虫体・虫卵も少ないため，直接鏡検で疥癬と診断することはむずかしい。

通常は感染後 2 か月程度たたないと，典型的な皮疹が生じることもないし，直接鏡検で虫体・虫卵を発見することができないことが多い。そのため診断が遅れることになり，この間に医療スタッフを介して，他の入院患者に疥癬が感染することになる。

疥癬患者が見つかった場合は，少なくとも 2 か月前から疥癬虫がいた可能性が高いので，同室の入院患者や疥癬患者と直接接触した医療スタッフを同時に治療したほうがよい。ただし，通常の疥癬は，角化型疥癬とは異なり，簡単に人にうつるものではないことも念頭におくべきである。

140　第5章　疾患の理解

と間違われることがある。学童児に集団発生がみられる。

● **治療**　フェノトリン粉剤を患部に散布し，1時間後に洗い流す。

H 全身性疾患に伴う皮膚病変

　全身性疾患に伴う皮膚病変にはさまざまなものがあるが，皮膚病変が初発症状の場合も少なくない。ここでは，皮膚病変によって全身性疾患が発見される可能性の高いものを，いくつか述べることにする。

1 膠原病

膠原病はクレンペラー Klemperer, P. らによって広範な結合組織の炎症を主病変とする疾患群として提唱された疾患概念で，次のようなものがある。

1 エリテマトーデス（LE）

　エリテマトーデス lupus erythematosus（LE）は，全身性と，皮膚に病変が限局し，他臓器に病変がみられない皮膚限局型に大別されるが，両者の中間型や移行型もある。

◆ 全身性エリテマトーデス（SLE）

● **症状**　全身性エリテマトーデス systemic lupus erythematosus（SLE）は，発熱・多関節炎・漿膜炎・貧血・血小板減少・腎症状・神経症状・循環器症状などといった多彩な臨床症状を示し，慢性に経過する多臓器障害性の疾患で，さまざまな自己抗体，とくに抗核抗体が高頻度にみられるのが特徴である。女性，とくに若い女性に多くみられ，男性の約10倍である。

　皮膚症状には，顔面頬部の蝶形紅斑（●図5-66），掌蹠の紅斑と爪囲紅斑，脱毛，口腔内の粘膜疹，両下肢の皮斑，蕁麻疹様血管炎，円板状皮疹（円板状エリテマトーデス），光線過敏症，レイノー現象などがある[1]。

● **治療**　副腎皮質ステロイド薬とヒドロキシクロロキン硫酸塩の内服が主であるが，免疫抑制薬や血漿交換療法が併用されることもある。Bリンパ球刺激因子（BLyS）をコントロールするベリムマブを使用することもある。

◆ 円板状エリテマトーデス（DLE）

● **症状**　円板状エリテマトーデス discoid lupus erythematosus（DLE）による皮疹は，境界鮮明な萎縮性紅斑局面で，落屑と毛孔の開大を伴う（●図5-67）。顔面・頭部・耳介などにみられるが，病変が広範囲で，頸部より下にも円板状エリテマトーデスが存在する場合は汎発性円板状エリテマトーデスといって血液検査異常を伴い，全身性エリテマトーデスに移行する可能性が高い。頸部より上に皮疹が限局している場合は，皮膚病変だけにとどまることが多い。

NOTE

[1] フェニトインやプロカインアミド塩酸塩などの薬剤を長期間服用していると，全身性エリテマトーデスに類似した症状が出たり，抗核抗体が陽性となることがあり，これを薬剤誘発性ループスとよぶ。服薬を中止すると，大部分の症例で症状は消失する。

H. 全身性疾患に伴う皮膚病変　141

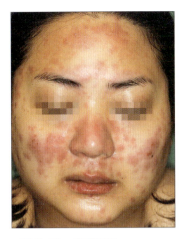

◐ 図 5-66　蝶形紅斑
全身性エリテマトーデスの発熱などの全身症状とともに顔面にみとめる紅斑である。

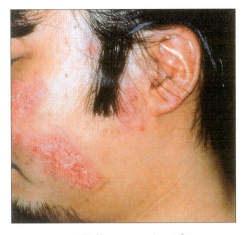

◐ 図 5-67　円板状エリテマトーデス
顔面に生じた円板状エリテマトーデスである。境界鮮明で表面が萎縮性の紅斑局面が多発している。

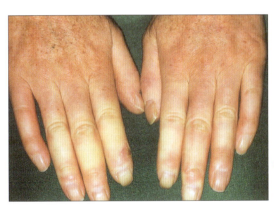

◐ 図 5-68　全身性強皮症患者にみられたレイノー現象
皮膚の冷感と蒼白化（レイノー現象）および強皮症による手指の硬化がみとめられる。

　また，円板状エリテマトーデスの皮疹に皮膚がんが生じることがある。皮疹部では蛍光抗体直接法（ループバンドテスト）で，表皮基底膜に免疫グロブリン，とくに IgG と IgM および補体の沈着がみとめられる。
● **治療**　ヒドロキシクロロキン硫酸塩の内服を行う。副腎皮質ステロイド薬の外用は病初期ではよいが，さらなる皮膚萎縮をきたすことがある。

2　強皮症

　強皮症は皮膚の硬化を主徴とする疾患で，皮膚だけでなく全身の諸臓器がおかされる全身性強皮症 systemic sclerosis（SSc）と，限局性の皮膚病変にとどまる限局性強皮症とに大別される。

◆ 全身性強皮症（SSc）

　40〜50 歳での発症が多く，男女比は 1：10 である。約半数はレイノー現象で始まり，指・手の硬化，朝のこわばり，浮腫，関節痛がみられる（◐図 5-68）。硬化は徐々に進行し，しだいに前腕から上腕さらに体幹へと及ぶこ

ともある。

皮膚変化の初期は厚ぼったく触れ，硬化が進むとともに皮膚は緊張し，つまみ上げにくくなり，さらに進行するとかたさも増し，下部組織に固着してくる。

顔貌は鼻が細くとがり，口囲に放射状の皺襞を呈し，口は小さく表情に乏しく仮面状となる（仮面様顔貌）。また，舌小帯の肥厚や短縮がみられる。指はしだいに屈曲位に拘縮したり，指尖部に虫くい状潰瘍・瘢痕が生じる。肺，消化器，腎臓，心臓もおかされ，肺線維症や肺高血圧症，胃食道逆流症，悪性高血圧，伝導障害や続発性心不全などが生じ，それらが予後を決定する。

● 治療　特効的な治療法がないため，対症療法とならざるをえない。炎症症状が強い場合には，副腎皮質ステロイド薬の内服を行う。急性間質性肺炎に対しては，シクロスポリンなどの免疫抑制薬の内服や，エンドキサン®のパルス療法が行われることがある。

◆ 限局性強皮症

男女比は1：2で，若年者に好発する。次の3型に分類される。

1 斑状強皮症（モルフェア）　体幹に好発する境界鮮明な限局性硬化病巣で，中心部が象牙色で光沢を有する。病初期には紫紅色の紅暈に取り囲まれ，**ライラック輪**とよばれる。

2 線状強皮症（帯状強皮症）　斑状強皮症に類似の硬化病変が片側，ときに両側性に線状ないし帯状に生じるものである。四肢・顔面頭部に好発し，前頭にできたものは**剣創状強皮症**とよばれる。

3 多発性斑状強皮症　斑状強皮症が全身に多発したもので，抗核抗体（細胞核に対する自己抗体）陽性などの多彩な免疫学的異常を伴うことが多い。

● 治療　病初期には，副腎皮質ステロイド薬の外用や局所注射が有効なこともある。

3　皮膚筋炎（DM）

皮膚筋炎 dermatomyositis（DM）は，皮膚病変を伴う点で多発性筋炎 polymyositis（PM）と区別されるが，同一の疾患単位として扱われることが多い。いずれの年齢にも発症するが，小児では多発性筋炎は少なく，大部分は皮膚筋炎が占める。

● 症状　皮疹は眼瞼を中心に浮腫性紫紅色斑（ヘリオトロープ疹）ないし紅褐色斑がみられる。また，指趾関節背面では扁平隆起性敷石状の角化性局面（ゴットロン Gottron 徴候），前額部・前胸部から上背部，上腕や大腿の伸側部には左右対称性に浮腫性紅斑がみとめられる。

この浮腫性紅斑は瘙痒を伴い，やがて落屑性浸潤局面となり，のちに多形皮膚萎縮となることがある。

筋力低下・筋痛といった筋症状は四肢近位筋が優位で，咽頭筋群の筋力低下によって嚥下障害・発声障害をきたす。発熱やレイノー現象，関節痛を伴うこともある。ときに間質性肺炎を合併し急速に進行して呼吸不全にいたる。

約 20〜30％ に悪性腫瘍を合併し，腫瘍の切除によって筋炎も軽快を示すことがある。筋炎の重症度と並行してクレアチンキナーゼ(CK)・アルドラーゼ(ALD)・AST(GOT)値の上昇がみられ，とくに CK が病勢の判定に有用である。

● **治療**　副腎皮質ステロイド薬の大量内服もしくはパルス療法が有効であるが，治療に抵抗性の場合は免疫抑制薬を併用する。

2　代謝異常症

1　アミロイドーシス

アミロイドーシスは，特有の線維構造をもつタンパク質であるアミロイドが細胞外に沈着する疾患群の総称である。アミロイドーシスには，アミロイドが全身に沈着する全身性アミロイドーシスと，アミロイドの前駆タンパク質の産生臓器に限局して沈着する限局性アミロイドーシスとがあり，後者のうち皮膚に限局するものを皮膚アミロイドーシスとよぶ。皮膚アミロイドーシスには，次の 2 種類がある。

1 **原発性皮膚アミロイドーシス**　以下のようなものがみられる。

(1)アミロイド苔癬：半米粒大前後のかたい褐色丘疹が多数集簇したもので強い瘙痒を伴う。

(2)斑状アミロイドーシス：さざ波状の境界不鮮明な灰褐色色素斑。

(3)肛門仙骨部アミロイドーシス

(4)結節性アミロイドーシス

アミロイド苔癬・斑状アミロイドーシス・肛門仙骨部アミロイドーシスでは，搔破などの機械的刺激によって角化細胞のケラチン線維が真皮に落ちてアミロイドの前駆タンパク質になったと考えられている。一方，結節性アミロイドーシスのアミロイドは，免疫グロブリン L 鎖由来の AL(amyloid light chain)アミロイドーシスで，多発性骨髄腫に伴う全身性アミロイドーシスの部分症状のこともある。

2 **続発性皮膚アミロイドーシス**　既存皮疹にアミロイド沈着がするもので，アミロイドはケラチン由来である。既存皮疹として，老人性疣贅・老人性角化腫・基底細胞がん・ボーエン病・石灰化上皮腫・脂腺母斑・尋常性疣贅・悪性黒色腫・菌状息肉症・乾癬・円板状エリテマトーデス・ビダール苔癬・日光皮膚炎などがあげられる。

● **治療**　アミロイド苔癬には副腎皮質ステロイド薬の外用がある程度奏効するが，ほかの皮膚アミロイドーシスには有効な治療法はない。

2　黄色腫

● **病態**　黄色腫は，細胞質内に多量の脂質を含んだ組織球(泡沫細胞，黄色腫細胞)が限局性に集簇したものである。

● **症状**　肉眼的には軽度隆起した黄色調局面で，発生する部位や臨床像か

ら結節性黄色腫・扁平黄色腫・腱黄色腫・手掌線状黄色腫・眼瞼黄色腫・発疹性黄色腫などがある。また，脂質異常症を伴うものと，脂質異常症を伴わない正脂血症とに分けられるが，最も頻度の高い眼瞼黄色腫患者の半数は正脂血症である。

高コレステロール血症では，結節性黄色腫・扁平黄色腫・腱黄色腫・手掌線状黄色腫・眼瞼黄色腫を伴いやすく，高トリグリセリド血症では発疹性黄色腫を伴いやすい。

● **治療** 脂質異常症の治療によって，よくなるものもある。局所療法として，切除することもある。

3 ポルフィリン症

ヘム合成に関与する酵素の障害によって，中間代謝産物のポルフィリン体やポルフィリン前駆物質が生体に沈着することによって生じた疾患で，8種類のポルフィリン症が知られている。

皮膚科領域では，次に述べるポルフィリン症を扱う。皮膚症状は，ポルフィリン体による光線過敏症によるもので水疱形成が主体である。

1 晩発性皮膚ポルフィリン症 porphyria cutanea tarda（PTC） 中年以降の男性で，長年飲酒を続けた人に多い。皮膚症状としては日光曝露部に，しばしば外傷に続いて水疱を形成し，軽度瘢痕・萎縮・稗粒腫❶・強皮症様変化・色素沈着がみられる。また，顔面に多毛症を発する。そのほか，肝硬変などの肝機能障害，赤色尿がみられる。

2 骨髄性プロトポルフィリン症 erythropoietic protoporphyria（EPP） 数分の日光曝露によって熱感・疼痛とともに潮紅・浮腫・蕁麻疹・小水疱・湿疹様皮疹が生じ，のちに瘢痕化する。この症状は幼児期からみられるが，10歳前後に自然寛解する。常染色体顕性（優性）遺伝である。

● **治療** 種類によって異なるが，晩発性皮膚ポルフィリン症は肝機能障害の程度によって症状が異なり，禁酒によって軽快する。

> **NOTE**
> ❶稗粒腫
> 皮膚直下に発生する良性の小さな嚢腫をさす。

✐ work 復習と課題

❶ 急性湿疹と慢性湿疹の相違，およびそれぞれの特徴について述べなさい。
❷ おむつかぶれと鑑別すべき疾患について述べなさい。
❸ 薬疹を生じる経路とその病型・症状について述べなさい。
❹ 日光によって発症・増悪する疾患について述べなさい。
❺ 熱傷の受傷面積の算定法の「9の法則」「5の法則」について述べなさい。
❻ 皮膚がんの症状について述べなさい。
❼ 細菌の感染によっておこる皮膚疾患について調べてみよう。
❽ ウイルスによっておこる皮膚疾患について調べてみよう。
❾ 母斑（あざ）の治療法について調べてみよう。

― 皮膚 ―

第 6 章

患者の看護

A 疾患をもつ患者の経過と看護

　ここでは、水疱性類天疱瘡を発症した患者の事例を取り上げ、受診・入院して治療が開始される急性期から、回復期を経て退院し、自宅で療養しながら日常生活を送る慢性期までの過程を整理し、各時期の看護のポイントを述べる。皮膚疾患の時系列にそった変化を学ぶことで患者の全体像をとらえ、本章B節以降の具体的な看護実践の学習に役だててほしい。

1 急性期の患者の看護

　皮膚科領域における急性期にある患者は、疼痛や瘙痒、見た目の変化などに対する身体的・心理的苦痛が強いことが多い。また、急性期は病態が不安定であり進行が比較的早い。そのため、この時期の看護は、患者の状態を迅速かつ的確にアセスメントしたうえで、援助を提供する必要がある。熱傷や感染症の場合には、重篤になると生命にかかわることもおこりうるため、患者の安全をまもるためにも、十分な観察に基づく判断・対応が求められる。

急性期 水疱性類天疱瘡を発症して入院となったAさん

Aさんの 回復期 148ページ　慢性期 150ページ

● **入院までの経過**

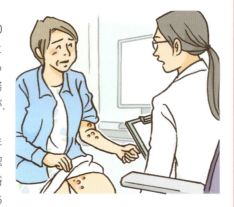

　Aさんは63歳の女性で、60歳の夫（介護施設の事務員）と85歳の義理の母と3人で暮らしている。60歳まで医療事務職として病院に勤務していたが、退職後は専業主婦をしている。既往歴はない。義理の母は昨年より腰痛と膝関節痛が強く、認知症も発症しているため、入浴や外出に介助が必要な状況である。

　ある日、全身、とくに四肢の皮膚の瘙痒が出現したが、乾燥が原因だと思い市販の保湿剤を塗布して様子をみていた。その後、四肢の関節内側に膨隆疹と母指頭大の水疱が複数出現し、瘙痒も増強したため、以前勤務していた病院を受診し、血液検査と皮膚生検を行った。数日後に検査結果が出て、重度の水疱性類天疱瘡と診断された。医師より「治療には大量のステロイド投与が必要になりますし、内臓悪性腫瘍が合併することもありますので、入院して精密検査と治療を行いましょう」と説明され、入院となった。

● **入院時の状況と治療の開始**

　入院時は、四肢の関節内側を中心として全身に瘙痒を伴う2〜5cm程度の水疱と皮疹が各部位に2〜5個程度確認できた。一部の水疱は破れて疼痛

を伴うびらんとなり，着衣には滲出液による汚染があった。また，水疱とびらんによって関節の動きに制限があった。Ａさんは，「痛いのとかゆいのとで，なかなか眠れませんでした。動きにくいので，家事や介護にも支障をきたしていました。こんなにひどくただれて……これ本当によくなるのかしら？」と言っていた。

入院翌日より，プレドニゾロン，アザチオプリンの内服が開始された。

▌ 看護のポイント

● **全身状態の観察と管理**　症状・徴候が出現している皮膚だけではなく，全身を観察して異常の有無を確認したうえで，適切に対応する必要がある。

(1) 副作用の早期発見：薬物療法の副作用は，軽度なものから重症化するものまでさまざまである。治療を継続しながら，副作用を早期発見するために，また，副作用を最小限にするために，副作用とその発現時期に関する知識をもとにした観察が重要となる。Ａさんは，副腎皮質ステロイド薬であるプレドニゾロンと免疫抑制薬であるアザチオプリンの副作用で易感染状態となるため，感染症には十分留意する（◉内服療法を受ける患者の看護については，165ページ）。

(2) バイタルサイン：体温・血圧・脈拍などの変化を観察する。皮膚損傷部位からの感染，または薬物療法による免疫機能の低下に伴う感染症が生じることで，発熱する可能性がある。

(3) 血液データ：びらんなどにより，皮膚損傷が生じると，滲出液に含まれるタンパク質が体外に漏出し，体内のタンパク質が不足する。そのため，血清総タンパク質（TP）やアルブミン（Alb）の値をもとに，栄養状態の変化に注意する。また，感染症のリスクが高いため，Ｃ反応性タンパク質（CRP）の値の上昇にも注意する。

● **病変局所の観察と管理**　全身の皮膚状態の観察をもとに経過を正しく把握し，悪化を防ぐ対応が重要である。皮膚状態の悪化や新たな症状の早期発見は，それらへの早期対応につながる。

(1) 皮膚状態の観察：治療に伴う皮膚状態の変化は治療効果の判定につながるため，皮疹・紅斑・水疱・皮膚損傷の有無や程度，分布部位に関する経過を観察・記録する必要がある。

(2) 瘙痒・疼痛への対応：瘙痒や疼痛は，日常生活に支障をきたし心理的なストレスの増大を引きおこす。瘙痒から皮膚を搔破する可能性も高く，さらなる皮膚損傷や感染を生じて，悪循環に陥る可能性がある。下着や衣類は機械的な刺激を最小限にとどめる素材を選択し，適切なスキンケアを行い，瘙痒・疼痛の軽減をはかる。また，処置に伴う疼痛の増強もあるため，処置のタイミングなども考慮する（◉瘙痒のある患者の看護については，152ページ，疼痛のある患者の看護については，154ページ）。

● **日常生活の援助**　皮膚症状は，患者の日常生活にも影響を与えることが多いため，日常生活が安全・安楽かつ自立して行えるように援助する。

(1) 睡眠：瘙痒や疼痛は，睡眠や休息の阻害要因となる。また，ステロイド

148 第6章 患者の看護

療法の副作用による睡眠障害が生じる可能性もある。

（2）活動：水疱や疼痛により，自由にからだを動かすことができなくなることがある。足底に水疱が生じると，歩行も困難になる。

● **心理・社会的支援** 皮膚疾患は体表に症状・徴候が出現するため，患者は他者の目を気にしやすく，心理的な苦痛が生じる傾向にある。看護師は，そのことを認識したうえでかかわることが重要となる。また，患者本人や家族は，感染するのではないかという不安をいだきやすい。水疱性類天疱瘡は，自己免疫疾患であるため他者にうつることはないことを十分に説明する必要がある。

本章で取り上げる急性期患者の看護

- 熱傷患者の看護（●187ページ）
- 帯状疱疹患者の看護（●197ページ）
- 手術療法を受ける患者の看護（●173ページ）

---

2 回復期の患者の看護

　皮膚科領域の回復期においては，疼痛や瘙痒などの症状が軽減するとともに，紅斑や水疱などの外見的な徴候も軽減するため，患者は回復してきていることを実感しやすい。

　この時期の看護に重要となるのは，合併症を予防し，治療の継続と再燃・再発予防のための行動を患者が習得できるようにかかわることである。そのためには，患者の疾患・治療に関する知識や認識，退院後に必要な行動を明確にしたうえで，患者教育を行う必要がある。

　また，再燃・再発を早期発見・早期対応できるための観察を継続して行うことも重要となる。患者が服薬や症状緩和に対する自己管理を行う際には，アドヒアランス❶が重要となる。アドヒアランスが良好な状態となるためには，患者が疾患や治療を自身のこととして受けとめ，治療に参加することが必要となる。

> **NOTE**
> **❶アドヒアランス**
> 　医療者が提案する治療方針などの決定に患者が積極的に同意し，その決定に従って治療を受けることである。アドヒアランスには，医療者と患者の関係性と治療方法への理解が影響する。

回復期 薬物療法により症状が安定して退院へ向かう A さん

Aさんの **急性期** 146ページ **慢性期** 150ページ

● **治療の経過**

　A さんはプレドニゾロンの内服により症状が軽減してきた。また，入院中の CT・MRI 検査により，内臓悪性腫瘍の存在は否定された。A さんは「がんが見つからず，ほっとしました。肌の状態もだいぶよくなってきたので，早く帰りたいです。いまは義母の世話を夫がしていますが，ずっとはむずかしいですし。家のことが心配なんです」と言っていた。内服薬は自己管理をしているが，ときおり飲み忘れることがあり看護師が声かけを行っている。薬に関しては「これ，ずっと飲まないといけないのかしら？　だいぶよく

なったので飲まなくてもいいかな,って思うのよね」という発言が聞かれた。
- **退院と外来通院**
  副腎皮質ステロイド薬の減量が順調に進み症状が緩和したため,退院となった。退院後は月に1回の外来通院で経過観察を行うこととなった。

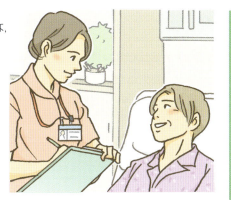

看護のポイント

● **副作用の早期発見と服薬管理** 副腎皮質ステロイド薬を長期服用することで,易感染・骨粗鬆症・糖尿病・脂質異常症・高血圧・満月様顔貌・不眠などのさまざまな副作用が生じるリスクがある。急性期と同様に,副作用を避けることはできないが,最小限にすることを目ざす。患者自身が副作用を早期発見できるように,退院前に看護師が指導することも必要となる。また,長期間使用した副腎皮質ステロイド薬を急に中止すると,急性副腎不全によるショックなどの症状をおこすことがある。そのため,正しい服薬管理が必要となる。

Aさんのように,内服薬の飲み忘れがあり,内服継続に対する認識が不足している可能性がある患者の場合は,退院後の内服管理が不十分となるリスクがある。そのため,薬剤師と連携しながら内服指導を行うとともに,自宅での内服管理へのサポートが必要となる。

● **適切なスキンケアへの指導** 水疱や周辺の脆弱な皮膚へのケアを誤ると,症状の悪化や感染が生じる可能性がある。そのため,適切なスキンケアの方法を患者が理解し,実践するための指導が必要となる。スキンケアへの指導は,洗浄・保湿・保護の3つの視点から行う。

● **退院への支援** 患者が安心して退院できるように,疾患をかかえながら生活をすることに対する苦痛や心配に共感しつつ,日常生活における留意点などを指導していく。副腎皮質ステロイド薬の内服の継続が必要な場合には,易感染状態に対する感染予防行動や,骨粗鬆症予防のための食事や運動などの生活習慣についての指導が必要となる。

本章で取り上げる回復期患者の看護

- 上皮系がん患者の看護(●190ページ)
- 手術療法を受ける患者の看護(●173ページ)

3 慢性期の患者の看護

慢性期の皮膚疾患の看護は，患者がそれぞれの日常生活を送りながら，内服や軟膏の塗布などの治療をしつつ，食生活や清潔行動などの生活習慣を整えられるように，また再燃・再発予防のために皮膚の観察やスキンケアなどのセルフケアを継続できるようにかかわることである。そのためには，患者のアドヒアランスや自己効力感❶を高めるためのかかわりも重要となる。

NOTE
❶自己効力感
　目標に対して「自分ならできる」と思える感覚をさす。人間が行動をおこす要素には，自身の行動が求める結果をもたらすかどうかという「結果予期」と，自分がその行動をうまく遂行できるかという「効力予期」に区別される。自分がどの程度の効力予期をもっているのかを認知したときに自己効力感があるという。

慢性期　自宅へ戻り日常生活を送るAさん

Aさんの　急性期 146ページ　回復期 148ページ

● 自宅での生活

Aさんは退院後，夫のサポートを受けながら家事と介護を行っている。皮膚症状は落ち着き，睡眠も十分にとれるようになった。入浴後に瘙痒が生じるため，ぬるめのお湯での入浴を提案した。内服はときどき忘れることがあると話しており，1か月の処方薬のうち数日分が残っていた。外来時に看護師よりお薬カレンダーの活用を提案すると「そうね。目につけば忘れないかも。帰りに買って，ダイニングキッチンに置いてみようかしら」と意欲をみせていた。

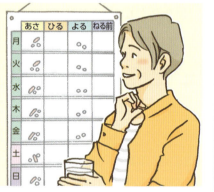

▍看護のポイント

● **再燃・再発の予防**　患者が内服治療や軟膏塗布などの治療継続の必要性を理解し，みずからの力で実施できるように支援する。患者が治療の必要性と内容を十分理解し，医療者とともに治療に参加できるようになるためには，互いに信頼できる関係性を形成することが必要となる。

● **セルフケアへの支援**　皮膚症状がなくとも，日常生活においてスキンケアや食事の管理，生活行動などの留意点を理解し，継続することが症状の予防となっていることを説明する。

　治療の継続やセルフケアが困難な場合は，その原因を把握したうえで，解決策を患者と一緒に考えることが重要となる。患者自身の日常生活のなかで無理なくできることを見つけることが継続につながる。また，うまくいっていることはフィードバックし，患者の自己効力感を高めることで治療に対する意欲を向上・継続させることも重要である。

A. 疾患をもつ患者の経過と看護　**151**

本章で取り上げる慢性期患者の看護

- アトピー性皮膚炎患者の看護（●179ページ）
- 尋常性乾癬患者の看護（●182ページ）

---

4 患者の経過と看護のまとめ

　Aさんは，水疱やびらんの存在，継続する瘙痒や疼痛によって活動や睡眠に支障をきたしていた。それを受けて看護師は，全身および局所の身体状況を観察し，経過を把握しながら治療が継続できるようにかかわった。とくに，副腎皮質ステロイド薬の投与による副作用に注意することは，すべての経過において必要であった。また，患者自身に副作用に対する知識をもとにしたセルフモニタリングを促す必要もあった。症状・徴候が日常生活へ影響を及ぼしていたため，安全・安楽かつ自立した日常生活活動の指導も行った。さらに，外見上の変化に伴う心理的反応があることも念頭において対応した。

　水疱性類天疱瘡の患者は治療を継続しながら疾患とともに生活をする必要がある。そのため，患者が自身の状況を受け入れて治療に参加し，症状管理や内服管理などのセルフケア能力を高められるようなかかわりが重要となる。

▌Aさんの経過のまとめ

急性期

入院まで
- ある日，全身の皮膚の瘙痒が出現した。その後，四肢の関節内側に膨隆疹と母指頭大の水疱が複数出現し，瘙痒も増強したため受診した。

診断から治療開始
- 血液検査と皮膚生検から水疱性類天疱瘡と診断された。
- 全身に瘙痒を伴う水疱と皮疹，疼痛を伴うびらんが生じ，それに伴う関節運動の制限と睡眠障害をみとめた。
- 副腎皮質ステロイド薬と免疫抑制薬による治療が開始された。

回復期

薬物療法
- 薬物療法により症状が軽減してきた。
- 内服し忘れや内服継続に対する認識不足があった。

退院と外来通院
- 治療が順調に進み症状が緩和したため退院した。月に1回の外来通院となった。

慢性期

日常生活と治療の継続
- 皮膚症状は落ち着いている。
- 外来で症状緩和や内服継続に向けたアドバイスを受けつつ，治療を継続し，必要時に家族のサポートを受け，入院前と同じような生活を送っている。

B 症状に対する看護

1 瘙痒（かゆみ）のある患者の看護

　瘙痒は，皮膚疾患では代表的な症状で，とくに急性期に強くあらわれる。瘙痒に対する反応は個々の患者により大きく異なるが，おもに瘙痒により睡眠が障害されることや，精神的に不安定になることなどが患者にとって苦痛となる。さらに，瘙痒は掻破という反射的行動を引きおこす。掻破することで一時的に瘙痒は軽減するが，掻破による刺激が皮疹の悪化や瘙痒の増大をまねくという悪循環に陥り，ときには皮膚損傷や，二次的感染を引きおこす可能性もある。

　瘙痒を生じさせる原因は，物理的刺激や化学的刺激のほか，精神的な要因などもあり多岐にわたる。看護援助として瘙痒の軽減に取り組めることは多く，看護師にはさまざまな視点でのアセスメントと対応が求められる。

1 アセスメント

（1）瘙痒の程度，持続時間，出現のタイミング
- 患者の訴え
- スケールによる評価：瘙痒を患者が主観的に評価する方法として，数値評価尺度❶numerical rating scale（NRS）や視覚的評価尺度❷visual analogue scale（VAS）が一般的に用いられる。

（2）皮膚状態
- 皮疹の有無・程度，部位
- 紅斑，水疱，湿潤
- 皮膚の乾燥状態
- 発汗

（3）掻破の状態
- 掻破の有無・程度・部位
- 出血（衣類への付着含む）の有無・程度
- 皮膚損傷の有無・程度
- 滲出液の有無
- 感染の有無

（4）瘙痒の原因
- 既往歴
- アレルギーの有無・種類
- 使用薬剤

（5）瘙痒の増強・誘発因子
- 食事：ヒスタミンを多く含む食物の摂取状況
- 環境：温度・湿度，入浴時の湯温，ダニ・カ（蚊）などの外的刺激の有無

NOTE

❶数値評価尺度

　一般的には疼痛を評価する際に用いられるが，瘙痒の評価でも用いられる。疼痛・瘙痒の強さを0から10までの11段階として，患者が感じている疼痛・瘙痒の程度を伝えてもらう方法。

❷視覚的評価尺度

　一般的には疼痛を評価する際に用いられるが，瘙痒の評価でも用いられる。10cmほどの線を引き，左端を疼痛・瘙痒なし，右端を最悪の疼痛・瘙痒として患者が感じている疼痛・瘙痒の程度を線上で示してもらう方法。

- 物理的刺激：衣類や寝具の素材，しわなどの凹凸による刺激の有無
- 化学的刺激：化粧品や洗剤などによる刺激の有無

(6) 精神症状：イライラ感，抑うつなどの有無・程度

(7) 瘙痒に伴う日常生活への影響

- 食欲低下
- 睡眠不足
- 倦怠感

2 看護目標

(1) 瘙痒が軽減する。

(2) 皮膚が保護され，感染が予防できる。

(3) 瘙痒により支障をきたした日常生活が改善する。

(4) 瘙痒を予防する行動をとれるようになる。

(5) 瘙痒による精神的苦痛が軽減する。

3 看護活動

● **瘙痒の誘発・増強因子の除去** 瘙痒の原因が疾患によるものであれば，それに対する治療が行われる。一方，日常生活上で瘙痒の誘発因子となるものも多く，看護師が独自に瘙痒の軽減に取り組むことができる場合も多い。

皮膚の乾燥や身体があたたまることで，瘙痒は増強する傾向があるため，室温や湿度といった環境の調整が必要となる。発汗も誘発因子となるため，できる限り避けるとよい。湿度は50〜70％に保ち，室温は20℃程度がよい。冷罨法を行い，瘙痒が生じる閾値を上げて瘙痒を感じにくくするとともに，爽快感をもたらすことで，患者の安楽を高めることを目ざす。

ダニやほこりなどの瘙痒の誘因となる物質の除去も行う。また，物理的な刺激を避けるために，吸湿性・通気性のよい木綿の衣類・寝具の使用をすすめる。シーツのしわも刺激となるため，シーツを整えておく。

瘙痒の原因となった食物や化学物質は使用を避けるなどの指導も必要となる。アレルギーを引きおこす食物以外にも，ヒスタミンを多く含む食物を避ける必要がある。また，香辛料やアルコールは血管を拡張させ，瘙痒を誘発するため避けたほうがよい。

● **清潔の保持** 皮膚に付着した刺激物を除去することは，瘙痒をはじめとするさまざまな皮膚症状の軽減につながる。ただし，清潔援助が皮膚に過度の刺激を与え，瘙痒を増強させる可能性もあるため，瘙痒を予防しながら生活援助を行う必要がある。

具体的には，入浴の際は39℃程度の低めの湯温に設定し，弱酸性の刺激の少ない洗浄剤を用い，泡でやさしく洗い，十分に洗い流す。また，清潔援助後はすみやかに軟膏やローションを塗布し，皮膚の乾燥を予防する。

● **掻破の予防** 掻破により皮膚損傷が生じる可能性がある。皮膚損傷部位から細菌などが侵入して感染をおこすリスクがあるため，できる限り掻破しないように援助することが必要となる。しかし，かゆいところをかくという

反射的な行為をがまんすることには限界がある。そのため，瘙痒の軽減をはかりつつ，爪を短く切る，瘙痒のある部位を保護するなど，搔破時になるべく皮膚を傷つけないような工夫を行うことが重要となる。

● **精神的な支援** 瘙痒は，患者の精神的な安楽を阻害するだけでなく，精神的状態によっては増強することもある。そのため，患者の言動や表情などを観察し，精神状態のアセスメントを行い，精神的な支援を行う。また，瘙痒から患者の注意がそれるように，気分転換やリラックスできるようなかかわりを行うことも援助の1つとなる。

2 疼痛（痛み）のある患者の看護

疼痛が患者の心身にもたらす苦痛は大きく，ときには「その人らしさ」にまで影響を与えることがある。

疼痛は，病態によって侵害受容性疼痛，神経障害性疼痛，心理社会的疼痛に分類でき，しばしば重複して存在する。また，疼痛の発症・持続時期により，急性疼痛と慢性疼痛に分類できる。

● **侵害受容性疼痛** 侵害受容性疼痛は，機械的刺激や化学的刺激によって末梢の侵害受容器が活性化されて生じる痛みである。局所の損傷の程度と一致し，神経線維自体の損傷は伴わない。皮膚のバリア機能が破壊されている状態で発生するほか，デブリドマン（●60ページ）などの処置や，ドレッシング材・薬剤の不適切な使用によっても誘発される。

● **神経障害性疼痛** 神経障害性疼痛は，神経組織の損傷や炎症，機能の異常により生じる疼痛で，神経を含む組織損傷の修復後に生じる持続した痛みが特徴である。自発痛や，アロディニア❶allodynia（異痛症）などの知覚過敏，刺すような痛み，うずく痛み，鈍痛，拍動痛などとしてあらわれる。皮膚疾患における代表的な神経障害性疼痛として，帯状疱疹後神経痛（PHN）がある。

● **心理社会的疼痛** 心理社会的疼痛は，ストレスや不安などの心理的因子で発生・増強する疼痛である。抑うつ状態で疼痛が生じる場合もある。また，慢性的な疼痛が不安障害やうつ病を引きおこすこともある。

● **急性疼痛と慢性疼痛** 急性疼痛は，侵害刺激によって一過性に生じるもので，多くが侵害受容性疼痛である。強い疼痛で，発現時に患者はしばしば脈拍・呼吸数・血圧の上昇や，冷汗といった交感神経の作用が亢進した状態となるが，原因となる病態の改善とともに減弱・消失する。

一方，慢性疼痛は，「典型的には3か月以上持続する，または通常の治癒期間を超えて持続する痛み」と定義される[1]。整形外科疾患や術後に遷延する痛み，帯状疱疹や糖尿病に関連する神経障害性疼痛などがある。疼痛が継続することで患者は長期にわたり不安をかかえ，抑うつや社会的孤立をまね

> **NOTE**
> **❶アロディニア**
> 通常では痛みとして認識しない程度の接触や圧迫，寒冷などの非侵害性刺激で引きおこされる痛みのことをいう。末梢神経損傷や帯状疱疹，糖尿病神経障害，抗がん薬の副作用などで生じる痛みの1つである。

1）厚生労働行政推進調査事業費補助金（慢性の痛み政策研究事業）「慢性疼痛診療システムの均てん化と痛みセンター診療データベースの活用による医療向上を目指す研究」研究班監修：慢性疼痛診療ガイドライン．p.22，真興交易株式会社，2021.

くおそれがある。

1 アセスメント

(1) 疼痛の状況（種類，程度，持続時間，出現のタイミング）：患者の主観的
評価と，看護師の客観的評価をもとに総合的に判断する。また，経時的
に分析・評価する視点も必要である。処置時に疼痛が発生・増強する可
能性もあることに留意しつつ観察する。
- 患者の訴え
- スケールによる評価：疼痛の程度への主観的評価方法として，VAS は
感度が高く再現性もあるため臨床ではよく用いられている。また，神経
障害性疼痛を簡便に評価するスクリーニングとしては，神経障害性疼痛
スクリーニング質問票が活用できる。
- 客観的評価：苦痛の表情，保護的姿勢の有無，日常生活活動
(2) 疼痛への生理的反応：急性疼痛に特徴的な生理的反応には次のようなも
のがある。
- バイタルサイン：血圧・脈拍・呼吸数の上昇
- 蒼白
- 発汗
(3) 疼痛の原因
- 皮膚疾患
- 皮疹の有無・形態
- 皮膚の炎症，感染の有無・程度
- 創部の状態
- 浮腫の有無・程度
- 圧迫負荷の有無・程度
- 処置内容：ドレッシング材の種類・交換頻度，創部の洗浄方法，デブリ
ドマンの方法
(4) 精神症状：イライラ感，不安，抑うつなどの有無・程度
(5) 疼痛に伴う日常生活への影響
- 睡眠不足
- 食欲低下
- 社会活動の低下

2 看護目標

(1) 疼痛が軽減する。
(2) 疼痛により低下した日常生活が改善する。
(3) 疼痛による精神的苦痛が軽減する。

3 看護活動

● **疼痛の誘発・増強因子の除去**　疼痛の誘発・増強因子を明らかにし，可
能な限り除去できるような援助を行う。

（1）環境整備：患者が安楽な状態で過ごすための環境を整える。環境からの刺激が疼痛を引きおこす場合は，それを除去する。

（2）処置の工夫：創部の処置などで疼痛が誘発・増強する場合がある。疼痛を最小限にするための工夫が必要であるが，軽減できない場合は鎮痛薬の使用も検討する。

- 洗浄の工夫：創部の神経への刺激が最も少ない洗浄液は生理的食塩水であるが，疼痛が生じないのであれば蒸留水や水道水も使用可能である。洗浄液の保温も重要であり，疼痛を最小にするためには，体温程度にするとよい。なお，消毒薬は感染がない場合は使用を推奨しない。

- ドレッシング材の工夫：創部の疼痛を軽減する，または生じさせない条件として，創部に固着しないこと，創面を物理的に保護できる厚みがあること，保温効果があることがあげられる。創部の状態に応じたドレッシング材を用いる以外に，これらの条件を満たしていることがドレッシング材の選択のうえで大切となる。

（3）罨法：帯状疱疹後神経痛は，あたためることで疼痛が緩和される。逆に急性期の炎症がある場合は，冷罨法によって血管を収縮させることで炎症を抑え，疼痛を軽減する。

● **精神的サポート**　疼痛に耐えている患者は，孤独を感じる傾向にあるため，できるだけ患者のそばに行き孤立しないようにする。また，疼痛の訴えに共感し，自分のつらさが理解されていると患者が実感でき，安心できるようにかかわる。痛みが生じる閾値を上げる方法として，音楽やテレビなどで痛み以外のことに意識を向けさせることも有用となる。手術後の創部痛といった事前に予測できるものについては，対処法も含めて患者に説明し，不安を軽減することも必要となる。

3 鱗屑・落屑のある患者の看護

　鱗屑・落屑がある皮膚は非常に乾燥しており，角質層がはがれ落ちることでさらなる乾燥をまねくという悪循環となる。鱗屑・落屑は，患者の病床環境だけではなく，同室患者にも不快感などの悪影響を与えることがあり，注意が必要となる。また，鱗屑・落屑があることを気にするがあまり，その部位を無理にはがして状態を悪化させる可能性もある。

1 アセスメント

（1）鱗屑・落屑が生じている部位，範囲
（2）鱗屑・落屑の程度，環境への影響
（3）皮膚の乾燥・炎症の有無・程度
（4）皮膚の乾燥の要因
- 年齢
- 生活習慣：入浴習慣，食生活，生活環境
- 皮膚疾患

（5）随伴症状
- 瘙痒の有無・程度
- 疼痛の有無・程度
- 皮膚損傷の有無・程度
- 感染の有無・程度

（6）鱗屑・落屑に対する患者の思い

2 看護目標

（1）鱗屑・落屑が軽減する。
（2）皮膚の損傷を予防できる。
（3）鱗屑・落屑による不快感が軽減する。

3 看護活動

● **環境整備**　鱗屑・落屑がある患者の皮膚は，バリア機能が低下しているため，感染のリスクが高い。そのため，病床環境を清潔に保つために，定期的なリネン交換や粘着テープ付きローラーでのベッド上の清掃，ベッド周辺の清拭を行う。とくに疥癬（かいせん）患者の落屑は感染源となりうるため，感染予防行動を十分とったうえで対応する。ベッド周囲の環境が整えられることで，患者の不快感の軽減をはかることができる。

● **スキンケア**　おもに洗浄・保湿・保護を行う。

　1 洗浄　洗浄を行うことにより，皮膚表面についた感染源や異物，刺激物などを取り除く（◐159ページ）。

　2 保湿　鱗屑・落屑がある患者の皮膚は非常に乾燥しているため，保湿剤を用いて皮膚を保湿することにより皮膚のバリア機能を正常に保つ（◐159ページ）。

　3 保護　鱗屑・落屑の原因となる皮膚刺激をできるだけ避けるために，皮膚を保護する。乾燥から保護するためには，保湿剤で皮膚に水分を補給したのちに，油分の多いクリームで保護し，乾燥を防ぐ。掻破に伴う皮膚損傷部位を保護するために，患者の爪を短く切り，患者が皮膚を無理にはがさないように指導し，必要時には包帯などでおおうといった援助を行う。

4 ドライスキンのある患者の看護

　ドライスキンは，角質の水分量が減少することで皮膚の表面がひび割れ，角層のバリア機能が破綻した状態の皮膚である。そのため，微生物やアレルゲンが体内に取り込まれやすくなっている（◐図6-1）。ドライスキンの原因として，高齢者では脂質や天然保湿因子 natural moisturizing factor（NMF）の分泌の減少があげられ，またアトピー性皮膚炎患者では角層重量あたりの角質細胞間脂質の減少がある。そのほか，環境や生活習慣も原因となる。

　ドライスキンの症状が継続すると，真皮に存在する瘙痒にかかわる神経が表皮の角質層付近までのび，軽微な刺激でも瘙痒を感じる。ときには，掻破

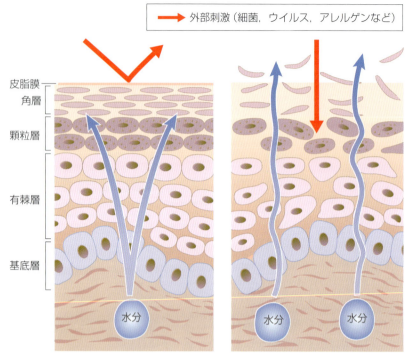

図6-1 正常な皮膚とバリア機能が低下した皮膚

によって湿疹反応をきたし悪循環が生じる。

1 アセスメント

(1) 皮膚の乾燥の程度，部位・範囲・湿疹の有無，発生時期（季節）
(2) 鱗屑・落屑の有無・程度
(3) 瘙痒・搔破・感染の有無・程度
(4) ドライスキンの原因・要因
  - 年齢
  - 入浴習慣：頻度，時間，湯温，洗浄剤，洗い方
  - 生活環境，就業状況
  - 栄養状態
  - 皮膚疾患

2 看護目標

(1) 皮膚の乾燥が軽減・消失する。
(2) 乾燥に伴い出現する症状が軽減・予防できる。
(3) 乾燥予防・保湿のための行動がとれる。

3 看護活動

スキンケア

● **洗浄** 洗浄の目的は，皮膚に付着した刺激物・異物・病原体を除去して皮膚を清潔に保つことである。皮膚に付着するよごれには，身体自体から発生するよごれと，外部から付着するよごれがある（○表6-1）。

洗浄剤はよごれだけではなく皮脂膜も除去するため，過度に洗浄することで，かえって皮膚の乾燥をまねく。洗浄剤は，皮膚への刺激が少ない弱酸性のものを使用し，十分に泡だてたのちに，こすらず泡で洗う。泡には皮膚のよごれをはがし取って包み込むはたらきがあるとともに，クッションとなって摩擦による皮膚への刺激を少なくするはたらきもある。

傷がある場合には洗浄剤は使用せず，微温湯か生理的食塩水で流し洗いを行う。皮膚に洗浄剤の成分が残っていると，炎症をおこす原因となるため，洗浄剤はしっかり洗い流し，水分はこすらず押しふきする。なお，熱い湯での入浴は皮脂を喪失させるため，39℃程度のぬるめの湯を使用する。

● **保湿** 皮膚の保湿機能は，皮脂膜や天然保湿因子，セラミドなどの角質細胞間脂質によって保たれている。保湿剤としては，これらの成分を含み，エモリエント効果❶およびモイスチャライザー効果❷をもつものが効果的である。しかし，保湿機能がある外用薬から市販の保湿剤までさまざまな製品があり，高価なものも多いため，各製品の特徴や患者の経済的状況などにより選択する。また，洗浄で失われた保湿に関する成分は早期に補う必要があり，入浴・処置後10～15分以内に保湿剤を使用するとよい。保湿剤は，手のひらを使ってからだのしわにそって全体に塗ると皮膚に広がりやすくなる。

● **保護** 掻破を予防するための対応を行う（○153ページ）。

生活指導

日常生活において乾燥のリスクを軽減し，洗浄・保湿・保護を正しく行えるように指導することで，患者が健康な皮膚を保てるようにかかわる。

● **清潔習慣** 熱い湯での入浴を避け，長湯をしないように指導する。泡だててからこすらずに洗うといった皮膚の洗い方や，洗浄剤の選択・使用方法などについても，患者や家族と相談しながら継続して行える方法を検討する。

● **生活行動** 乾燥を避けるため，冷暖房の送風があたらない場所で過ごすことや，室内の湿度を保持することを指導する。不規則な生活や心身のストレスなどによっても皮膚は乾燥しやすくなることを説明し，規則正しい生活を促す。美容師などの皮膚に薬剤が接触したり，手洗いを頻回に行う職種の患者に対しては，手袋の着用や頻回な保湿剤の使用などの対応を患者・家族

NOTE

❶ **エモリエント効果**
皮膚からの水分蒸散を防止し，皮膚を柔軟にする効果のことをいう。

❷ **モイスチャライザー効果**
皮膚に水分を与えることで，皮膚のバリア機能を保つ効果のことをいう。

○表6-1 皮膚に付着するよごれの種類

身体自体から発生するよごれ	汗，皮脂，角質（垢），壊死した組織，滲出液など
外部から付着するよごれ	ほこり，ちり，泥，花粉，化粧品，細菌，ウイルス，排泄物（尿・便），軟膏など

160 第6章 患者の看護

とともに考える。
● **栄養摂取** 皮膚状態には栄養状態も関与するため，タンパク質や亜鉛，ビタミンA・C・Eを十分に摂取する。

5 びらん・潰瘍のある患者の看護

皮膚障害のうち，表皮基底層までの損傷をびらんといい，損傷が真皮あるいは皮下組織に及ぶものを潰瘍という。いずれも皮膚のバリア機能は破綻し，疼痛や滲出液などにより患者の安楽を阻害するだけではなく，感染の危険をもたらし，ボディイメージにも影響を及ぼす。そのため，早期に改善・治癒することを目ざして創傷治癒を促す援助が必要となる。

びらん・潰瘍の要因は多様である。圧迫やずれなどの物理的要因，薬品などの化学的要因，温度や放射線などの外的な要因だけではなく，血流や自己免疫などの内因性の要因もある。また，医療現場では失禁関連皮膚炎❶incontinence associated dermatitis（IAD）やスキン-テア（●230ページ，plus），医原性創傷❷によるものも多い。

創部の処置が患者にとって身体的・心理的な負担になることもあることに留意してかかわることが必要となる。

1 アセスメント

（1）皮膚状態
- 創部の状態：部位，大きさ，深さ，数，形態，色，におい・水疱・出血・滲出液・肉芽・壊死の有無，乾燥または湿潤
- 発生時期と経過
- 周辺皮膚の状態：皮疹，紅斑，発汗，乾燥，浸軟
- ドレッシング材の状態：とけ出し，よれ，はがれ，固着
（2）びらん・潰瘍の随伴症状：疼痛，瘙痒，搔破
（3）原因・悪化要因
- 機械的刺激：圧迫，応力，搔破
- 非機械的刺激：化学物質，薬剤，放射線
- 皮膚周辺の環境：湿度，汚染
- 運動障害，知覚障害
- 栄養状態：アルブミン（Alb），総タンパク質（TP），ヘモグロビン（Hb），体格，食事摂取状況
（4）全身状態
- バイタルサイン：体温，血圧・脈拍・呼吸数
- 感染徴候：肉眼的所見，白血球数（WBC），C反応性タンパク質（CRP）
（5）日常生活活動への影響
- 食欲低下
- 睡眠不足
- 倦怠感

NOTE
❶失禁関連皮膚炎
尿または便が皮膚に接触することで生じる皮膚炎である。会陰部や肛門周囲，殿部，鼠径部，下腹部などに好発する。
❷医原性創傷
医療行為によって引きおこされる創傷であり，点滴もれや粘着テープによる皮膚炎，弾性ストッキング装着による創傷などがある。

（6）患者の心理的反応
- ストレス
- ボディイメージの変化
- 抑うつ

2 看護目標

（1）びらん・潰瘍が改善・消失する。
（2）びらん・潰瘍の予防行動がとれる。

3 看護活動

創傷ケア

● **創傷治癒を促す環境の提供**　創部は，適度な湿潤環境を保つことによって，痂皮形成が抑制され，また自己融解と，細胞活動の支持などが促進される。これにより，創傷治癒が促進される。そのため，創部に適したドレッシング材を使用し，湿潤環境を整えることが大切である（●湿潤環境理論については，239ページ）。ただし，感染創の場合は，ドレッシング材により閉鎖環境がつくられると，細菌が繁殖し，感染を助長させることになるため，創部をドレッシング材で被覆する際には，感染がないことを確認する。また，周辺の皮膚を脆弱化させないように，浸軟予防を行う必要もある。

　援助の実際としては，創部の観察と適度な洗浄を行い，壊死した組織も含めた異物を除去する。創部の洗浄方法では，洗浄液は微温湯やシャワーも可能であるが，状況によっては生理的食塩水を用いる。とくに肉芽組織におおわれている場合は，消毒薬での洗浄は避ける。洗浄液は体温程度にあたため，洗浄液が清浄になる程度の量で洗い流す。さらに，びらん・潰瘍の原因および悪化させる要因について分析し，できる限りそれらを取り除く。

● **ドレッシング材の選択**　ドレッシング材は，創部の深さ，滲出液の量，壊死組織の有無と種類，炎症や感染徴候の有無，肉芽組織の割合と質的状態をもとに決定する（●238ページ，表4）。

　また，頻回に交換が必要な場合や疼痛がある場合は，剝離刺激の少ない低粘着性のドレッシング材の使用が望ましい。なお，前述したようにドレッシング材は基本的に感染のない創部に使用するが，感染やクリティカルコロナイゼーション（●234ページ）が疑われる場合は，抗菌効果のある外用薬と併用する場合もある。

● **創周辺の保護・洗浄**　滲出液の多い創周辺の皮膚は，つねに滲出液と接触しているため浸軟し，バリア機能が低下しているため，医療用テープやドレッシング材の刺激によって皮膚障害が生じやすい。そのため，皮膚被膜剤や皮膚保護剤を使用し，創傷周辺の皮膚を保護する。また，創周囲を洗浄する際には，弱酸性の石けんを使用し，泡だててよごれを包み込むように洗浄し，十分に洗い流す。

患者・家族への指導

　患者や家族自身が，びらん・潰瘍の原因や悪化要因を避けることができる

162　第6章　患者の看護

ように，除圧や浸軟予防の方法を指導する。創部の異常を早期に発見・相談できるようなかかわりも重要となる。とくに，自宅で療養する場合は，処置に対する身体的・心理的な負担だけではなく，経済的な負担も生じる可能性がある。利用可能な社会資源をあらかじめ提案しておくことも有用である。

6　ボディイメージの変化のある患者の看護

　ボディイメージ（**身体像**）とは，人が自分の身体についてもっているイメージのことである。ボディイメージは，自己の身体の状況だけでなく，身体に対する他者からの反応や社会的な評価，そして，それに対する自己の受けとめ方などからも影響を受ける。

　皮膚疾患は，体表面に視覚的な変化が生じることが多く，患者のボディイメージに影響を及ぼすことがある。皮膚疾患による外見の変化の多くは，否定的なボディイメージにつながり，社会生活に影響を与え，QOL の低下をまねくこともある。このような反応は患者の価値観や特性などによって大きく異なるため，患者がボディイメージの変化をどのように受けとめているのかを看護師は把握する必要がある。

1　アセスメント

（1）皮膚の変化：外見上の変化がある部位と，変化の内容
（2）皮膚の変化に対する言動
- 皮膚症状がある箇所を直視できない。
- 自己に対する否定的な表現がみられる。
- 他者との接触を避ける。
- 失望感や無力感の訴えがある。
- 治療や処置への意欲低下がみられる。
（3）外見上の変化や社会的役割，生活の変化に対する受容度
（4）疾患に対する理解度
（5）日常生活活動への影響
- 不眠
- 食欲低下
- 社会活動の低下：対人関係の変化，活動範囲の縮小

2　看護目標

（1）外見上の変化に対する思いを表出できる。
（2）ボディイメージの変化に適応できる。
（3）低下した日常生活活動が改善する。

3　看護活動

● **心理的サポート**　患者が自身の外見上の変化についての思いを表出し，現状と向き合えるようにかかわる。そのためには，信頼関係を形成し，安心

して思いを語ることができる環境を整備し，傾聴的態度・受容的態度でかかわることが必須である。患者の語ることをありのままに受けとめたうえで，その気持ちに対処するための方法を患者とともに検討する。外見上の変化はあるが，患者本人はこれまでとかわらない存在であることを言語的・非言語的コミュニケーションをとおして伝えつづけることが，患者がボディイメージの変化を受容していくためには重要である。

　治療を継続することで皮膚症状が改善する疾患の場合は，その旨を説明したうえでセルフケアを促し，できていること・改善していることを患者自身が気づけるようにかかわる。

　また，これまでの人生で患者自身が獲得してきたストレスへの対処方法を活用することも有用となる。

● **社会的なかかわりのサポート**　患者がボディイメージの変化を受け入れるために，同様の経験をした人や患者会を紹介するほか，補正用具の購入の助成などといった社会資源を活用することも有効である。また，家族が患者の変化を受け入れられるように支援することも重要となる。アピアランスケアを取り入れ，患者が社会活動を積極的に行えるようにかかわる（○アピアランスケアについては，11ページ）。

C　検査を受ける患者の看護

1　アレルギー検査を受ける患者の看護

1　貼布試験（パッチテスト）を受ける患者の看護

　貼布試験は，遅延型アレルギー反応によっておこるアレルギー性接触皮膚炎などの原因物質を調べるために行われる検査である。皮膚症状がおさまったあとに，パッチテスト用絆創膏（パッチ絆）などに試薬や被疑薬，その他アレルギーの原因と考えられるものを塗布して行う。

● **検査前の看護**　患者・家族に検査の目的と内容が説明されており，同意を得ていることを確認する。また，抗ヒスタミン薬や副腎皮質ステロイド薬，免疫抑制薬の内服の有無，副腎皮質ステロイド外用薬使用の有無を確認する。これらを使用していると偽陰性になることがあるため，場合によっては使用を中止する。

● **検査中の看護**　貼付後48時間はパッチ絆をそのままにしておく必要があるため，はがれるような動作は避け，自分でもはがさないように指導する。また，貼付部がぬれないように，汗をかくような運動や入浴も避けるように指導する。ただし，貼付部をぬらさず，汗をかかない程度であれば，部分浴はかまわない。激しい瘙痒・熱感・疼痛などの症状があらわれたときは，受診が必要となる。

164 第6章 患者の看護

● **検査後の看護** 生活にあたっては，陽性になったアレルゲンを避けるように指導する。また，アレルギーの発症を防ぐため，ほかの医療機関を受診する際には，アレルギーがある旨を申告するように指導する。治療が必要な際は，医師の指示のもと，ケアの方法を指導する。

2 光線過敏性検査を受ける患者の看護

光線過敏性検査は，UVA や UVB，可視光線を皮膚に照射し，紅斑反応を観察する検査である。

● **検査前の看護** 検査には長時間の同一体位の保持が必要になるため，患者に説明し，同意を得る。

● **検査時の看護** 安全・安楽な体位で行えるように調整する。

● **検査後の看護** 判定まで 24〜72 時間を要するので，判定が終わるまでは，照射部に日光があたらないように色の濃い服を着用し，また日中の長時間の外出は避けるように指導する。

2 顕微鏡検査を受ける患者の看護

顕微鏡検査は，真菌感染症や疥癬の診断などに用いられる。顕微鏡で観察して，真菌や疥癬の虫体・虫卵の有無を調べる。

● **検査時の看護** 鑷子（ピンセット）やメス，はさみを使用して患部から角質を採取するため，検体採取時に痛みを伴うことがある。適宜声かけを行い，検査部位からの出血があればしっかりと止血し，傷の処置をする。

● **検査後の看護** 検査結果に基づき，治療方法を説明し，指導する。
白癬のある患者に対しては，皮膚の状態が改善しても，外用を中止すると再発することがあるので，医師の指示があるまで外用を続けるように指導する。とくに，足白癬では症状のある趾間や足底だけでなく，側面やアキレス腱のあたりまでしっかり外用薬を塗布するように指導する。また，爪白癬に対する外用薬は，爪全体にしっかり塗布するように指導する。内服治療となった場合には，内服の仕方を指導する。

3 病理組織検査を受ける患者の看護

病理組織検査は，病変のある皮膚組織の一部，もしくは全部を外科的に採取し，病理標本を作製して顕微鏡で観察するものである。皮膚生検として外来で行われることが多い。身体に侵襲を与え，検体を扱う検査のため，十分に留意して看護にあたる必要がある。

● **検査前の看護** 検査前の看護として，次を行う。

（1）患者・家族に検査の必要性や方法の説明が十分になされていることを確認し，同意を得る。また同意を得ていることを記録に残す。患者・家族に不安や疑問があれば傾聴し，軽減に努める。

（2）麻酔薬や抗菌薬，鎮痛薬によるアレルギーの有無を確認する。

D. 治療・処置を受ける患者の看護

● **検査中の看護**　検査中には環境調整，患者の観察，無菌操作といった看護を行う。
(1) 患者が安全・安楽に検査を受けられるような環境を整える。
(2) 検査前後のバイタルサインを測定する。また，検査中の患者の状態を観察する。
(3) 生検は無菌操作で行う。
● **検査後の看護**　検査後，看護師には次のような役割が求められる。
(1) 検体に用いる固定液と方法を確認し，指示どおりに行う。通常はホルマリンを使用するがアルコールで固定することもある。
(2) 検体の取り違えがないように十分注意する。1人の患者から何か所か採取する場合は，部位や方向の確認を徹底する。
(3) 手術当日は，出血を促すような入浴や飲酒などの行動を避けるように指導する。ガーゼ(被覆材)をこえるような出血や，耐えがたい痛みが発生した際の対処と，緊急の連絡方法を指導する。抗菌薬や鎮痛薬の服用の仕方を指導する。
(4) 病理検査の結果について，担当医から説明が行われる。とくに悪性腫瘍などの結果を伝える際にはできるだけ看護師も同席し，患者・家族の心理支援を行う。またその際の反応を記録する。

D　治療・処置を受ける患者の看護

1　内服療法を受ける患者の看護

　皮膚疾患の多くは慢性に経過するため，長期間にわたる内服の継続が必要となる。高齢の患者も多く，認知機能やADLの低下などといったさまざまな要因から内服薬の管理がむずかしくなりやすく，服薬の間違いをおこしやすい。そのため，お薬カレンダーの作成や，パンフレットを用いたわかりやすい説明を行うことが重要となる。

　手指の乾燥や皮膚剝離（はくり）などの変化，または外用薬の使用により手指が滑りやすくなるなど，手指の巧緻性（こうち）の低下により薬のシートから錠剤を取り出すことが困難になることもある。取り出しやすいように薬を一包化することや，薄手の手袋を用いて内服薬に直接触れないようにするなどの工夫も必要となる。

　内服の自己中断や，十分な量を服用しないことによる症状の悪化を予防するために，確実に内服することができるようにかかわっていく。また，入院期間の短期化に伴い，退院後も自己処置や定期的な通院が必要となることが多いため，患者のセルフケア能力や家族などの協力についてアセスメントし，退院後を見すえた看護が大切となる。

情報収集

患者の年齢や理解力・認知機能，家族の協力が得られるか，キーパーソンとなるのは誰かなど，内服薬の管理にかかわる情報を収集する。また，皮膚症状の範囲や程度，日常生活上の問題，とくに上肢の可動域や手指の巧緻性などについての情報も収集する。内服の自己中断や誤薬のリスクがある場合，または患者の十分な協力が得られない場合などは，在宅医療の導入が必要となる可能性もある。治療が長期にわたることも多いため，継続した情報収集とアセスメント，実施可能な方法を検討して実施・評価し，状況に応じて調整していく必要がある。

皮膚疾患に用いられる内服薬

● **副腎皮質ステロイド薬**　内服薬としては，膠原病や水疱症，重症薬疹などで用いられる。副腎皮質ステロイド薬は，一般的に治療開始時に十分な量を投与し，症状の経過や免疫機能などを観察しながら少しずつ減量し調整していくことになる。そのため，長期入院が必要になることもある。また，退院後も長期にわたって治療を継続するため，副作用に注意する必要がある。

看護師は，副作用の早期発見に努める。そのためには，基礎疾患や家族歴を聞きとり，服薬前に血液検査や眼科の受診をしてもらい，服薬開始後も定期的な経過観察を行う必要がある。また，患者は易感染状態となるため，感染予防対策として手洗いやマスクの着用，含嗽などの日常生活における予防行動を指導する。

消化性潰瘍や高血圧，骨粗鬆症など，出現頻度が高く予防可能な副作用に対しては，副腎皮質ステロイド薬の内服とともに，副作用対策としての薬剤の内服も開始される。一方，中心性肥満や満月様顔貌などの副作用については有効な治療法がなく，患者はボディイメージ（●162ページ）の変化などにより精神的ストレスをかかえることもある。多くの副作用は可逆性であり，薬剤の減量を進めることで症状は緩和していくことを説明する。

● **抗ヒスタミン薬・抗アレルギー薬**　おもに瘙痒を伴う皮膚疾患があるときに用いられる。副作用として，眠けや倦怠感，めまいなどがあげられる。そのため，運転に従事させないように注意喚起がされている薬剤も多い。また，仕事や勉学などの日常生活への影響もあることに注意する。

● **抗菌薬・抗真菌薬・抗ウイルス薬**　抗菌薬・抗真菌薬は，その種類によってさまざまな副作用が生じる。一般的に血球系や肝機能，消化器などへの影響，そして薬疹に注意が必要である。抗ウイルス薬は比較的安全性は高いが，腎毒性を有する薬剤もある。抗菌薬・抗真菌薬は，いずれも薬剤耐性を防ぐため，自己判断で内服を中断しないようにすることはもちろん，内服量や内服時間をまもるように指導することが重要となる。

● **免疫抑制薬**　乾癬の治療などにシクロスポリンが用いられている。副作用として血圧上昇や腎機能障害，易感染性などがある。また，グレープフルーツなどの一部の柑橘類は，薬物の血中濃度を上げて効果を増強することがあるため，避ける必要がある。また，使用薬剤との相互作用，および薬物が効果的に機能するために，食事時間との関係にも注意するように指導する。

D. 治療・処置を受ける患者の看護　**167**

● **そのほかの内服薬**　乾癬の治療に用いられる PDE4 阻害薬は，投与初期の副作用として，下痢・吐きけなどの消化器症状や頭痛が出現することがある。漸増投与を行わなかった際に副作用の出現率が高いため，少量から投与を開始し，薬にからだを慣らしながら 1 週間程度かけて内服量を増量していく必要がある。腎機能が低下していると血中濃度が上昇する可能性があるため，血液検査で定期的に腎機能を評価することが重要となる。

　乾癬を含む角化症の治療として，レチノイド製剤であるエトレチナートの内服療法が行われる。エトレチナートは，肝機能障害や胃腸障害，落屑などの皮膚障害，脱毛，口唇炎などのほか，催奇形性といった重篤な副作用があるため，内服を開始する前に適切な説明を行い，内服開始後は定期的な血液検査を受けなければならない。内服中および内服中止後，女性は 2 年間，男性は半年間の避妊が必要である。口唇炎に対しては，保湿剤やリップクリームなどの使用を指導する。

2 外用療法を受ける患者の看護

　外用療法は，皮膚疾患に対する最も基本的で大切な治療である。症状を抑えるだけでなく，再燃を防ぐために用いられることもある。たとえば，保湿剤や抗炎症薬は，症状がおさまったあとも外用が続くことになる。このように，皮膚疾患を患ったことのある患者にとって外用療法は切っても切れないものである。

　外用薬は患者自身が日常生活のなかで正しく塗布し，スキンケアを行うことではじめて効果が発揮されるものであり，その指導が重要となる。女性はスキンケアの習慣がある場合も多いが，男性や小児，高齢者にとっては，スキンケアをあたり前に生活に取り入れて継続していくのは簡単ではなく，家族の協力が必要となる。また，ひとり暮らしや高齢世帯の患者では，社会資源の活用が必要になることもある。看護師は，これらの問題点や課題を的確に把握し，効果的な外用療法の継続のために，患者に合わせた方法を調整する必要がある。

　長期にわたる治療は，患者や家族にとって負担であり，ストレスとなる。治療がうまくいかないときには，患者や家族の訴えを傾聴し，寄り添い，ともに解決方法を考えていくことが大切である。

1 外用療法と外用薬

● **外用薬の使い分け**　外用薬は，薬効成分である主剤と，薬効がより有効に作用するように加えられた基剤とが組み合わされて製造されている。外用薬の剤形には，軟膏，クリーム，ローション，テープ剤，ゲル剤，シャンプーなどさまざまなものがある。それぞれにメリットとデメリットがあり，皮膚の状態や患者の好みに合わせ使い分ける必要がある。たとえば，乾燥する冬には軟膏を使用し，夏にはのびがよくベタつきの少ないクリームやローションを使用して不快感を軽減するといった使い分けをするとよい。また，

毛髪でおおわれている部位にはローションやゲル剤を用いると患部に浸透しやすいが，軟膏以外は添加物にエタノールなどが添加されており，皮膚に刺激を与えるものもあるので，患部の状態によって選択する必要がある。

●**副腎皮質ステロイド外用薬**　副腎皮質ステロイド外用薬は，長期間使用を続けることでさまざまな副作用を引きおこす。おもな副作用として皮膚萎縮，多毛，毛細血管拡張による赤ら顔(酒皶様皮膚炎)，痤瘡，副腎不全などがあり，患者自身が日常生活のなかでこれらの副作用を早期発見することが必要である。毎日のケア時に自身の皮膚を観察し，皮膚の突っぱり感や赤みが生じていないかを確認するように指導する。また，倦怠感や食欲不振などの症状が出現したときは副腎不全が疑われるため，医療機関へ連絡するように指導する。

　副作用を心配し，副腎皮質ステロイド外用薬を拒否する患者も少なからず存在する。看護師は正しい使用方法をよく理解し，患者・家族に恐怖感を与えないように指導することが求められる。

●**抗菌薬**　尋常性痤瘡や伝染性膿痂疹，熱傷などの細菌感染を伴う皮膚疾患に用いられる。症状の悪化や，健常皮膚にかぶれが生じていないかを観察する。

●**抗真菌薬**　白癬やカンジダ症，癜風などの表在性皮膚真菌症に用いられる。足白癬の治療にあたっては見た目が改善されても角質層に白癬菌が残存していることが多いため，改善後も医師から外用療法の中止の指示が出るまでは外用薬の塗布を続けるように指導する。また，健常皮膚がかぶれをおこしていないかを観察するようにも伝える。

●**活性型ビタミン D₃ 外用薬**　尋常性乾癬や掌蹠膿疱症などに使用される。副腎皮質ステロイドとの配合剤もある。高カルシウム血症に注意する必要がある。塗布した部位にひりひりとした刺激感や赤みが生じた場合や，倦怠感，食欲不振などが出現した際には病院へ連絡するように指導する。

●**外用免疫抑制薬**　タクロリムス水和物は，副腎皮質ステロイド外用薬とは異なり，副作用として皮膚菲薄化がないことから，副腎皮質ステロイド外用薬の欠点を補完しうる外用薬として重要である。副腎皮質ステロイド外用薬によって症状が改善された皮膚に対して使用することが多いが，使用初期にはひりつきや熱感が生じることが多い。狭い範囲からしだいに広範囲に使用して慣らしていくなどの工夫が必要となる。

●**そのほかの外用薬**　JAK 阻害薬や PDE4 阻害薬は，副腎皮質ステロイド外用薬のような副作用や，タクロリムス水和物のような刺激感も少なく，抗炎症作用にすぐれているが，痤瘡や毛包炎などの副作用を生じることがある。

　そのほか，保湿外用薬としてヘパリン類似物質などが用いられる。皮膚疾患患者の皮膚は，一見病変がないように見えても，ドライスキンに陥りやすくバリア機能が破綻しやすい。そのため，症状改善後も保湿外用薬を用いてスキンケアをすることが望ましい。

2 外用薬の塗り方

- **単純塗布** 単純塗布は，病変部に外用薬を直接塗布する最も一般的な外用薬の塗布方法である。塗布量の目安としては，よく「皮膚がしっとりする程度」といわれるが，具体的な目安としては**フィンガーティップユニット** finger tip unit（**FTU**）という考え方が広く用いられている。チューブに入った軟膏を，成人の示指の先端から第1関節まで出した量を1FTUといい，手のひら2枚分の範囲を塗布できる量である（○図6-2）。ローションは，1円玉の大きさの量が1FTUに相当する（○図6-3）。

　塗布する際にはすり込まないように，皮溝（○14ページ）に沿ってやさしく塗り広げる（○図6-4）。

- **貼付療法** 外用薬をガーゼやリント布に塗りのばし，病変部へ貼付する方法である（○図6-5）。びらんや潰瘍局面は水分が多く，直接外用薬を塗布しようとしてもなかなかうまく塗り広げられない。また，無理に塗り広げようとすると，疼痛が増強し，患者に苦痛をしいることになりかねない。そのような際には，貼付療法が有効である。健常皮膚に外用薬がつくことでかぶれが生じることがあるので，貼付範囲に注意する。

- **重層療法** 外用薬を単純塗布した上に別の外用薬を重ねる方法で，複数

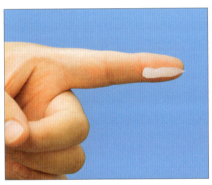 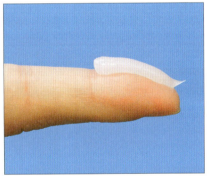

○**図 6-2　軟膏の使用量の目安（1FTU）**
成人の示指の先端から第1関節まで出した量（約0.5g）で手のひら2枚分の広さに塗るのが適量である。通常は手袋を着用して塗布するが，示指の第1関節が見やすいように写真では手袋を外している。

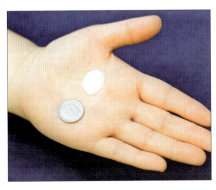

○**図 6-3　ローションの使用量の目安（1FTU）**
1円玉の大きさが1FTUに相当する。

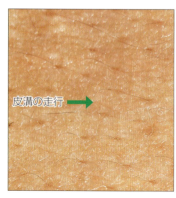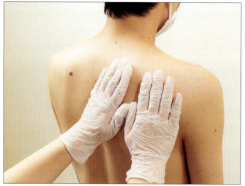

▶図6-4　単純塗布
外用薬は，皮溝に沿ってすり込まずにやさしく塗り広げる。

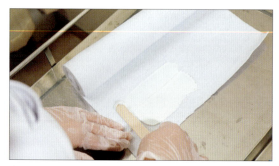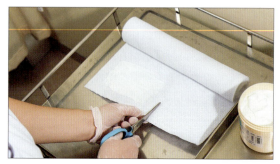

①へらを使い，リント布の起毛した面に，外用薬を2～3 mmの厚さに塗りのばす。

②貼付範囲に応じて四角形にカットする。

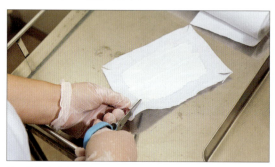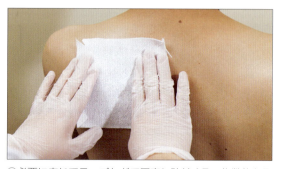

③四隅に切れ込みを入れることで，はがれにくくなり，また表面に凹凸のある皮膚においてもうまく貼付することができる。

④必要に応じてテープなどで固定し貼付する。複数枚ある場合は，滲出液が排出されるように1～2 mmの間隔を空けて貼付する。

▶図6-5　貼付療法

種の外用薬の効果を同時に発揮できる。ただし，外用薬には混合してはいけない組み合わせがあったり，基剤の性質をそろえる必要があったりすることから，勝手に外用薬をまぜてはいけない。一般的には滲出液の多い病変部に塗った外用薬に，亜鉛化軟膏を塗りのばしたガーゼやリント布を貼付することが多い。

- **密封療法** 外用薬を塗布した部位をポリエチレンフィルムなどでおおう療法である。密封することで薬剤の吸収を高め，単純塗布よりも効果が出やすい。しかし，副腎皮質ステロイド外用薬の場合，副作用も出やすくなるので，半日程度までの使用にとどめる。密封療法を簡便に行える薬剤としてステロイドテープ剤がある。

3 外用薬の除去

　外用薬を効果的に使用するためには，古い外用薬や，皮膚に付着している細菌・よごれを毎日洗い流すことが必要となる。入浴する際は，お湯が熱いと瘙痒感をまねくため，42℃以上の熱い温度は避け，39℃程度のぬるま湯とする。シャワー浴のときも，高温は避ける。

　低刺激で使用感がよい石けんをよく泡だてて，泡でなでるように洗浄する。最近では最初から泡で出るボディーソープも販売されているので，それらを使うと手間なく洗浄することができる。また，洗浄後はシャワーでよくすすぎ，清潔なタオルでやさしく水分をふきとる。

　油性軟膏は水をはじいてしまうので，除去する際には，脱脂綿やガーゼにオリブ油をたっぷりとつけ，薬剤となじませてからこすらないようにふきとるとよい。薬剤が除去できたら，石けんを使用してやさしく洗浄する。

4 処置の実際

　外用薬は，塗布部位や病変の状態，年齢などによって，吸収性に差がある（○図6-6）。顔や外陰部，首や腋窩，そのほか汗のたまりやすい部位や，乾燥・炎症が強い部位，びらん・潰瘍があり皮膚のバリア機能が低下した部位では，外用薬の吸収がよくなる。そのため，とくに副腎皮質ステロイド外用薬を塗布する場合には，強さのランクや量に注意する。

- **顔面の処置** 顔面は最も目につきやすい部位であり，顔に病変があるこ

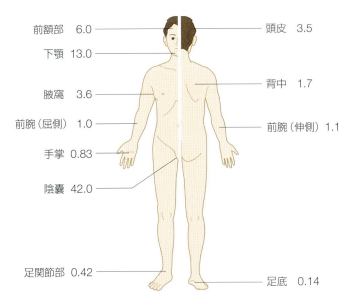

○**図6-6　部位による経皮吸収性の違い**
前腕（屈側）を1.0としたときの比率である。副腎皮質ステロイド外用薬であるヒドロコルチゾンを外用したあとの尿中排泄量を調査した結果である。
(Feldmann, R. J. and Maibach, H. I.：Regional variation in percutaneous penetration of 14C cortisol in man. *The Journal of Investigative Dermatology*, 48(2)：181-183, 1967 より作成)

とを受け入れにくい患者も多い。また，顔に軟膏を十分に塗ることで，てかりや髪がまとわりつくなどといった不便を訴える患者も多い。

　看護師は，適切な外用を行うことで症状が軽快していくことを根気よく説明し，患者のアドヒアランス向上を目ざす。基本的には単純塗布を行い，必要であればガーゼやリント布による重層療法を行う。チューブ包帯でマスクを作成することもあるが，見た目がよくなく羞恥心をもたらすため，外出時はマスクや帽子，ストールなどの着用で隠せるように配慮する。また，髪はピンやヘアゴムを使用して，顔にまとわりつかないようにまとめることを指導する。

● **頭部の処置**　頭部は毛髪により処置がしにくい部位である。短髪にすることが望ましいが，頭部の症状により自由な髪型が楽しめない患者の心理にも配慮し，強要はしない。

　基本的にはローションを用いることが多い。指先にローションを垂らし，患部にやさしく塗り広げていく。毛髪に付着してしまい頭皮にきちんと塗布されないことがあるので，鏡を見ながら塗布したり，ピンやクリップでブロッキングしてから塗布するなどの工夫をする。最近では副腎皮質ステロイド薬がシャンプーに配合された製剤もある。そのようなシャンプー剤を使用するときは，シャンプーを患部へ塗布し，15分たったらよく泡だてて洗浄し，洗い流すように指導する。この際，ほかのシャンプーを使用する必要はないが，手入れのために市販のシャンプーやトリートメントを行ってもかまわない。

● **体幹・四肢の処置**　外用薬を全身に塗布すると，衣服がよごれてしまったり，衣服に薬剤が付着してしまったりして，効果が発揮できないことがある。そのような場合は，チューブ包帯や綿の肌着を着用するとよい（●図6-7）。衣服の素材は，ナイロンなどの熱や汗の吸収を妨げるようなものは避け，通気性のよい木綿などを選ぶとよい。足底に外用する際は，滑りやすくなるため，転倒に注意する。床や靴のよごれを防ぐためには，靴下をはくようにすすめる。また，背部の外用塗布は，家族などの第三者の協力が必要となる。独居の場合には，訪問看護や外来受診を頻回に行ってもらうなどの調

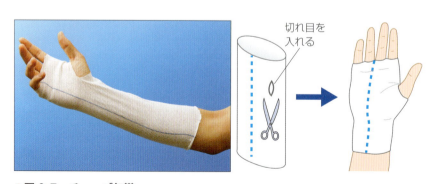

●**図 6-7　チューブ包帯**
装着したい患部に合わせた太さと長さのチューブ包帯を準備し，必要に応じてカットして用いる。装着時は皮膚にこすれないように注意する。

整が必要となる。

● **手指の処置** 傷がある場合，外用薬を塗布したあとに被覆材でおおう必要があるが，患者が自分で行うのはむずかしく，家族や第三者の存在が必要となる。滲出液が少なく，被覆材が必要なければ，外用後に綿の手袋を着用するのが簡便である。

5 外用処置を受ける患者の退院指導

皮膚疾患は慢性的な経過をたどるものが多く，症状が寛解したあとも，スキンケアとして保湿剤を塗りつづけるなど，患者・家族が生涯ケアを行うことになる。急性期に入院し，院内でセルフケアの方法を学習しても，退院後にケアがうまくできずに入退院を繰り返す患者もいる。

困難なときには，患者の生活様式や性格，病識や理解度をよくアセスメントし，指導する必要がある。各製薬会社や学会などが，外用薬やスキンケアに関する患者向けのパンフレットを作成しているので，それに患者の個別性を書き足すなどして，わかりやすく指導するのも有効な方法である。また，紙面だけで説明するのではなく，一緒に実際に外用療法を行うことも重要である。一緒にやってみることで患者のかかえる問題や疑問がみえてきたら，改善策をともに考えることで信頼関係を築き，患者のアドヒアランス向上をはかることができる。独居や高齢者世帯など，患者・家族だけでの対応がむずかしければ，社会資源の活用を促し，治療の継続を目ざす。

外用療法は，最も看護師が患者にかかわりやすい治療である。看護師が最適な工夫を示すことが，患者の闘病生活を左右するといっても過言ではない。患者・家族のかかえる疑問や不安を，医師との橋渡しをしながら解決していくことが必要である。

3 手術療法を受ける患者の看護

皮膚科領域における手術適応疾患として，良性・悪性腫瘍や各種の難治性潰瘍，慢性膿皮症，熱傷瘢痕，各種母斑などがあげられる。手術は全身麻酔もしくは局所麻酔で行われる。粉瘤や小範囲の皮膚生検などは日帰り手術，または手術当日に入院して手術室か外来で手術し，翌日には退院するといった短期入院で行われる。しかし，難治性潰瘍などの場合は，デブリドマンを行い，創部の肉芽形成を促したあとに植皮術を行うなど，長期入院が必要となることもある。現在は外来通院時に身体のリスク評価を行うために麻酔科や口腔外科，薬剤部，栄養部などで構成された術前外来を受診することも多い。

手術後はボディイメージの変化を伴うため，精神的な援助も重要となる。また，入院期間の短期化に伴い，退院後も自己処置や定期的な通院が必要となるため，患者のセルフケア能力や家族などの協力についてアセスメントし，退院後を見すえた看護が大切である。

1 手術前の看護

● **情報収集**　年齢や性別，全身状態，基礎疾患，全身の皮膚状態といった身体情報のほか，ボディイメージの変化や手術自体への不安・疑問の有無を確認する。また，患者の理解力や ADL を確認し，手術後に安静をまもれるかを確認する。植皮術が行われる際は，採皮部に傷などの皮膚トラブルがないかを確認する。

● **手術前の準備**　手術部位や術式，手術時間，麻酔方法，手術時の体位，禁食・飲水（経口補水液）・内服・前処置の有無，手術室への持参物品を確認する。また，患者・手術部位の取り違え防止のために手術室への申し送り書を準備するとともに，手術・麻酔同意書を確認する。手術当日や前日の入院では，外来受診時に手術・麻酔同意書を取得していることもあるため，手術を受ける際にそれらの原本がそろっているか，電子カルテなどに取り込まれているかを確認し，説明の内容や患者の受けとめ方，同意書に抜けや誤りがないかを確認する。手術部位や術式によっては，除毛や浣腸などの前処置を医師の指示によって行う。

　術側の左右指定がある場合は，医師が術側にマーキングを行う。マーキングの有無と印をつけた位置が手術オーダーやチェックリストの内容と異なっていないか，術野に重なっていないか，消えていないかを確認する。誤りがあったり不明瞭な場合は，主治医に確認する。手術室へ出棟する前に点滴を開始する場合は，術側や採皮部などを避ける。

　次に創部の安静のための体動や体勢制限の有無を確認する。手術後は長時間の同一体位や安静により褥瘡や血栓ができやすい状態となるため，体圧分散マットの使用や良肢位を保ち，除圧・安静体位による苦痛を予防するためのクッションや，フットポンプ，弾性ストッキングなどの手術後に必要な物品を準備する。

● **皮膚トラブルの予防**　尿・便などの排泄物による汚染や，体動制限による褥瘡，創保護のテープなどによる皮膚トラブルの予防に努める必要がある。手術前から，栄養状態やブレーデンスケール（●227 ページ）などにより皮膚状態をアセスメントしておくことが重要である。これらのアセスメントに基づき，適切な体圧分散マットや食事内容の検討などの事前準備を行う。

● **排泄への対応**　手術部位が陰部や肛門周辺にかかる場合は，術前から低残渣食に変更して糞便量を少なくし，手術前日・当日に下剤などを使用して排便を促す。排便状況や腹痛などの消化器症状の観察も行う。

● **術前指導**　術前オリエンテーションでは，手術前後のタイムスケジュールに合わせて，処置やケアの流れについて説明を行う。手術に関する不安や疑問，手術前後に予想される問題の内容は個々の患者で異なるため，患者の話を傾聴し，不安を緩和できるように対応する。

　手術が全身麻酔下で行われる場合は，術前から呼吸訓練が必要となることもある。また，創部の安静のために体動や体勢が制限され，床上での排泄となることが予想されるときは，床上排泄の練習をしておくとよい。

義歯・コンタクトレンズ・指輪などの貴金属類は外し，紛失しないように保管することを伝える。化粧や入れ墨をしていないか，ジェルネイルやまつげのエクステンションを装着していないかを確認する。エクステンションやジェルネイルを装着している場合は事前に外すことが必要となる。手術前日や当日に入院することもあり，外来受診時に入院時には外してくるように指導し，つけていないことを確実に確認する。また，アートメイクなどといったすぐに落とせない場合は，医師や麻酔医，手術室に報告し，そのままで手術可能かを確認する。

家族へは，待機場所や手術中にいつでも連絡がとれる体制を整えておくように説明する。

2 手術当日の看護

バイタルサイン，および患部ならびに全身状態の観察を行う。禁食・飲水・内服・点滴などの有無と持参物品の確認を行い，前処置を指示どおりに実施する。また，手術室への申し送り書に記載する。外した義歯や貴金属類は，紛失しないように保管されていることを確認する。家族には，待機場所や手術中にいつでも連絡がとれる体制を整えておくように説明する。手術室へ向かう際には患者に声かけを行い，不安の軽減に努めるとともに，保温や羞恥心への配慮も行う。患者が手術室に移動したら，術後ベッドを準備する。

3 手術後の看護

● **全身状態の観察**　バイタルサイン，および創部ならびに全身状態の観察を行う。

● **疼痛の緩和**　痛みをがまんすると，とくに高齢患者の場合に，呼吸不全や不穏・せん妄など認知機能の低下をきたすことがある。痛みをがまんする必要はないことを説明し，医師の指示によって鎮痛薬を投与する。投与後，効果の確認や状態の変化を観察し，記録する。

術後疼痛管理チーム❶acute pain service team（APS）を設置している病院も多く，APS との連携も疼痛の緩和に有効である。

● **安静の保持**　創部や全身状態が安定するまで，体動や体勢制限が必要となるため，長時間の同一体位による苦痛の軽減に努める。また，体動制限によるセルフケア不足への援助も必要である。

● **創感染の予防**　発赤や腫脹，熱感，滲出液の量や性状の変化などの局所の徴候と，発熱・全身倦怠感などの全身の徴候を観察する。処置時は清潔操作に努め，感染予防に対する十分な注意が必要となる。患者に対しては，二次感染をおこすと治癒が遅れたり，潰瘍化して瘢痕が残りやすくなったりすることを説明し，周辺環境や他者に触れた手でそのまま創部に触れないように指導する。

また，自己処置を行う患者や家族に対しては，処置前の手洗いや擦式消毒用アルコール製剤などを用いて手指を清潔にしてから創部に触れるように指導する。陰部や肛門周囲が創部となる場合は，排泄物により創部が汚染され

NOTE
❶**術後疼痛管理チーム**
麻酔科医・手術室看護師・薬剤師により構成され，手術を受ける患者の痛みや吐きけなどの苦痛を緩和するための活動を行うチームである。

る可能性が高い。尿・便の性状と，創部や保護材への付着の有無を観察する。付着があった場合はすみやかに除去し，清潔を保つ。薬剤や食事内容による排便コントロールや排泄方法の工夫も検討する。

● **瘙痒の緩和**　植皮術では採皮部に瘙痒が強く出現することが多いため，医師の指示によって外用薬や冷罨法などの実施，創保護に使用するテープを変更するなどの対処を行う。

● **ボディイメージの変化に対する援助**　ボディイメージの大きな変化に対し，患者が受容できるように傾聴的態度で接し，精神的にも安定できるようにする。とくに退院後に自己処置を行う必要がある場合には，重要な援助である。

4 退院指導

● **情報収集**　退院後，皮膚ケアの介助などに家族の協力が得られるか，また，その際のキーパーソンを確認する。退院後の日常生活や自宅環境，社会活動，外来通院が可能かなどについても情報を収集する。通院が困難な場合や，家族の十分な協力が得られない場合，自宅環境が不衛生な場合などは，自宅環境を整えたり，在宅医療を導入したりする必要もあるため，退院調整チームとともに，手術前から情報収集とアセスメントを行い，実施可能な方法を検討する。

● **創部のケア**　創部は外部刺激に対して弱くなっているため，衣類やサポーターなどでおおい，擦過などによる直接的な刺激を予防する。また，植皮術後は移植した皮膚が硬化や色素沈着をおこしやすいため，日光が直接あたらないように指導する。皮膚硬化に対して，油脂性軟膏の処置を行うこともある。

　創感染や皮膚トラブルの再増悪を予防するためには，自己処置を確実に行うことと，皮膚の清潔を保つことが大切となる。自己処置の前後に手を洗うことや，洗浄に際して熱い湯を避けるなどの，日常生活に即した実施可能な方法を患者・家族とともに考える。その際，注意点をわかりやすく説明し，正確に伝わっているかを確認し，確実に実施できるように援助する。

4　光線療法を受ける患者の看護

　広義の光には赤外線・可視光線・紫外線がある（❍24ページ，表2-1）。これらの光は人体に日焼けや，しみ・しわなどを引きおこし，過度に浴びると皮膚がんを発症することもある。これらの皮膚への光毒性反応を利用した治療法が光線療法である。ここでは，光線療法の一種である紫外線療法を受ける患者の看護を中心に解説する。

1 紫外線療法の概要

　光線療法で紫外線を用いたものを紫外線療法という。使用する紫外線はおもに長波長紫外線（UVA）と中波長紫外線（UVB）であり，それぞれで治療法

が異なる。現状ではより副作用が少ない UVB を利用することが多い。

■ 適応疾患

乾癬・類乾癬・掌蹠膿疱症・菌状息肉症（きんじょうそくにくしょう）・悪性リンパ腫・慢性苔癬状（たいせんじょう）枇糠疹（ひこうしん）・尋常性白斑・アトピー性皮膚炎などとともに，脱毛症にも適応される。

2 PUVA 療法を受ける患者の看護

PUVA 療法は UVA を用いて行う治療法である。メトキサレンを内服もしくは外用して光感受性を高めたうえで UVA を照射するが，照射後に遮光を必要とするなど留意点が多い。近年はメトキサレンを必要としない UVA1 療法が登場し期待されている。

● **PUVA 療法を受ける患者の看護**　照射後のひりつき，紅斑，水疱などの熱傷様症状が出た場合には冷罨法を行うように指導し，症状が改善しなければ受診するように指導する。メトキサレンを内服した場合は，翌日まで太陽光にあたらないように指導し，さらに，外出時には白内障のリスクを低減させるため，サングラスをかけるように指導する。一方，外用の場合は，洗い流せば光感受性はなくなる。洗い流すまでは，外用液を塗布した部位を長袖や長ズボン，ストールを着用して遮光するように指導する。

3 UVB 療法を受ける患者の看護

ナローバンド UVB（波長 311 ± 2 nm）と，より短い波長で効果を強めたエキシマレーザー（波長 308 nm）による方法がある。どちらも PUVA 療法のように内服や外用の必要性がなく，照射後に太陽光を避ける手間もない。また，UVB のほうが発がんリスクが低いという利点もある。

● **ナローバンド UVB 療法**　一度に全身を照射できる装置（●61 ページ，図 4-7）を用いることで，全身に症状がある場合でも短時間ですむ。しかし，足底の照射はできないので，患部が足底にある場合には，次に述べる部分型での追加照射が必要となる。

● **エキシマレーザーによる方法**　部分型とよばれる装置で局所的に照射を行う。ナローバンド UVB 療法よりも治療効果の高い紫外線を照射することができるので，単独照射だけでなく，全身型ナローバンド UVB 療法だけでは効果が十分でなかった難治な病変部に追加照射を行うこともある。

● **UVB 療法を受ける患者の看護**　次の点に注意する。

(1) ビタミン D_3 は紫外線により分解されてしまうので，ビタミン D_3 を含む外用薬を併用する場合は，照射後に塗布するように指導する。

(2) 紫外線による白内障発症のリスクを低減するため，サングラスをかけて照射する。

(3) 部分型で局所的に照射する際は，照射の仕方にばらつきがないように医療チーム内で情報を共有し，同じ治療が行えるようにする。

(4) 照射部位が近い場合は，重複照射にならないよう，先に照射した部分を遮光布で遮光する。

（5）照射の必要がない部位に照射しないように注意し，必要時は遮光布でおおう。

（6）照射後に皮膚のひりつき，紅斑，水疱などといった熱傷様の症状があれば冷罨法をするように指導し，改善しないようであれば受診するように指導する。

5 レーザー療法を受ける患者の看護

　通常，レーザー療法は外来で行われるが，小児では入院して行うこともある。痛みを伴い，麻酔を使用することもある。

● **照射前の看護**　レーザー療法は痛みを伴うため，痛みに弱い患者や，広範囲の病変に照射を行う患者には，照射の1時間前に表面麻酔を塗布してから照射する場合もある。また，広範囲の病変がある小児の場合，表面麻酔では完全に痛みをとりきれず危険を伴うため，入院のうえ全身麻酔下で照射を行うこともある。方法や経過，注意点を事前によく説明し，患者の同意と協力を得ることが大切である。

● **照射後の看護**　レーザー療法を行うことで，Ⅰ度の熱傷を負うのと同じ状態となる。そのため，照射後は副腎皮質ステロイド外用薬を塗布し，冷罨法を行う。照射した患部は3日程度で痂皮化し，7日程度で痂皮が脱落する。痂皮が脱落するまでは照射部位に絆創膏をはって保護し，無理な痂皮の脱落を予防する。また，化粧などは刺激になるので避けるように指導する。

　痂皮が脱落した部位は，とてもデリケートな状態である。正常な皮膚になる前に日焼けをしてしまうと，以前より濃いしみになってしまうため，正常な皮膚になるまでサンスクリーン剤を使用するように指導する。色素性病変では，レーザー照射前よりも皮膚色が濃くなることがあるが，3～6か月で徐々に正常な皮膚色となっていくので心配しなくてもよいことを説明する。

6 その他の局所療法を受ける患者の看護

1 放射線療法を受ける患者の看護

● **副作用と看護**　放射線療法の副作用には，疲れやすい，食欲低下，吐きけ，下痢，脱毛などがある。これらの症状に対しては十分な休息や，消化のよい食事をとるように指導する。また，症状は一過性であり，2～4週間で回復することを説明する。高率に出現する副作用に放射線皮膚炎があるが，予防はむずかしく，また治療から何年も経過して症状が出ることもあるため，照射後の皮膚の観察を指導し，清潔と保湿を指導する。

2 凍結療法を受ける患者の看護

　凍結療法は，液体窒素やドライアイスを使用し，局所的に超低温で細胞を凍結させて壊死させる療法である。疣贅・血管拡張性肉芽腫・円形脱毛症な

どに適応がある。

● **看護の実際**　治療には非常に強い疼痛を伴う。治療前にしっかり治療法を説明し，治療中は声かけを行う。低温熱傷と同じ状態なので，治療後に紅斑や水疱を生じることがあるが，1〜10日ほどで痂皮化し，脱落するので清潔に保ち，ガーゼでおおうなどの対処法を指導する。熱感や膿の排出などといった感染徴候がある場合は，受診するように指導する。

E　疾患をもつ患者の看護

1　アトピー性皮膚炎患者の看護

　アトピー性皮膚炎は，患者の年代によって症状が変化する慢性疾患であり，いずれのライフステージにおいても，継続してセルフケアを行うことが必要である。そのため，患者の個別性に合わせた看護支援が重要となる。治療法の進歩は目ざましく，従来の外用薬や内服薬だけでなく，生物学的製剤も登場している。選択肢が増えるなかで，どの治療法を選び，どのように治療を行っていくのかという，患者の意思決定において，看護師の果たす役割は大きい。

1　アセスメント

(1) 全身状態：ほかのアレルギー疾患の合併症の有無
(2) 皮膚症状の重症度と分布
  • 重症：高度の腫脹，浮腫，浸潤ないし苔癬化を伴う紅斑・丘疹の多発，高度の鱗屑，痂皮の付着，小水疱，びらん，多数の搔破痕，痒疹結節などが主体
  • 中等症：中等度までの紅斑，鱗屑，少数の丘疹，搔破痕などが主体
  • 軽症：乾燥および軽度の紅斑，鱗屑が主体
  • 軽微：炎症は乏しく乾燥が主体
(3) 瘙痒の程度と持続時間：NRS(● 152ページ)
(4) 感染の有無と程度
(5) 睡眠状態：熟眠感の有無
(6) 生活スタイル
  • ライフステージ
  • 衣生活：素材の選び方，縫い目やタグによる刺激の有無，洗濯の仕方
  • 食生活：アレルゲンとなる食品の有無や，瘙痒を増強させる食品の摂取状況と嗜好品(アルコール飲料，香辛料，人工甘味料)の摂取状況
  • 住環境：じゅうたん・畳の使用の有無，ダニの繁殖の原因となるもの(ぬいぐるみやクッションなど)の有無，寝室環境，寝具の洗濯とふとんの清潔維持

（7）検査データ：好酸球増加，乳酸脱水素酵素（LDH）上昇，血清 TARC❶ 値上昇，IgE 上昇の有無，RAST（⚪44ページ）陽性の有無

（8）試験：貼布試験（パッチテスト），単刺試験（プリックテスト），搔破試験 （スクラッチテスト）

（9）心理・社会的側面
- ボディイメージの変化に対する受けとめ方
- 医師からの説明に対する受けとめ方と理解の程度
- 家族の支援体制
- 社会資源の活用状況

2 看護目標

（1）疾患・治療に対して正しい知識をもつことができる。

（2）治療とセルフケアを継続することができ，安定した皮膚の状態を維持できる。

（3）皮膚症状が安定することでライフステージにおける社会的役割を果たすことできる。

（4）夜間の安眠が得られる。

（5）家族も治療に協力することができる。

3 看護活動

▌薬物療法の援助

● **外用療法**　外用療法はアトピー性皮膚炎において最も基本的な治療である。皮疹の状態に合わせて，副腎皮質ステロイド薬，タクロリムス水和物，JAK 阻害薬，PDE4 阻害薬，保湿剤を使ったスキンケアを使い分ける。いまだに「ステロイドはこわい」と考えている患者や家族は少なくないので，医師の指示のもとに使用すれば副作用を最小限に抑えて効果が得られることを説明する。

　副腎皮質ステロイド薬以外の外用薬は，消炎作用をもちつつ，長期使用による血管拡張や皮膚の菲薄化をおこさず，長期間使用することができる。タクロリムス水和物では使用初期にピリピリとした刺激感があり，「薬が合わない」「悪化しているのでは」と拒否する患者も多いが，炎症が抑えられるにつれて刺激感がなくなり，皮疹がよくなっていくことを伝える。JAK 阻害薬や PDE4 阻害薬は，皮膚感染症や痤瘡を生じることがあるので，保清を指導し，症状発生時はそれぞれに合った治療を行う。

　タクロリムス水和物や JAK 阻害薬，PDE4 阻害薬を使用しなくてもよいほど皮疹が改善してきたら，保湿剤を使用してスキンケアを続けることが大切である。乾燥を防ぐことでアトピー性皮膚炎の再燃を防ぐことができる。

　いずれの外用薬も正しく使用しなければ効果は得られないので，正しい塗り方を指導する。とくに小児では家族の協力なくして治療の成功はないので，家族に根気よく指導する。

● **内服療法（抗アレルギー薬・抗ヒスタミン薬）**　アトピー性皮膚炎に伴う

NOTE

❶ TARC

アトピー性皮膚炎患者で血清濃度が上昇するケモカインの一種で，thymus and activation-regulated chemokine の略である。

強い瘙痒を抑えるために使用される。副作用として眠けや倦怠感，口渇などがある。自動車や自転車の運転，高所での作業や学習への影響が懸念される場合は医師と相談し，就寝前の内服にするなどの調整をする。

● **注射療法（生物学的製剤）**　アトピー性皮膚炎の治療に生物学的製剤が導入され，いままで難治で苦しんでいた患者の症状が改善するようになってきた。使用できる年齢も，6か月からと小児領域に広がってきている。自己注射が可能な製剤もあり，看護師の指導が重要となる。ほかの疾患で使用されている生物学的製剤とは異なり，重症肺炎や結核再燃などの副作用は少ない。高額な治療となるため医療費助成制度の利用方法を説明する。

▌生活における注意点と指導

● **住環境の見直しと改善**　アトピー性皮膚炎の身近な悪化因子として，ダニやハウスダストがある。ほこりがたまるとダニが増えるので，こまめに掃除をするように心がける。排気の出ない掃除機を使用することが望ましいが，むずかしい場合には部屋の換気をしながら行うように指導する。また，寝具についても清潔を心がけ，こまめにふとんを干したり，ふとん乾燥機を使用する。粘着カーペットクリーナーでふとんやマットレスのほこりを取り除くのもよい。動物の毛がアレルゲンとなることがあるため，室内でペットを飼うことは避けたほうがよい。

● **衣服の選択**　衣服の素材は，汗や繊維による刺激を避けるために，木綿が適している。最近では縫い目やタグのついていない肌着が販売されており，それらを着用することが望ましい。洗濯の際には洗剤のすすぎ残しに注意する。

● **清潔の保持**　運動などによって著しく汗をかいたときや，プールに入るなどで薬品が肌に付着した際は，シャワー浴をしたあとにしっかりと外用薬を塗ることが望ましい。小児では，学校でのシャワー浴は現実的でないため，清潔なタオルでからだを水ぶきしてから外用薬を塗るなど，校内での配慮が得られるように調整する。

　また，なるべく毎日入浴することをすすめる。入浴は皮膚のよごれや古い軟膏，鱗屑，分泌物を除去して代謝を促し，薬剤の吸収を高めるため，副作用の出現を抑えることにもつながる。ただし，入浴により体温が上昇すると血管が拡張し，ヒスタミンが放出されて瘙痒の原因となるため，39℃程度のぬるめの湯で入浴するのがよい。

　石けんを使用するときは肌の上で泡だてず，先に石けんをよく泡だてて，その泡を使って，手でなで洗いを行う。そして刺激を避けるために，よくすすぐことが大切である。低刺激性の石けんやシャンプーを選ぶとなおよい。

● **精神的援助**　心理的ストレスは，アトピー性皮膚炎の症状と深く関係している。皮疹が他人の目につくことでもともとストレスを受けているところに，環境の変化や試験，人間関係のトラブルによる心理的ストレスが重なると，さらに瘙痒が誘発され，掻破することで皮疹がより悪化するという，悪循環に陥ることになる。そうならないように，自分なりのストレス解消法を身につけ，規則正しい生活と休養，睡眠時間の確保を心がける。

アトピー性皮膚炎は，寛解と増悪を繰り返す慢性的な疾患である。したがって，家族への指導や励ましも根気よく行い，家族もしっかりと支援することが求められる。改善しているときはその努力を認めて一緒に喜び，増悪時は原因をせめず，一緒にふり返って解決方法をともに考えるなど，信頼関係を築き，アドヒアランスの向上につなげていく。

2 尋常性乾癬患者の看護

　乾癬は炎症性角化症の代表的な疾患で，全乾癬患者の9割近くが尋常性乾癬である。社会的活動をとくに多く求められる成人前期に好発するため，ボディイメージの変化が患者本人に与える影響は大きい。社会生活に影響を及ぼし，身体的・精神的ストレスが高まり，QOLが著しく低下していることも多く，うつに陥る患者もいる。

　尋常性乾癬のおもな治療法は，薬物療法と紫外線療法である。どちらの治療法も，患者ごとに効果があらわれる速さや副作用が異なる。また，治療法が何度もかわったり，途中で症状が増悪したりすることで，「自分は治らないのではないか」「ずっと人目を避けて生きていかなくてはならないのではないか」と余計に不安になってしまうこともある。

　そのような不安や治療への疑問を一緒に解決し，根気よく治療を続けることができるように支援することが求められる。さらに，進歩していく治療法をじょうずに取り込めるよう，医師との橋渡しをすることも看護師の役割として求められている。

1 アセスメント

（1）全身状態：生活習慣病の有無，肥満度など
（2）皮膚症状：乾癬の症状の評価は，体表面に占める乾癬の面積の割合や，乾癬の面積と重症度の指数（PASI❶スコア）で行う。
（3）爪の症状：乾癬患者の半分程度の患者に，爪が先端から浮き上がって白く見える，爪の表面にポツポツとした凹凸ができる，などの症状があらわれる。
（4）瘙痒の程度と持続時間：NRSによる評価を行う。
（5）感染の有無と程度
（6）睡眠状態：熟眠感の有無
（7）生活スタイル
　• 衣生活：ベルトや時計，シャツの襟や袖などの皮膚との接触部への刺激によるケブネル現象（◐48ページ）の有無
　• 食生活：肥満や高血糖，脂質異常症などが悪化因子となるので，高カロリー食や脂っぽい物を多く摂取していないかを確認する。また，香辛料やアルコールなどといった瘙痒を増強させる食品を多く摂取していないかも確認する。
　• 喫煙：喫煙は乾癬の症状を悪化させるため，禁煙が望ましい。

NOTE

❶ PASI

　全身を頭部・体幹・上肢・下肢の4領域に分け，それぞれ紅斑・浸潤・落屑の程度および病巣範囲の程度を点数化するものであり，psoriasis area and severity index の略である。

(8) 検査データ：皮膚生検による病理結果や，コレステロールなどの脂質検査値を確認する。

(9) 心理・社会的側面

- ボディイメージの変化に対する受けとめ方
- 疾患・治療に関する医師からの説明の受けとめ方と理解の程度
- 治療への積極性
- 家族の支援体制
- 社会資源の活用状況

2 看護目標

(1) 疾患・治療に対して正しい知識をもつことができる。

(2) 治療・セルフケアを継続することができ，安定した皮膚の状態を維持できる。

(3) 皮膚の状態が安定することで，ライフステージにおける社会的役割を果たすことができる。

(4) 夜間の安眠が得られる。

(5) 家族も治療に協力することができる。

3 看護活動

▌ 薬物療法の援助

● **外用療法**　外用療法は乾癬治療の基本である。使用するおもな薬剤は，副腎皮質ステロイド外用薬とビタミン D_3 外用薬で，単剤もしくは組み合わせて使用する。最近では，最初から2つの薬剤が混合されている外用薬も使用されるようになった。

　副腎皮質ステロイド外用薬は，即効性があり，炎症を抑える効果がある。しかし，長期間使用すると皮膚が菲薄化するため，漫然と使用しないように注意が必要である。

　ビタミン D_3 外用薬は，即効性はないものの，皮膚の菲薄化がなく，皮膚の盛り上がりや鱗屑の改善に効果を発揮する。刺激を感じる患者もおり，即効性もないため使用を中止したくなる患者も多いが，2〜3か月使用することで効果があらわれてくるため，根気よく使用を続けるように指導することが重要である。また，薬剤によって使用量に制限があるので，使用量についても指導する。とくに腎機能が低下している患者は高カルシウム血症をおこしやすいので注意が必要である。

　急性期には配合剤を使用し，症状が落ち着いてきたらビタミン D_3 外用薬をメインにして維持をはかるのが一般的な方法である。

● **内服療法**　おもに以下の薬剤が使用される。

　①**エトレチナート(レチノイド製剤)**　重要な副作用に催奇形性があるため，挙児希望のある患者や妊婦には禁忌である。服用する際に女性は2年，男性は6か月の避妊が必要であり，同意書に署名が必要なことを説明する。

　②**アプレミラスト(PDE4阻害薬)**　副作用に下痢・吐きけなどの消化器症

状があり，投与初期に多い。そのため徐々に内服量を増やすようにする。消化器症状が強いときは，消化のよい食事をとり，安静を促し，脱水にも注意するように指導する。

③JAK阻害薬・TYK2阻害薬　副作用として帯状疱疹や痤瘡，間質性肺炎がある。痛みを伴う水疱や，発熱，咳などの症状があらわれた際は受診し，適切な治療を受けるように指導する。また，これらの薬剤は高額なため，医療費助成制度の利用方法を説明する。

● 注射療法（生物学的製剤）　生物学的製剤を導入することで免疫機能が低下し，細菌やウイルスが再活性化することがある。そのため，事前に採血やCTで，結核やB型肝炎などへの罹患の有無を評価しておく必要がある。導入後は感冒や肺炎などの感染症が重症化することがあるので，手洗い・うがいをこまめに行い，外出時はマスクをするなどの生活指導を行う。そして，発熱などの症状があるときは，早めに受診するように指導する。

自己注射が可能な製剤が増えているため，安全に確実に投与できるように患者に合わせた自己注射指導を行うことが求められる。

また，JAK阻害薬やTYK2阻害薬と同じく，生物学的製剤は費用が高額のため，医療費助成制度の利用方法を説明する。

光線療法の援助

外用療法だけでは改善がみられない場合や，皮疹の範囲が広く外用薬の塗布が困難な場合などに行われる。光線療法の看護については，光線療法を受ける患者の看護（●176ページ）に準ずる。

日常生活における注意点の説明

● 皮膚への刺激や乾燥の予防　摩擦や圧のかかる部位にケブネル現象が生じるため，入浴時にゴシゴシ洗うことを避け，また長時間の正座なども避けるように指導する。乾燥はかゆみを誘発するので保湿を心がける。

● 感染症の予防　感冒にかかることで皮疹が悪化することがあるため，外出時にはマスクを着用し，こまめな手洗い・うがいを指導する。

● 食生活の指導　肥満や高血糖，脂質異常症などは乾癬の悪化因子である。低カロリーでバランスのとれた食事を心がける。また，香辛料やアルコールは皮疹を悪化させるので，大量に摂取しないように指導する。

精神的援助

ストレスは乾癬を悪化させる。人目にさらされることによる心理的ストレスを受けやすいため，根気よく治療を行えば改善することを説明し，患者のよき理解者になることが必要である。患者本人にもストレス解消法を見つけてもらい，また規則正しい生活を送ることも大切である。

尋常性乾癬は増悪と寛解を繰り返し，慢性に経過する疾患である。新しい治療法や薬剤が次々に登場しているなかで，自分に合った治療法を見つけ，情報にまどわされず医療者とよいコミュニケーションを保つことが必要となる。また，家族の支援も重要である。昨今では独居の高齢者も多く，薬剤の管理や外用療法が十分になされていないことも多い。訪問看護の体制を整え，社会資源の活用をはかることも大切である。

E. 疾患をもつ患者の看護　**185**

　乾癬は他者に感染しないことを周囲に理解してもらい，患者のおかれている状況の改善をともに目ざしていくことが大切である。

3 水疱性類天疱瘡患者の看護

　水疱性類天疱瘡は，ヘミデスモソームに対する自己抗体が生じるために，表皮と真皮の結合が破壊され，水疱を生じる疾患である。高齢者に多いが，まれに若年者や小児にも発生する。

　悪性腫瘍に随伴することもあるため，悪性腫瘍の有無を精査する必要がある。また，薬剤の副作用として発症することもあり，既往歴や内服歴を把握することも大切である。

　水疱性類天疱瘡は全身に非常に強い瘙痒と水疱が生じる疾患であるため，ボディイメージの変容が著しく，患者の苦痛ははかりしれない。「治らないのではないか」「この先どうなってしまうのか」などの不安をかかえる患者や家族に寄り添い，ケアや治療をじょうずに受け入れられるように支援することが看護師に求められる。

1 アセスメント

（1）全身状態：合併する疾患や既往歴，使用薬剤歴，悪性腫瘍の有無
（2）皮膚症状
- 皮疹の有無と程度：浮腫性紅斑・水疱・びらん・潰瘍・痂皮の有無と程度，滲出液の有無と程度，感染徴候の有無などを確認する。とくに水疱は，そのかたさや大きさ，かたち，色，性状などを，周辺の皮膚とあわせて注意深く観察する。
- 皮疹の発生部位：口腔内や陰部などの粘膜に皮疹が生じることもあるので確認する。確認の際，陰部などに生じた皮疹は，患者の羞恥心に配慮する必要がある。

（3）検査データ：抗 BP180 抗体・抗 BP230 抗体・好酸球数
（4）睡眠状況：瘙痒・疼痛による睡眠の質の低下の有無と程度
（5）精神状態
（6）心理・社会的側面
- ボディイメージの変化に対する受けとめ方
- 医師からの説明に対する受けとめ方と理解の程度
- 家族の支援体制
- 社会資源の活用状況

2 看護目標

（1）疾患・治療に対して正しい知識をもつことができる。
（2）治療とセルフケアを継続することができ，安定した皮膚の状態を維持できる。
（3）不安や苦痛を表現することができる。

（4）夜間の安眠が得られる。

（5）家族も治療に協力することができる。

3 看護活動

▌薬物療法の援助

● **外用療法**　軽症例から重症例まで副腎皮質ステロイド外用薬が有効である。水疱性類天疱瘡は，水疱が破れて滲出液が多量に流出することで，容易に感染がおきる状態になりやすい。そこに副腎皮質ステロイド外用薬を塗布するため，さらに感染をまねきやすくなる。毎日，低刺激な石けんを使用してやさしく洗浄し，清潔なドレッシング材を使用する。

● **内服療法**　軽症から中等症例ではテトラサイクリンやニコチン酸アミドの内服を行う。これらを内服しても奏功しない場合や重症例では，副腎皮質ステロイド薬を大量に内服することになる。副腎皮質ステロイド薬の大量内服では，副作用として高血糖や高血圧，胃腸障害，易感染性などが出現する可能性があり，採血の結果やバイタルサインを確認することに加えて，手洗い・うがいの励行，および感染症が流行しているときは人込みを避けるように指導することが望ましい。

● **その他**　外用薬や内服薬でも病勢がコントロールできない場合は，ガンマグロブリンの大量投与や血漿交換を行うこともある。どちらも 1 回の治療に長時間拘束されるため，患者の苦痛を最小限にできるよう，安全・安楽に努める必要がある。

▌ケアの実際と注意点

　搔破することで水疱が破れて滲出液が大量に出ることで衣服を汚染し，細菌が繁殖しやすくなる。また，水疱が破れた部分はびらんとなり，疼痛が発生する。細菌が繁殖しやすい状況で傷ができ，容易に二次感染をおこすので，疼痛に配慮しながら，やさしく泡だてた石けんを用いて洗浄し，細菌や外用薬の残りを洗い流す必要がある。そのうえで外用薬を塗布し，清潔なガーゼや被覆材を使用して保護する。吸水性にすぐれたポリマー入りの被覆材を使用すると衣服や寝具の汚染を低減できる。皮膚が脆弱になっているため，被覆材を固定する際は，直接テープで皮膚に固定することは避け，包帯やガーゼを使用して固定する。

　水疱性類天疱瘡の症状は全身に及ぶ。水疱やびらんが関節の内側に生じることで関節可動域が制限されるなど，日常の活動が阻害されることもあり，日々のケアに時間・労力がかかる。そのため，高齢の患者や家族だけで処置をするのはたいへんな負担となり，介護保険をはじめとする社会資源の調整をはかり，治療とケアが継続できるように調整することが看護師に求められる。

▌精神的援助

　水疱性類天疱瘡の治療は長期にわたり，著しいボディイメージの変化と，強い苦痛とのたたかいが続く。副腎皮質ステロイド薬の内服は適宜減量していくが，減量していく過程で再燃し，また水疱が発生したり，ときには入院

が必要になったりする。「いつになったらもとの生活に戻れるのか」「治る日は来るのだろうか」という思いは患者と家族を疲弊させ，大きな負担となる。また，強い症状は睡眠も妨害するため，患者がかかえるストレスははかりしれない。

　看護師は，不安や疑問を傾聴して解決するようにはたらきかける必要がある。水疱性類天疱瘡は，自己免疫疾患であり他者に感染することはないこと，また，寛解を目ざすことのできる疾患であることを説明し，患者と家族のがんばりをねぎらい，症状の増悪時には一緒に解決方法を考えるなどしてアドヒアランスの不良をまねかないようにする。そのためには，患者や家族との信頼関係をしっかりと築いていくことが重要である。

4 熱傷患者の看護

　熱傷は日常生活でよく経験する疾患であり，高温の気体や液体，個体などの熱源が皮膚に接触することで，皮膚軟部組織が熱変性しておこる組織障害である。

　治療には，保存的局所療法やデブリドマン，植皮術などの外科的治療があり，重症度や生活環境などによってさまざまな方法で行われる。通常，軽症例は外来通院で治療が行われ，全身管理が必要な症例や外科的治療を行う症例は入院加療となり，それぞれに対する援助が必要となる。退院後も処置が必要となる場合は，生活環境や家族の支援体制の有無を確認し，処置を継続できる環境と再発防止の対応も必要となる。また，重度の熱傷では，皮膚組織の破綻によりバリア機能が低下するため，感染予防や疼痛管理が重要である。とくに処置時は苦痛を伴うため，患者の訴えを傾聴し，適切に対応することが求められる。

　ここでは，入院管理が必要な重症熱傷患者の看護について述べる。重症熱傷の経過は，ショック期，ショック離脱期，感染期，回復期に分けられ，それぞれでアセスメントの視点や必要なケアが異なる。ショック期から感染期では全身管理や感染予防が重要となり，回復期では自己処置の手技習得と，皮膚損傷による機能障害や受傷部位のケア，ボディイメージの変化に対する援助，社会復帰を目ざした精神的な支援や生活環境の調整が必要となる。

1 アセスメント

(1) 熱傷の重症度：受傷部位，受傷面積，受傷深度，合併症の有無などから算出する。
(2) 皮膚症状
- 皮膚の発赤・腫脹・びらん・潰瘍・水疱・壊死の有無・程度
- 疼痛の有無・程度，鎮痛薬の効果
- 瘙痒の有無・程度
(3) 滲出液の有無・量・性状，臭気の有無
(4) バイタルサイン

（5）全身状態
- 気道熱傷などの合併症の有無，感染徴候・ショック症状・不整脈・チアノーゼの有無
- 尿量，尿の性状
- すすや薬品の付着などによる外観の変化
- 受傷部位と機能障害の有無，身体可動域

（6）検査データ
- 血液検査：白血球数（WBC），CRP，TP，Alb，血中尿素窒素（BUN）
- 細菌培養・同定検査

（7）心理・社会的側面
- 疾患・治療に関する医師からの説明の受けとめ方と理解の程度
- 受傷後の心理状態，ボディイメージの変化に対する受けとめ方
- 治療への積極性
- 受傷前の生活習慣・生活環境，ADL
- 家族の支援体制の有無
- 社会資源の活用状況

2 看護目標

（1）循環血液量の維持ができ，ショックをおこさない。
（2）低栄養にならない。
（3）全身状態の管理ができる。
（4）合併症や二次感染を予防する。
（5）疼痛が軽減される。
（6）不安や疑問を表出でき，精神的動揺が軽減される。
（7）疾患・治療に対して正しい知識をもち，ボディイメージの変化を理解することができる。
（8）退院後も治療を継続でき，療養が可能な生活環境を整えられる。

3 看護活動

● **受傷部位への処置対応**　受傷直後はすぐに流水で30分以上冷却する。熱傷部位が衣服でおおわれている場合は，無理に脱がせようとすると衣服ごと皮膚剝離をおこす可能性があるため，衣服の上から冷却する。受傷後は浮腫を生じることが多いため，指輪や眼鏡，コンタクトレンズなどの創部を圧迫する原因となるものは可能な限り取り外す。

● **全身管理**　受傷範囲や深度により重症度が変化するが，重症度が高い場合は細菌感染による菌血症❶や，滲出液の増加による脱水などからショック状態に陥る危険がある。モニターを装着し，バイタルサインや全身状態の観察を密に行い，変化に注意する。脱水や栄養状態の悪化に対しては補液が行われ，感染症を予防するために抗菌薬の投与も行われる。また，十分な全身の安静が必要である。

　呼吸困難や喘鳴，嗄声，鼻閉，口唇の腫脹などの粘膜浮腫の症状の有無

NOTE

❶菌血症

　血流中に生きた細菌や真菌が存在する状態である。熱傷では，皮膚の損傷部から菌が侵入し菌血症がおこることがある。なお，菌血症，または別の感染症によって生命にかかわる臓器障害がおこっている状態を敗血症という。

や，顔面・鼻・口腔内へのすすや薬品の付着，ただれなどの外観上の変化が見られる場合は，気道熱傷の可能性がある。急激な呼吸状態の悪化がないかを観察し，酸素投与や吸引，気管挿管の準備も必要となる。

● **清潔援助と感染予防**　熱傷を生じた皮膚が上皮化するまでは，皮膚組織の障害による皮膚のバリア機能の低下と，体液の漏出により感染を引きおこす可能性がある。軟膏の塗布などの処置を行う際は，付着したよごれや古い軟膏などを洗い流して清潔にしてから行う。また，不潔な手で触れると，そこから感染がおこるため，処置を行う際にはガウン・マスク・手袋を着用し，清潔操作で行う。

　患者には，感染をおこすと治癒の遅延や潰瘍化して瘢痕が残りやすくなることを説明し，周辺環境や他者に触れた手でそのまま患部に触れないように指導する。また，自己処置を行う患者に対しては，処置前に手洗いや擦式消毒用アルコール製剤などを用いて手指を清潔にしてから触れるように指導する。

　シャワー浴が困難な場合は清拭を行い，受傷部位は洗浄する。罹患後にシャワー浴ではじめて患部を洗う患者はとまどうことが多い。最初は看護師が手本を見せて，シャワーのかけ方や湯温・湯量の調整など，具体的な洗浄方法を指導する。

● **疼痛管理**　熱傷部分は皮膚の破綻により刺激に対して脆弱である。また，灼熱感を伴った強い疼痛を生じる。とくに洗浄・処置時の疼痛が増強し，処置自体が苦痛となると，処置を拒否することにつながりかねない。鎮痛薬を服用し，疼痛が強い場合は，ペインクリニックの受診や麻薬などの強い鎮痛作用をもつ薬剤の投与，洗浄・処置時間に合わせた鎮痛薬の投与も検討する。また，ケアに時間がかかると苦痛を感じる時間が長くなるため，可能な限り短時間で終えられるように準備や人手の確保も重要である。

● **精神的援助とボディイメージの変化に対する援助**　患者は急な受傷により，精神的に混乱をきたしている場合がある。また，重症度が高い場合には，手術や長期入院，持続的な疼痛などによるストレスにさらされ，精神的に悪影響を及ぼす。患者が回復への意欲をもてるように，早期からの精神的援助が求められる。

　とくに顔面や頸部などといった他者の視線にふれやすい部位を受傷した場合は，ボディイメージの変化に対して不安をいだきやすく，回復過程の各時期でさまざまな不安や精神的な変動が生じる可能性があり，心理面の把握と状況に応じた対応が必要となる。受傷部位は，時間がたつにつれて徐々に目だたなくなることを繰り返し説明し，ボディイメージの変化に対する理解をはかっていく。マスクやストール，手袋でおおうと受傷部位が目だちにくくなるが，受傷部位は通常よりもこすれや圧迫などの外刺激に弱くなっており，素材やサイズに注意する。絹などのやわらかく摩擦の少ない素材で，実際のサイズよりやや大きく，ゆったりと装着できるものを患者が選択できるように援助する。

● **安静，日常生活への援助**　全身状態が安定するまで，十分な安静が必要

190　第6章　患者の看護

である。また，日常生活にも影響が出るため，全身状態とADLに合わせた介助を行う。また，痛みや瘙痒などの不快症状の緩和をはかり，可能な範囲で気分転換できるように，その方法を説明する。

● **瘙痒の緩和**　皮膚が上皮化してくると瘙痒を生じることが多い。掻破することにより感染をおこしたり，皮膚の上皮化が遅延したりするおそれがあるため，掻破しないように指導する。局所的にアイスノン®などの冷却材を使用したり，瘙痒のある部分を上から軽くたたいたりするなど，具体的な対策を指導する。なお，アイスノン®などの冷却材は創部の血行障害を生じ，上皮化の遅延を生じる可能性がある。使用する場合は，医師に確認し，定期的に部位の観察を行う。

● **手術療法**　受傷部位の状態により，デブリドマンや植皮術が行われる。看護については手術療法を受ける患者の看護(●173ページ)に準じる。

● **退院支援**　受傷部位や手術後の創部の自己管理ができるように指導する。受傷部位が関節の場合は，拘縮予防のためリハビリテーションを行う。通院が困難な場合や，周囲から十分な協力を得られない場合は，社会資源の活用が必要となることもあるため，早期に対応を開始する。まず，家族や友人などのキーパーソンとなる人を確認し，退院後の日常生活の範囲や社会活動の有無・内容，金銭面の不安の有無，外来通院が可能か，皮膚ケアの介助など，治療を継続するうえで患者の周囲の人の協力がどの程度得られるかなどの情報も収集する。

5　上皮系がん患者の看護

　皮膚を構成する細胞には上皮系細胞と間葉系細胞があり，上皮系がんは表皮および皮膚付属器を構成する上皮細胞からなる腫瘍に属する。上皮系がんには，基底細胞がん(基底細胞腫)やボーエン病，有棘細胞がん(扁平上皮がん)，パジェット病などが含まれる。

　治療はおもに手術による切除が選択され，できるだけ早期の段階で行う。多くは外来，または短期入院により局所麻酔による生検・切除術が行われる。しかし，進行した大型の原発巣や植皮術，全身状態の管理が必要な場合は長期入院となり，全身状態や創部の管理が行われる。また，手術前または手術後に放射線療法や化学療法を行うこともある。ここではおもに上皮系がんにより手術を受ける患者の看護について述べる。

1　アセスメント

(1)手術前
- 全身状態
- 皮膚症状：発生部位，皮膚病変の範囲，色調変化・鱗屑・瘙痒感・発赤・腫脹の有無，潰瘍化・出血の有無，滲出液の性状・量・におい，疼痛の有無，傷の有無など
- 検査データ：WBC，好酸球数，ナトリウム，カリウム，塩素，腫瘍

マーカー(がん胎児性抗原〔CEA〕)，CRP，TP，Alb，BUN など

- 手術部位および範囲
- 麻酔方法：全身麻酔・局所麻酔
- ボディイメージの変化に対する受けとめ方
- 医師からの説明に対する受けとめ方，治療への積極性
- ADL，四肢の可動域
- 創部処置などの自己管理の可否
- 家族の支援体制の有無

(2)手術後

- 全身状態
- 呼吸状態
- 創部の状態：部位，発赤・腫脹の有無，出血の有無・量，滲出液の性状・量・におい，疼痛の有無，体液による汚染の有無，被覆材の種類など
- 合併症の有無・程度
- 手術後の創部(植皮部・採皮部を含む)に対するボディイメージの変化と受けとめ方
- 生活習慣，生活環境，ADL，創部の処置を含めた自己管理の可否
- 医師からの手術後の説明に対する受けとめ方，治療への積極性
- 家族の支援体制の有無
- 社会資源の活用状況

2 看護目標

(1)手術前

- 手術・麻酔に対する不安や疑問を表出し，精神的動揺が軽減される。
- 手術・麻酔の内容や必要性，安静や排泄方法，処置方法など，予測される術後経過について具体的に理解でき，安心して手術を受けられる。

(2)手術直後〜帰宅まで(外来手術の場合)

- 疼痛などの苦痛を表出することができる。
- 安静の必要性について理解し，まもることができる。
- 麻酔による影響がみられない。
- バイタルサインや意識状態が安定する。
- 不安や疑問の内容を表出することができる。
- ボディイメージの変化を理解することができる。
- 創部への対処や，疼痛の増悪，出血などの異常への対処方法を理解できる。

(3)手術直後〜植皮部生着まで(入院，植皮術実施の場合)

- 疼痛などの苦痛や呼吸苦・出血など身体の異常を伝えることができる。
- 安静の必要性について理解し，まもることができる。
- 創部が離開や感染をおこさず治癒する。
- 植皮術の場合，植皮部が感染をおこさず生着し，治癒する。

- 植皮術の場合，採皮部が感染をおこさず上皮化する。
- 感染の徴候である発熱や検査データ上の炎症反応の上昇がみられない。
- 安静による同一体位に伴う身体的・精神的苦痛が緩和される。

（4）植皮部生着〜退院まで（入院，植皮術実施の場合）

- 創部（植皮部・採皮部を含む）の自己処置方法を理解でき，手技の習得と実施ができる。
- 疼痛の増悪や出血などの異常が発生した際に，外来を受診するなどの対処方法を理解できる。
- 不安や疑問の内容を表出することができる。
- ボディイメージの変化を理解することができる。
- 予後に対する不安や精神的動揺が軽減される。
- 退院後も治療の継続や療養が可能な生活環境を整えられる。

3 看護活動

手術前は，手術療法を受ける患者の看護（● 174 ページ）に準じる。

▌手術後

● **安静の保持，日常生活への援助**　全身麻酔による手術や広範囲の手術では，創部や全身状態が安定するまで体動・体勢制限が必要となる。そのため，長時間の同一体位による苦痛の軽減に努め，体動制限によるセルフケア不足への援助が必要である。同時に，退院後の生活を考慮し，創部に負担がかからない範囲でできることは患者自身で実施するように促し，ADL の維持をはかる。また，痛みや瘙痒などの不快症状の緩和をはかり，可能な範囲で気分転換をはかれるように，その方法を説明する。

● **清潔ケア・感染予防**　発赤や腫脹，熱感，滲出液の量や性状変化などの局所の徴候と，発熱・全身倦怠感などの感染の徴候を観察する。処置時は清潔操作に努め，感染予防に対する十分な注意が必要となる。患者に対しては，感染をおこすと治癒が遅れたり，潰瘍化して瘢痕が残りやすくなったりすることを説明し，周辺環境や他者に触れた手でそのまま創部に触れないように指導する。また，自己処置を行う患者に対しては，手洗いや擦式消毒用アルコール製剤などを用いて手指を清潔にしてから触れるように指導する。

　陰部や肛門周囲が創部となる場合は，排泄物により創部が汚染される可能性が高い。排泄がある場合は，尿・便の性状と，創部や保護材への付着の有無を観察する。排泄後はすみやかに除去し，清潔を保つ。トイレでの排泄が可能ならば，温水洗浄便座を使用することで，より簡便に清潔を保つことができる。ただし，温水洗浄便座の使用時は，洗浄の強さや水温に注意する。また，薬剤や食事内容の調整による排便コントロールも検討する。

● **全身状態の管理**　バイタルサインや，創部および全身状態の観察を行う。全身麻酔での手術の場合，酸素投与やモニター管理を行う。

　外来手術の場合は，手術前・中・後にバイタルサインの測定を行い，患者の全身状態の把握と，局所麻酔による影響をあわせて観察する。

● **疼痛管理**　痛みをがまんする必要がないことを説明し，場合によっては，

医師の指示により鎮痛薬を投与する。投与後，効果の確認や状態の変化を観察する。

● **不安やボディイメージの変化に対する援助** 身体の大きなイメージの変化や，退院後に自己処置を行う場合もあり，患者が自己の変化を理解できるように傾聴的態度で接し，精神的にも安定できるように支援する。

頭部・顔面などといった他者の視線にふれやすい部位だけでなく，陰部などの他者の目にさらしたくない部位であっても，患者はボディイメージの変化に対して不安をいだきやすい。回復過程の各時期で，さまざまな不安や精神的な動揺が生じる可能性があり，心理面の把握と状況に応じた対処が必要となる。患者の社会活動の範囲を把握し，創部が目だちにくくなるように，人前に出る際には帽子やストールなどでおおうなど，患者に合った方法を選択できるようにボディイメージの変化に対する援助を行う。

● **瘙痒の緩和** 上皮化してくると瘙痒を生じることが多い。搔破することにより感染や皮膚の上皮化を遅延させるおそれがあるため，搔破しないように指導する。局所的にアイスノン®などの冷却材を使用したり，瘙痒のある部分を上から軽くたたいたりするなど，具体的な対策を指導する。

▎退院指導

● **退院準備** 手術後の創部の自己管理ができるように指導する。自己管理がむずかしいときや，通院が困難な場合は，社会資源の活用が必要となることもあり，入院時から情報を収集し，早期に対応を開始する。まず，家族・友人などのキーパーソンとなる人を確認し，退院後の日常生活の範囲や社会活動の有無・内容，経済面の不安の有無，外来通院が可能か，などの情報を収集する。また，通院や皮膚ケアの介助などといった治療を継続するうえで必要となる協力が，患者の周囲からどの程度得られるか，などの情報も収集する。早めに情報収集とアセスメントを行い，支援体制を構築し，実施可能な方法を検討する。

● **創部のケア** 創部は通常よりも擦過や圧迫などの外部刺激に対して弱くなっているため，衣類やサポーターなどでおおうと，直接的な刺激を防ぐことができるとともに創部が目だちにくくなる。その際，素材やサイズに注意し，擦過や圧迫を生じないようにする。絹などのやわらかく摩擦の少ない素材で，実際のサイズよりやや大きく，ゆったりとしたものを患者が選択できるように援助する。

素材の選択が困難な場合は，貼付材や摩擦の少ない素材で創部を保護することで，衣服や身につける物の選択肢がより広がる。また，移植した皮膚は硬化や色素沈着をおこしやすいため，日光が直接あたらないように指導する。皮膚硬化に対して油脂性軟膏の処置を行うこともある。

創感染や皮膚トラブルの再増悪の予防には，自己処置を確実に行うことや，皮膚の清潔を保つこと，擦過などの刺激を避けることが大切となる。自己処置の前後に手を洗う，洗浄の際は熱い湯を避けるなどの，日常生活に即した実施可能な方法を患者・家族とともに考える。その際，注意点をわかりやすく説明し，伝わっているかを確認し，確実に実施できるように援助する。

194 第6章 患者の看護

6 悪性黒色腫患者の看護

　悪性黒色腫は，メラニンをつくるメラノサイトからおもに発生する。腫瘍の深達度や，潰瘍・転移の有無で0〜Ⅳ期のステージに分類され，ステージによって治療法が異なる。

　悪性黒色腫は悪性度が高く，10年以上たってから遠隔転移をおこすこともあり，長期間の経過観察を必要とする。そのため，本人だけでなく家族も含め，精神面を支える看護が大切になる。

1 アセスメント

（1）全身状態：ほかの疾患がないか
（2）皮膚症状
（3）病期：ステージ0〜Ⅳ期のどれか
（4）転移の有無
（5）検査データ
　• 腫瘍マーカーの値：5-S-CD❶
　• *BRAF* 遺伝子変異❷の有無
　• 超音波による腫瘍の深達度や転移の有無
　• CT・MRIによるがんの大きさや転移の有無
　• PET-CTによる全身検索
（6）心理・社会的状況
（7）ボディイメージの変化に対する受けとめ方
（8）疾患や治療に関する医師からの説明に対する受けとめ方
（9）家族の受けとめ方と支援体制
（10）ライフステージと社会的役割
（11）社会資源の活用状況

● **手術療法時**　心機能・呼吸機能・栄養状態・皮膚状態の評価，合併症の有無・程度
● **薬物療法時**　全身状態，栄養状態，消化器症状・骨髄抑制の有無と程度などといった副作用の有無

2 看護目標

（1）手術による不安や苦痛を表出することができ，安心して手術を受けることができる。
（2）薬物療法による苦痛が軽減される。
（3）予後に対する不安・精神的苦痛が軽減される。
（4）家族の精神的不安が軽減され，患者の支援体制を整えることができる。

3 看護活動

● **手術療法の援助**　悪性黒色腫は，手術により病巣を取り除くことが大切

NOTE

❶ 5-S-CD
　メラニンが産生される過程で生じる代謝産物である。悪性黒色腫があると血中に増加するため，特異的腫瘍マーカーとして用いられる。

❷ *BRAF* 遺伝子変異
　細胞の増殖にかかわるタンパク質の一種であるBRAFの遺伝子に変異をきたしたもので，細胞が無秩序に増殖することになる。

である。部位によっては植皮術を行うこともあり，術後の創管理をしっかり行い，感染予防に努める。また，リンパ節郭清を行うことでリンパ浮腫をおこすことがある。リンパマッサージや弾性包帯などによる浮腫の予防・軽減の指導も行い，セルフケアの確立を目ざす。

● **薬物療法の援助** 悪性黒色腫に対する薬物療法は年々進歩している。とくに免疫チェックポイント阻害薬や分子標的薬といった新しい薬剤を用いる際には，未知の副作用が出現する可能性もある。したがって，患者の状態や訴えをよく観察することが大切である。現在知られているおもな副作用は，間質性肺炎，下痢・大腸炎，肝機能障害，皮膚障害，ホルモン異常などである。感染予防対策として，マスクの着用や手洗い・うがいの励行を指導し，消化器症状があるときには，消化のよい食事を心がけ，食べやすいものを無理せず，少量ずつ摂取するように指導する。

● **精神的援助** 新しい治療法が効果をあげてはいるものの，悪性黒色腫は「予後不良ながん」というイメージが強く，予後に対する不安が，患者，そして家族にも精神的苦痛を与える。

薬物療法の変化に伴い治療の選択肢は増えていくが，そのなかから自分に合った治療法をみつけていくためにインフォームドコンセントがしっかり行われている必要がある。また，ほかの医療者とよい関係を築くため，看護師が橋渡しをすることがとても重要である。患者には，術後の創管理やリンパ浮腫予防など，セルフケアも多く求められる。不安や疑問を表出しやすい環境づくりを心がけ，確実なセルフケア技術の習得を支援する。

ボディイメージの変化に対しては，創部痕を化粧で隠す方法を指導する施設もあるので，希望があれば紹介する。

長期にわたって定期的な通院が必要となり，薬剤投与や採血，CT検査を行っていくため，経済的負担も大きい。通院する手段なども含め，家族のサポートがとても大事になってくるが，最近では高齢者のみの世帯や独居の場合も多い。介護保険や社会資源を活用し，地域の施設とも連携をとり，患者と家族が治療を続けられるように支援することも看護師に求められる。

7 皮膚悪性リンパ腫患者の看護

皮膚悪性リンパ腫は，皮膚に生じる悪性リンパ腫である。皮膚以外の臓器に病変をみとめない悪性リンパ腫を原発性皮膚悪性リンパ腫とよび，他部位の悪性リンパ腫が皮膚に転移したものは，続発性皮膚悪性リンパ腫とよばれる。

皮膚科でおもに扱うのは原発性皮膚悪性リンパ腫であるため，ここでは原発性皮膚悪性リンパ腫の看護について述べる。原発性皮膚悪性リンパ腫は非ホジキンリンパ腫で，発生由来の細胞はT細胞やB細胞，NK細胞，樹状細胞など，さまざまである。わが国では原発性皮膚悪性リンパ腫の多くがT細胞由来の皮膚T細胞性リンパ腫であり，そのなかでも菌状息肉症が最も多い。

196　第6章　患者の看護

　原発性皮膚悪性リンパ腫の治療は，副腎ステロイド薬の外用療法や紫外線療法，手術，放射線療法，薬物療法を組み合わせて行われる。

1 アセスメント

（1）全身状態：ほかの疾患の有無
（2）皮膚症状
- 皮疹の状態と分布：紅斑・びらん・潰瘍の有無と分布
- 滲出液の有無と程度
- 疼痛の有無と程度
- 瘙痒の有無と程度

（3）皮膚生検の結果
（4）病期：Ⅰ期〜Ⅳ期のどれか
（5）検査データ
- 血液検査：血算，肝機能，カルシウム，LDH を含む生化学検査，可溶性 IL-2 受容体や抗 HTLV-1 抗体，EB ウイルス感染の有無
- CT・MRI によるリンパ節および内臓への浸潤の確認
- PET-CT による全身検索

（6）心理・社会的状況
- ボディイメージの変化に対する受けとめ方
- 疾患・治療に関する医師からの説明の受けとめ方
- 家族の受けとめ方と支援体制
- ライフステージと社会的役割

2 看護目標

（1）皮膚症状のセルフケアができる。
（2）放射線療法による苦痛が軽減される。
（3）予後に対する不安や精神的苦痛が軽減される。
（4）家族の精神的不安が軽減され，患者の支援体制を整えることができる。

3 看護活動

● **セルフケアへの援助**　原発性皮膚悪性リンパ腫は長期にわたる治療を必要とするため，本人と家族によるセルフケアがとても重要となる。初期には，皮疹への副腎皮質ステロイド薬の外用が正しく行えるように指導する。病期が進行し，皮膚にびらんや潰瘍が出現するようになると，易感染性を伴うため，清潔ケアが必要となる。皮膚症状が全身にわたると家族だけではケアがむずかしいこともあるため，訪問看護の利用などにより，ケアを継続できるように調整する。

● **薬物療法の援助**　皮膚 T 細胞性リンパ腫に対しては，ベキサロテンによる薬物療法が行われる。ただし，ベキサロテンは催奇形性があるため妊婦には禁忌となる。また，高頻度に副作用が出現する薬剤であり，脂質異常症や甲状腺機能低下症，膵炎が代表的である。定期的な採血で早期発見に努める

とともに，過食や脂っぽい食事を控えるなどの生活指導を行う。

● **易感染性に対する援助**　疾患自体による免疫機能の低下や，薬剤による免疫抑制から易感染状態となる。うがい・手洗いの励行，人込みに出るときはマスクを着用するように指導する。

● **光線療法の援助**　頻度は病状により異なるため，医師の指示をよく確認する。光線療法を受ける患者の看護（ ◯ 176ページ）を参照のこと。

● **放射線療法の援助**　放射線療法を受ける患者の看護（ ◯ 178ページ）を参照のこと。

● **疼痛の緩和**　腫瘍期には皮膚がびらんや潰瘍をおこし，強い疼痛が発生する。全身の保清を行い，感染予防に努めるなど，毎日の処置が必要となるが，事前に鎮痛薬を内服するなどして疼痛の緩和を行う。処置時以外にも疼痛が強く，安楽を確保できない際は，積極的に疼痛のコントロールをはかる。

● **精神的援助**　原発性皮膚悪性リンパ腫は長い時間をかけて進行していく慢性疾患である。各病期に合わせた対症療法で進行を抑えていくことが重要である。症状が皮膚だけにとどまれば，5年生存率は95％以上あるので，過度に予後に対する不安をいだかせぬよう，病状の把握をしっかり行い，患者を支持的に援助することが求められる。

　また，初期から全身に紅斑などのボディイメージの変化があらわれる疾患であり，患者の心理的負担は大きい。夏場でも長袖の着用やストールの使用などを余儀なくされることもあるが，その際は肌触りや通気性のよいものを選び，皮膚への負担を軽減できるように指導する。

　治療が長期にわたるため，社会的活動が制限されることになる。また，経済的負担も大きくなる。病期が進み，活動性が低下すれば家族が通院に付き添うことになり，さらに毎日の処置も行うなど，家族の負担は大きくなる。家族にも寄り添い，困っていることを表出しやすい環境づくりを心がける。そのためにはアセスメントをよく行い，ふだんから信頼関係を築いておくことが大切である。必要時には社会資源の活用を調整し，治療が継続できるように支援する。

　終末期が近づくと，全身に潰瘍と疼痛を伴う腫瘤ができるが，このような状態はとうてい受容しがたいものである。傾聴的態度で接し，苦痛や不安を表出しやすい環境づくりに努める。

8 帯状疱疹患者の看護

　帯状疱疹は，水痘-帯状疱疹ウイルス（VZV）によって発症する感染症である。帯状疱疹患者の痛みは，神経節に潜伏したウイルスが神経節で増殖し，神経炎が生じるためにおこる。疼痛は激しい場合が多く，通常は片側性で，デルマトーム❶（皮膚分節）に一致する。この神経痛様疼痛は，皮疹が治癒するころに消失することが多いが，数か月から数年続くこともある。これを帯状疱疹後神経痛（PHN）という。また，ラムゼイハント症候群を伴うこともある。全身状態が悪化している患者や高齢者では，全身に汎発性皮疹が出現

NOTE

❶**デルマトーム**
　各脊髄神経が支配する皮膚感覚の領域を示したものである。体表の特定の部位に神経障害や疼痛がある場合，その部位を支配する脊髄神経が障害されていると推測することができる。

することがある。

帯状疱疹患者に対しては，疼痛などの症状の緩和や，睡眠の確保，安静療法の援助，二次感染の予防，ボディイメージの変容に対する援助，瘙痒の緩和，清潔への援助などを行う必要がある。また，皮疹が痂皮化するまでは発赤や水疱，びらん，潰瘍が混在し，皮膚のバリア機能が一部破綻する。そのため，身体を清潔に保ち，二次感染を予防することも重要である。

抗ウイルス薬の副作用として，ごくまれに脳炎などがみられるため，中枢神経系への影響に注意を要する。

1 アセスメント

（1）全身状態
- 発熱，倦怠感，神経痛様疼痛の部位と程度
- 随伴症状の有無・程度

（2）皮膚症状
- 皮疹の有無・程度
- 浮腫性紅斑・小丘疹・小水疱・膿疱・痂皮・びらん・潰瘍の有無と程度
- 皮疹の分布部位，分布部位周囲の組織・器官への影響
- 滲出液の有無・程度
- 瘙痒の有無・程度

（3）睡眠
- 痛みによる睡眠状態と熟眠感への影響の程度
- 日中の覚醒状況，眠けの有無と程度

（4）精神状態

（5）検査データ：WBC，ウイルス抗体価

（6）心理・社会的側面
- ボディイメージの変化に対する受けとめ方
- 痛みに伴う表現・言語の変化
- 疾患・治療に関する医師からの説明の受けとめ方
- 感染予防対策の実施に伴う活動範囲の制限に対する不安

2 看護目標

（1）痛みが軽減される。
（2）二次感染が予防できる。
（3）痛みや活動範囲の制限によるストレスの増大や不眠がおこらない。
（4）安静をまもることにより，疾患の悪化や髄膜炎の併発を予防できる。
（5）ボディイメージの変化を理解できる。
（6）皮疹に伴う瘙痒が軽減される。
（7）帯状疱疹後神経痛に対する不安が軽減される。

3 看護活動

● **薬の管理**　抗ウイルス薬の外用・内服がおもな治療となる。全身症状の

強い症例や腎機能障害がある症例❶など，抗ウイルス薬の副作用が出現する
リスクが高い場合や，自宅での薬物療法の管理が困難な場合は，入院して抗
ウイルス薬の点滴または内服を行う。治療中の薬物療法の中断は症状の悪化
につながるため，決められた量を確実に投与できるようにかかわっていく。
ごくまれに抗ウイルス薬の副作用として脳炎などがみられるため，中枢神経
系の症状の出現を注意して観察する。

●**痛みの緩和**　患者が痛みを訴えたときは，否定せずによく傾聴すること
が大切である。天候の変化，または皮疹部が衣類などにこすれて痛みが生じ
ることが多く，痛みの状態に応じた対処方法をとることが重要である。痛み
への対処療法として鎮痛薬の服用とともに，疼痛部位への温罨法も行われる
が，熱傷のおそれがあるため注意を要する。鎮痛薬の服用で十分な鎮痛効果
が得られない場合は，ペインクリニックを受診することも効果的である。

●**安静**　皮疹の出現から炎症が消退するまでは，症状の悪化や合併症予防
のために十分な全身の安静が必要である。ADL にも影響が出るため，ADL
に合わせた介助を行う。また，痛みや瘙痒などの不快症状の緩和をはかり，
可能な範囲で気分転換できるように，その方法を説明する。

●**二次感染予防**　皮疹が痂皮化するまでは，発赤や水疱，びらん，潰瘍が
混在し，皮膚のバリア機能が一部破綻している状態にある。不潔な手で触れ
ると，そこから感染を引きおこすため，自己判断で水疱をつぶさないように
指導し，身体を清潔に保ち，二次感染を予防することも重要である。看護師
が皮疹部の処置を行う際は，ガウン・マスク・手袋を着用し，清潔操作で行
う。

　患者に対しては，二次感染をおこすと潰瘍化して瘢痕が残りやすくなるこ
とを説明し，周辺環境や他者に触れた手でそのまま皮疹部に触れないように
指導する。また，自己処置を行う患者に対しては，手洗いや擦式消毒用アル
コール製剤などを用いて，手指を清潔にしてから触れるように指導する。

●**清潔への援助**　皮膚のバリア機能を維持し，二次感染を予防するために
身体を清潔に保つことは重要である。汗やよごれなどをシャワー浴で洗い流
して清潔にしてから軟膏などの塗布を行う。シャワー浴が困難な場合は清拭
を行い，創部は洗浄する。罹患後にシャワー浴ではじめて皮疹部を洗う患者
はとまどうことが多い。最初は看護師がガーゼなどを用いて洗ってみせ，
シャワーのかけ方や湯温・湯量の調整など，具体的な洗浄方法を指導する。

●**ボディイメージの変化に対する援助**　皮疹が痂皮化するまでは，発赤や
水疱，びらん，潰瘍が混在する。そのため，患者はボディイメージの変化に
対して不安をいだきやすい。皮疹の治癒後に潮紅や色素沈着，瘢痕が残るの
で，その状態に対して不安や不満を訴えることが多い。とくに顔面などの目
だつ部位に発生した場合は，時間がたつにつれて徐々に目だたなくなること
を繰り返し説明し，ボディイメージの変化や痛みの持続，安静によってスト
レスが増強されるため，心理面への援助が必要となる。

NOTE

❶帯状疱疹の治療に使用さ
れる抗ウイルス薬は腎排泄
型であるため，とくに腎機
能障害がある場合はその使
用量と症状の観察に注意を
要する。

200 第6章 患者の看護

work 復習と課題

❶ 瘙痒のある患者に対する退院指導について述べなさい。

❷ 痛みのある患者の看護について述べなさい。

❸ 鱗屑・落屑のある患者の看護について述べなさい。

❹ ドライスキンのある患者の看護について述べなさい。

❺ びらん・潰瘍のある患者の看護について述べなさい。

❻ 外用薬の塗り方について，単純塗布・貼布療法・重層療法・密封療法の特徴を述べなさい。

❼ 紫外線療法を受ける患者の看護の要点をまとめなさい。

❽ 皮膚疾患は目に見える疾患であることに注意して，看護にあたって留意すべきことをまとめなさい。

❾ アトピー性皮膚炎患者に対する生活指導の要点をまとめなさい。

❿ 尋常性乾癬患者に対する生活指導の要点をまとめなさい。

⓫ 熱傷患者のアセスメント項目について述べなさい。また，おもな看護活動についてまとめなさい。

⓬ 帯状疱疹患者のボディイメージの変化に対して，どのようにかかわっていくのかをまとめなさい。

― 皮膚 ―

第 7 章

事例による看護過程の展開

202　第 7 章　事例による看護過程の展開

A　熱傷患者の看護

1　患者についての情報

1 患者プロフィール

- **患者**：A さん（58 歳，男性）
- **診断名**：重症熱傷
- **職業**：自営業（農業）
- **既往歴**：高血圧（内服治療中）
- **家族構成**：妻（55 歳）と息子（30 歳）の 3 人暮らし
- **嗜好**：喫煙歴あり，飲酒は 5 回 / 週程度
- **身長・体重**：176 cm，83 kg（BMI 26.8）

2 入院・転棟までの経過

　農作業で野焼きを行っている際に，ズボンの裾に引火した。周囲からかけつけた家族によって消火されたが，下肢を中心に熱傷を負い，救急搬送された。両側の大腿から下腿にかけて浅達性 II 度熱傷 15％（左右の大腿内側～後面），深達性 II 度熱傷 5％（左右の膝窩および足関節周辺），III 度熱傷 2％（左右の下腿後面），熱傷指数（BI）12 の重症熱傷と診断され，ICU に入院となった。創部には次の外用薬処置が行われた。

- 浅達性 II 度熱傷部には，トラフェルミン（フィブラスト®スプレー）噴霧後にジメチルイソプロピルアズレン（アズノール®軟膏）を塗布。
- 深達性 II 度熱傷および III 度熱傷部位には，パイナップル茎搾汁精製物（ネキソブリッド®外用ゲル）で処置後，ドレッシング材で保護。

　上記の外用薬処置とともに，等張電解質輸液による初期輸液を開始した。また，入院後 4 日目に左右の足関節部～下腿後面にかけて生じている III 度熱傷部位に分層植皮術を施行した。

　下肢のふだんの痛みは入院 5 日目より NRS で 2～3（入院時は 6～7）であり，処置時および処置後は 8～10 である。ICU では，睡眠導入薬を服用して入眠していた。日中は「どうして……」とつぶやくことが多く，活気がない様子であった。全身状態が安定し，リハビリテーションも順調に進んで病棟内の歩行も可能となったため，入院 10 日目に形成外科病棟に転棟となった。

3 転棟時の状態

- **体温**：36.8℃
- **脈拍**：80 回 / 分（整）
- **呼吸数**：18 回 / 分
- **血圧**：138/88 mmHg（降圧薬内服中）
- **Spo₂**：98％

　左右の大腿内側～後面は上皮化傾向にあるが，創部の中心部はびらんが確認できる。左右の膝窩および足関節周辺は全体的にびらん状態であり，淡黄色～透明の滲出液が中等量みとめられる。ドレッシング材の交換は 2 日に 1

表7-1 Aさんの血液検査の結果

検査項目	Aさんの結果	基準値(目安)
赤血球数(RBC)	430万/μL	427〜570万/μL(男性)
ヘモグロビン(Hb)濃度	14.0 g/dL	13.5〜17.6 g/dL(男性)
白血球数(WBC)	8,200/μL	4,000〜8,000/μL
総タンパク質(TP)	5.8 g/dL	6.5〜8.0 g/dL
アルブミン(Alb)	3.3 g/dL	3.8〜5.2 g/dL
血中尿素窒素(BUN)	9.6 mg/dL	9〜21 mg/dL
クレアチニン(Cr)	0.72 mg/dL	0.65〜1.09 mg/dL(男性)
C反応性タンパク質(CRP)	0.45 mg/dL	0.14〜0.3 mg/dL以下(測定法による)

回程度である。植皮部位に血腫や感染徴候はなく，出血やずれもない。採皮部とした背部は上皮化している。血液検査のデータでは，WBC，TP，Alb，CRPがわずかに基準値を外れている(●表7-1)。

　日常生活活動については，食事・整容・排泄は自立して行える。清潔は，創部処置の際に下半身の清拭を看護師が行っている。上半身の清拭は，処置以外の時間帯にタオルを渡し，Aさん自身で行っている。トイレや処置時には車椅子または一部介助での歩行で移動している。転棟時には「よろしくお願いします。いまふり返るとなんであんなことになったのかと思っています。自分がわるいんですけど……」とうつむき加減に話していた。

　午前中の創部処置時にドレッシング材をはがし洗浄したところ，すぐにNRSが9〜10となり，「もうやめてくれ！」と叫んだ。処置後は話しかけても憔悴した様子で，「あの痛いのだけは，本当にいやになる。最初がつらい。とくに太ももが痛いんだよ」「なにもしたくないし，ごはんもいらない」と昼食をほとんど摂取しなかった。朝食および夕食は「なんだか食欲がなくてね」「食べなくても寝てるだけだからなんとかなるでしょう」と7割程度の摂取で経過している。午後のリハビリテーションの前には「まだうまく動けないのがもどかしいけど，リハビリはがんばっているよ。でももうちゃんと歩けないのかな，仕事もできないのかな……」と話していた。

　植皮が完全に生着して感染期を完全に脱することができたころに，自宅近くの病院に転院予定である。

✔ 情報収集のポイント

☐ **重症度**：熱傷の重症度や，損傷の深達度の程度を確認する。

☐ **皮膚の機能**：皮膚の機能の障害の程度を確認する。

☐ **創部の状態・合併症**：創傷治癒過程を阻害する要因や合併症はないかを確認する。

☐ **日常生活活動**：熱傷により阻害されている日常生活活動はないかを確認する。

☐ **心理的反応**：受傷したことや創部の存在の受けとめ，また受け入れ状態を確認する。

☐ **社会的影響**：受傷による変化により，退院後の社会生活に与える影響はあるかを確認する。

2 看護過程の展開

1 アセスメント

◆ 創部の状態

　現在，受傷後10日であり，感染期から回復期へ移行するときに相応する。

　創部のうち損傷が深い部位では，破綻した表皮から真皮にかけての層が修復過程にあり，皮膚のバリア機能が完全には回復していないため，感染防御機能は低下したままである。

　また，創部からの滲出液が中等量みとめられており，血漿タンパク質の漏出によって低タンパク質血症が生じる可能性が高い。タンパク質量の低下は，全身の免疫機能の低下をまねくおそれがある。現時点では創部に感染徴候がなく，顕著な発熱や炎症反応もみられないことから，感染はなく，順調な治癒経過をたどっていると考えられる。

　しかし，すべての創部が上皮化するまでは感染の可能性があるため，感染徴候に十分留意する必要がある。

　また，皮膚組織の破綻により刺激に対して脆弱となっていることから，持続する疼痛が生じている。さらに創部処置の際に疼痛が増強し，Aさんの苦痛となっている。とくに浅達性Ⅱ度熱傷の大腿部は，感覚神経が温存されているため，ドレッシング材の剝離時と洗浄時に疼痛が強く，恐怖を感じている様子である。処置時の強い疼痛は，処置への拒否につながるだけでなく，疲労が増す一方で食欲低下などをまねく可能性もあるため，注意が必要である。処置に対する不安も疼痛の一要因となるため，不安の軽減への対応も重要となる。

　一部の深い創や植皮部位では，今後，瘢痕形成に伴う関節拘縮が生じることで運動制限がおこる可能性があり，歩行などの日常生活活動の制限を引きおこすリスクも考えられる。創部を保護して治癒を促進することも重要ではあるが，創部の安静をはかりながら活動を促すことも必要となる。

◆ 栄養状態

　受傷部の処置などによる疼痛と，突然の受傷による心理的負担などにより，食欲不振に陥っている可能性が高い。実際，Aさんは処置による強い疼痛により食欲が低下し，昼食をほとんど摂取できておらず，1日の栄養摂取状況は必要量の50%程度で経過している。また，疼痛が増強していない場合も食事摂取量は低下しており，今後についての不安によっても食欲が低下していると推察できる。Aさんは，栄養状態の低下が創傷治癒の遅延につながるという知識はもっていないと思われる。

　現時点での血液検査の結果をみると，TPとAlbは基準値より若干低い値にとどまっているが，食事摂取量の低下が続くと，滲出液による血漿タンパ

ク質の漏出と相まって，今後さらに低栄養状態に移行する可能性が高い。低栄養状態は，創傷治癒を遅延させるとともに，全身の免疫機能も低下させて感染のリスクを高めるため，早期の対応が必要となる。

◆ 心理・社会的状態

入院当初は，急な受傷と入院・治療に対して精神的動揺がみられたが，現在は落ち着いてきている。しかし，現状を完全に受け入れることは困難な状況である。とくに，これからの生活に対する不安や悲観が強い。疼痛の存在が精神的に落ち込む要因になるとともに，落ち込みが疼痛を増強させる一因にもなる。早期からのリハビリテーションと順調な創治癒によって日常生活の制限は軽減することを A さんが理解し，前向きに取り組めるよう医師や理学療法士（PT）と連携して対応する必要がある。また，今後創部を目にすることが増えると，ボディイメージの変化が生じる可能性もあることを念頭においてかかわっていくことも必要となる。

2 看護問題の明確化

上記のアセスメントから，次のような看護上の問題を明らかにした。

#1 皮膚組織の破綻と創部処置による疼痛
#2 治療に伴う苦痛と現状・予後への不安による栄養摂取量低下
#3 皮膚のバリア機能が喪失したことによる感染リスク状態

3 看護目標と看護計画

#1 皮膚組織の破綻と創部処置による疼痛

看護目標

転院時までを期限とし，次の点を看護目標とした。

（1）処置時の疼痛が最小限となる。
（2）疼痛の増強により制限された日常生活が改善する。

看護計画

● 観察計画

（1）疼痛の状況：程度（スケール使用），持続時間，出現のタイミング
（2）疼痛への生理的反応：バイタルサイン，蒼白，発汗
（3）鎮痛薬の使用状況と効果
（4）創部の状態：深さ，大きさ，異物の有無，感染徴候の有無（発赤・熱感・疼痛・臭気），滲出液の状況，肉芽の状態
（5）処置の内容と疼痛の出現状況
（6）ADL：食事，睡眠，体動
（7）心理状態：イライラ感，不安，憂うつなどの有無・程度

● 援助計画

■ 処置による疼痛の軽減

（1）体位の調整：処置時に可能な限り疼痛が増強しないような体位に調整する。

（2）処置時間の調整：鎮痛薬の効果を最大限発揮した状態で処置を行えるように，処置の30分前に内服する。鎮痛効果が不足していると判断した場合は，医師に指示内容の変更について相談する。

（3）処置の工夫：剝離時の疼痛を軽減するために，非固着性のドレッシング材や保護材の使用を検討する。疼痛が強い箇所の洗浄の際は，あたためた生理的食塩水を使用する。また，疼痛が強く感じる処置の時間を短縮する。

■ 心理的サポート

（1）疼痛を感じていることへの共感：A さんの疼痛の訴えを傾聴し，自分のつらさが理解されていると実感できるようにかかわる。

（2）気分転換をはかる：A さんが疼痛に集中しないよう，気分転換を提案する。

● 教育計画

■ 鎮痛薬の内服の必要性

鎮痛薬の効果の発現時間を説明し，処置の際の疼痛を最小限にするためには内服時間の調整が必要であることを説明する。

#2 治療に伴う苦痛と現状・予後への不安による栄養摂取量低下

看護目標

転院時までを期限とし，次の点を看護目標とした。

（1）食事摂取量が増加する。

（2）低栄養状態に陥らずに経過する。

看護計画

● 観察計画

（1）食欲，食事摂取量

（2）血液データ：TP，Alb，Hb

（3）食欲を低下させる要因：処置時から処置後の疼痛，不安に対する発言

（4）創部の状態：滲出液の量・性状

（5）心理状態：不安，憂うつなどの有無・程度

（6）現状や今後の生活に対する思い

● 援助計画

■ 処置による疼痛の軽減

（1）体位の調整：処置時に，可能な限り疼痛が増強しないような体位を調整する。

（2）処置時間の調整：鎮痛薬の効果を最大限発揮した状態で処置を行えるよう，処置の30分前に内服できるように調整する。鎮痛効果が不足していると判断した場合は，医師に指示内容の変更について相談する。

（3）処置の工夫：剝離時の疼痛を軽減するため，非固着性のドレッシング材や保護材の使用を検討する。疼痛が強い箇所には，洗浄時にあたためた生理的食塩水を使用する。また，疼痛を強く感じる処置の時間を短縮する。

■ 処置時間の調整

処置後に一定の時間をおき，疼痛が減弱してから食事をとるように調整する。

■ 心理的サポート

(1) 受傷・入院生活・今後に対する思いを傾聴し，自分のつらさが理解されていると患者が実感して安心できるようにかかわる。
(2) 気分転換をはかる：Ａさんが疼痛や創部の状態に集中しないよう，気分転換を提案する。

● 教育計画

■ 栄養摂取の必要性

創傷治癒には栄養状態が良好であることが必要であり，1日に必要な栄養を摂取することが望ましいことを説明する。

■ リハビリテーションの効果や今後の見通しの説明

医師・PTと情報を共有し，今後の歩行状態や日常生活状況に対する見通しについてＡさんに説明してもらうように依頼する。その際は，説明に同伴し，不明点などがあれば追加の説明を行う。

#3　皮膚のバリア機能が喪失したことによる感染リスク状態

▌看護目標

転院時までを期限とし，創部の感染が生じずに経過することを看護目標とした。

▌看護計画

● 観察計画

(1) 創部の状態：感染徴候の有無(発赤・熱感・疼痛・臭気)，滲出液の量と性状，創周囲皮膚の状態
(2) 血液データ：WBC，CRP
(3) 全身状態：体温
(4) 説明に対する理解度

● 援助計画

■ 熱傷部位の清潔保持

(1) 標準予防策の徹底
(2) 定期的な創部の洗浄・処置：微温湯および疼痛が強い場所は，あたためた生理的食塩水で十分に洗い流したうえで，清潔なガーゼで押さえぶきする。ドレッシング材は創縁より2〜3cm程度大きいものを選択し，ずれや剥離を予防する。

■ 環境整備

床上を清潔に保ち，創部からの感染を防ぐ。

■ 教育計画

(1) 創部は手で触れないように説明する。
(2) 感染徴候に気づいた際は報告するよう説明する。

4 実施と評価

#1 皮膚組織の破綻と創部処置による疼痛

● **実施** 鎮痛薬内服後30分～1時間の時間帯で創部の処置を行うことを徹底した。体位変換後すぐの処置では痛みが強まるというAさんの訴えをもとに，腹臥位で5分ほど安静にしたあとに処置を行うようにした。また，医師に相談し，剝離が容易なシリコンガーゼに変更した。それとともに，痛みが強い大腿部は，微温程度にあたためた生理的食塩水で洗浄後，すみやかに保護し，その後，下腿部より末梢の処置を行うように処置の順序を変更した。

Aさんは「痛いけど，ましかも」と話し，NRSは6～7程度で処置を終えることができた。処置後のNRSは2程度であり，好きな落語をヘッドホンで聞いている姿が見られた。午前中の処置のあと，昼食まで1時間以上空けるように調整したところ，昼食を7～8割程度摂取可能となった。

● **評価** 処置時の疼痛は軽減できており，それに伴いAさんの苦痛もやわらいできている。また，処置後の疼痛の訴えも軽減し，気分転換もはかることができている。

疼痛によって減退していた食欲も増加し，食事摂取量も増加していることから，目標は達成できたと評価できる。

#2 治療に伴う苦痛と予後への不安による栄養摂取量低下

● **実施** 鎮痛薬の内服によって処置時の疼痛の軽減をはかり，処置を食後に行うか，処置を食事時間の1時間以上前に終了することで，食事時に疼痛が継続しないような対応を行った。また，食事を十分にとらないと，熱傷が治るために必要な栄養素が摂取できずに，治りが遅くなることを伝えた。入院や今後のことに対する思いについて時間をかけて聴き，転院・退院後の生活に関する質問に対応した。医師より，創治癒は順調であり，感染が生じない場合は比較的早期にリハビリテーション病院に転院が可能であること，また拘縮を最小限にすることで日常生活上の支障も少ない旨の説明を受けた。さらにPTより，リハビリテーションを継続することで歩行は十分可能であることの説明を受けた。

その結果，「栄養はがんばってとらないといけないんだね」「痛みも減ったし，これからのこともなんとなくわかって，気持ちもらくになったよ」と昼食は7～8割，朝・夕食は9割～10割摂取可能となった。血液データは，TP 6.5 g/dL，Alb 3.8 g/dLとなった。創傷治癒の遅延傾向はみとめられず，感染も生じずに経過した。

● **評価** 疼痛の軽減と今後への予期不安が軽減したことで心理的安定をはかることができ，創傷治癒と栄養の関係性の知識を得たことで，食事摂取量が増加した。

滲出液の増加も認められず栄養状態が改善しているため，目標は達成したと判断する。今後，熱傷部を目にする機会が増え，拘縮などの二次的障害によりボディイメージの変化に対する不安が生じること，不安に関連して食事

摂取量の低下が生じる可能性があるため，継続して観察・介入を行う必要がある。

#3　皮膚のバリア機能が喪失したことによる感染リスク状態

● **実施**　処置時のガウン・マスク・手袋の着用といった感染予防行動を徹底し，十分な洗浄と保護を行った。Aさんには，ドレッシング材の剝離やとけ出しがあった際は，早急に看護師に報告するよう伝え，直接創部に触れないようにとも説明した。

　また，創部の熱感やふだん感じない痛み，かゆみがある場合も看護師に報告するように伝えた。Aさんは説明に「わかったよ。やけどの傷はもともとこわいし触らないよ」と答えていた。創部の感染徴候は観察されず，周辺皮膚の熱感や腫脹も生じなかった。

　毎日ベッド上の環境整備を行い，シーツに汚染が確認された場合は，そのつどシーツ交換を行った。滲出液でのシーツ汚染は転棟後数日確認したが，それ以降はみとめられなかった。WBC 6,500/μL，CRP 0.21 mg/dLであり，基準値の範囲内である。

● **評価**　創部の感染徴候はなく経過したことから，目標は達成したと考える。今後は創傷治癒が進むことで瘙痒が生じ，創部の搔破などによる感染のリスクが高まる可能性もあることを考慮する必要がある。

3　事例のふり返り

　熱傷は，受傷面積や深度によりさまざまな病態を呈する。重症熱傷ともなるときわめて大きな侵襲が生体に加わるため，受傷急性期から適切な治療と全身管理を行う必要がある。

　Aさんは，ICUでの治療により生命の危機を脱し，形成外科病棟に転棟となった。転棟当初は，受傷した自身の現状を受け入れられず落ち込んでおり，受傷部の処置などによる疼痛が強いことも相まって，栄養摂取状況もよくない状態であった。そのため，看護師はまず疼痛の軽減を目標とし，創部の処置のタイミングや方法，順序を工夫した。また，創部が改善傾向にあることを伝えるとともに，栄養摂取の重要性やリハビリテーションの継続による機能回復の効果についても伝えた。Aさんはこれからの生活に不安をもっていたが，疼痛が軽減されたことで気分も明るくなり，食事摂取やリハビリテーションにも前向きに取り組めるようになっていった。

　一方，Aさんは熱傷の感染期にあるため，創部感染のコントロールが必須である。処置時の感染予防に努め，こまめに創部や周辺皮膚，ドレッシング材を観察し，感染徴候の早期発見を行うことも看護師の重要な役割である。

210　第7章　事例による看護過程の展開

B　上皮系がん患者の看護

1　患者についての情報

■1 患者のプロフィール

- **患者**：Bさん（63歳，女性）
- **診断名**：鼻部の基底細胞がん
- **職業**：パート（仕出し弁当の調理補助）
- **既往歴**：脂質異常症（内服治療中）
- **家族構成**：夫（63歳）と2人暮らし。長女（38歳）は結婚し，近隣に住んでいる。
- **嗜好**：喫煙歴なし，機会飲酒
- **身長・体重**：148 cm，42 kg（BMI 19.1）
- **ADL**：すべて自立

■2 入院までの経過

　Bさんは，1年ほど前に，鼻の先にほくろのような黒ずみがあることに気づいた。加齢によるしみだと思い，化粧で目だたないようにしていた。半年前ごろから，黒ずみ部分がだんだん大きく盛り上がってきていることに気づき，不安に思っていたがそのまま様子をみていた。しかし，黒ずみの中心部がへこみ，出血をしたためあわてて皮膚科を受診した。ダーモスコピー検査により基底細胞がんと診断され，切除術を行うために手術日前日に入院した。

■3 入院後の経過

　鼻尖から鼻翼にかけて，表皮から鼻粘膜側まで貫通して増殖する基底細胞がんに対し，皮膚悪性腫瘍摘出術および皮弁作成術が施行された。術中迅速病理組織診断にて，取り残しがないことが確認された。術中は，バイタルサインなどに問題が生じることなく経過し，出血量もわずかであった。術後1日目より処方された抗菌薬は自己管理にて内服しており，持参した脂質異常症治療薬とともに内服忘れはない。疼痛時にロキソプロフェンナトリウム水和物（ロキソニン®）の内服指示はあるが，「少しは痛いけど，あまり気になりません」と，使用せずに経過している。

　術後1日目より，食事やシャワー浴も実施可能となったが，創部保護のため洗顔の許可は下りておらず，看護師が顔面の清拭を行うことで対応した。術後2日目の顔面清拭時に，Bさんは「テープをはっているからなのか，気になっちゃってついつい触っちゃいます。傷のまわりがかゆいときもあって……。テープの上からだったらかいてもだいじょうぶよね」と言っていた。創部周辺を搔破するしぐさがあり，周辺皮膚に搔破痕をみとめ，ドレッシング材の一部がはがれかけているが，創部からの滲出液のもれだしはなく，ドレッシング材のずれもない。ドレッシング材がはがれていることを伝えると「昔から顔に汗をかいたり，べたつきやすいので，気になっています」と返答した。食事は「なんだか動かないせいか，食べたくないのよね。味も薄いし」と，毎食半分程度の摂取にとどまっている。

　Bさんは2日後に退院予定である。退院後はドレッシング材の効果と創周

辺の皮膚の清潔を自身で行う予定であるが，処置の指導の際には「傷がこわいよ。よくなってないんじゃない？」となかなか創部を観察できていない様子がみられた。また，「傷は外来できれいにしてもらえばだいじょうぶかと思ってました。自分で触るといけないのよね」という発言が聞かれた。また，退院後の生活については，「顔の真ん中に傷ができちゃって人様の前に出るのもつらいし，恥ずかしいと思ってしまいます。人前に出ない仕事だけど，職場の人には見られちゃうしね……」「がんは広がったり，ほかのところにとんでいないって先生が言っていたけど，こんな大きな傷になるなんて……」と話していた。

術後から本日まで，体温は 36℃台，脈拍 70〜80 回 / 分（整），血圧 120〜130/60〜70 mmHg で経過している。

▼ 情報収集のポイント

- □ **入院までの経過**：疾患に対する認識や，セルフケア行動を阻害する要因はないかを確認する。強みについても確認する。
- □ **術後の経過**：手術侵襲による全身および局所侵襲に対する患者の身体的反応を観察・確認する。
- □ **創部の状態**：創傷治癒過程を阻害する要因はないかを確認する。
- □ **心理的反応**：創部の存在の受けとめ，また，受け入れ状態を確認する。
- □ **社会的影響**：疾患や創部の存在が，患者の日常生活に及ぼす影響を確認する。

---

2 看護過程の展開

1 アセスメント

◆ 創部の状態

　強い疼痛や出血，感染徴候はみとめられていないため，創傷治癒の炎症期は順調に経過していると判断する。ただし，顔面に創部があることから，創部からの感染のリスクはある。また，入院時の BMI は普通体重であり栄養状態に問題はないが，入院後の食事摂取量の低下により，一時的に栄養状態が低下する可能性がある。創部の感染や栄養状態の低下は，創部の治癒遅延を引きおこす誘因となるため，予防的な対応が必要となる。実際に，B さんは創部の瘙痒と違和感により，創部に触れる・掻破する場面が見られる。この状態が続くことで創部の安静や清潔が保てず，創部からの感染を生じる可能性が高い。今後，創傷治癒の増殖期に入ると創部の瘙痒が強まる可能性もあるため，いま以上に注意が必要となる。

　ドレッシング材の一部が剝離している原因には，B さんが創部周辺に触れていることもあるが，周囲の皮膚の皮脂や汗の存在も原因になっている可能性がある。創部周辺の掻破痕からの感染のリスクもあり，創部および創部周

辺の皮膚の清潔を保つことが必要となる。また，Bさんは食事摂取量が減少している理由に活動量の低下と味の好みをあげているが，慣れない入院生活や顔に傷ができたことへの心理的な反応も原因の1つとなりうることに留意し，バランスのとれた食事を必要量摂取できるための援助が必要となる。

◆ セルフケア

　日常生活は入院前より自立しており，既往歴の脂質異常症に対する内服と術後の抗菌薬の内服を自己管理できていることから，セルフケア能力は十分にあると考える。しかし，術後の創部の処置については消極的であり，みずから行う意識が不足している。このままの状態で退院することで，創部の管理が不十分となり，結果として感染や治癒遅延，瘢痕化のリスクが高まるため，創部の管理が適切に行えるための援助が必要となる。

　Bさんにとって，手術や創部管理ははじめて体験することであり，創部管理に対する知識不足があることはおおいに考えられる。また，創部を直視できていないこと，治癒に関して悲観的な発言があることから，傷があることに対しての心理的受け入れができていないことが推察される。心理的な状態が整っていなければ，積極的な知識や技術の習得にいたることは困難である。そのため，単に処置に対する指導を行うのではなく，心理的な受け入れを促しながら，みずから処置を行えるようになるためのかかわりが必要となる。

2 看護問題の明確化

　上記のアセスメントから，次のような看護上の問題を明らかにした。

#1 創部の瘙痒・違和感による安静・清潔の保持困難

#2 顔面の病変を受け入れられないことによるボディイメージの変化に対する不安

#3 創部処置に対する知識・認識不足により，自宅で適切な創部管理が行えない可能性

3 看護目標と看護計画

#1 創部の瘙痒・違和感による安静・清潔の保持困難

■ 看護目標

　退院時までを期限とし，次の点を看護目標とした。
(1)創部の安静と清潔を保つことができる。
(2)創部感染をおこさずに経過する。

■ 看護計画

● 観察計画

(1)創部の状態：発赤・腫脹・疼痛・熱感の有無，出血の有無・量，滲出液の性状・量・におい，ドレッシング材の汚染・ずれ・剝離の有無
(2)血流障害の有無：しびれ・知覚障害の有無，創部および周辺の皮膚色
(3)瘙痒の程度，搔破の有無：患者の訴え，スケール評価，周辺皮膚状態
(4)検査データ：WBC，CRP，TP，Alb

B. 上皮系がん患者の看護　　**213**

(5) 鎮痛薬，解熱薬の使用状況

(6) 全身状態：バイタルサイン，発熱の随伴症状の有無，食欲，食事摂取量

(7) ADL：清潔

(8) 説明に対する理解度

● 援助計画

■ 掻破による皮膚障害の予防

(1) 室内環境の調整：室温・湿度を調節し，瘙痒の出現・悪化を予防する。

(2) 物理的刺激を避ける：刺激の少ない寝具・医療材料を使用する。

(3) 瘙痒が強い場合は，局所に冷罨法を行う。ただし，長時間の冷却は瘙痒を悪化させるとともに血流を低下させるため，注意が必要である。

(4) 爪を短く切り，掻破による皮膚障害を予防する。

(5) 適切なドレッシング材や包帯を用いて，創部を保護する。

■ 感染予防

(1) 創部ケア：ドレッシング材の交換時に，微温湯で十分に洗い流したうえで清潔なガーゼで押さえぶきする。ドレッシング材は創縁より 2～3 cm 程度大きいものを選択し，ずれや剝離を予防する。また，創部の過剰な伸展や圧迫を予防するために，ドレッシング材の固定を工夫する。

(2) 清潔援助：創傷がある顔面は清拭を行い，創部周辺の皮膚を清潔に保つ。創部周辺皮膚は，瘙痒の増強因子となる汗や皮脂を十分に取り除く。

■ 心理的サポート

(1) 創部の違和感や瘙痒から患者の注意がそれるように，患者自身が気分転換やリラックスできるような方法をともに考える。

(2) 処置の際に創部が改善していることを伝え，患者の不安が軽減するようにかかわる。

● 教育計画

■ 創部の安静と清潔

(1) 創部の安静と清潔保持の必要性を説明する。

(2) 掻破による創部・周辺皮膚への悪影響と，瘙痒時の対処法を説明する。

#2　顔面の病変を受け入れられないことによるボディイメージの変化に対する不安

▌看護目標

退院時までを期限とし，次の点を看護目標とした。

(1) 外見上の変化に対する思いを表出できる。

(2) ボディイメージの変化に適応する準備ができる。

▌看護計画

● 観察計画

(1) 手術創の状態

(2) 外見上の変化に対する言動

(3) 治療に対する認識

(4) 表情

（5）食欲・睡眠状況などの日常生活状況

● **援助計画**

■ **創部ケア**

創部が順調に治癒し，瘢痕が生じないように援助を行う。

■ **心理的サポート**

（1）患者が自身の外見上の変化についての思いを表出できるような環境を整える。

（2）創部処置の際に，改善してきていることを伝えつつ創部を見る機会をつくり，患者が創部を受け入れられるようにかかわる。

（3）治療・処置への参加を称賛し，継続を促す。

● **教育計画**

（1）傷の状態は創部の治癒とともに改善することを伝え，傷あとが残らないためのスキンケア方法について説明する。

（2）創部を目だたなくするためのメイク方法などを説明する。

#3　創部処置に対する知識・認識不足により，自宅で適切な創部管理が行えない可能性

▋ **看護目標**

退院時までを期限とし，次の点を看護目標とした。

（1）創部処置の正しい方法について説明できる。

（2）創部の処置を患者自身が正しい方法で行うことができる。

（3）自宅での生活における留意点が説明できる。

▋ **看護計画**

● **観察計画**

（1）創部処置に対する知識や認識。

（2）創部処置実施状況：正しい方法で行えているか。

（3）退院後の生活パターン：日常生活習慣，仕事など。

● **援助計画**

（1）適切に実施できていることを患者に伝え，患者の自己効力感を高める。

（2）患者が自宅で処置を継続するための工夫点などを話し合う。

● **教育計画**

■ **創部処置**

（1）創部および周辺皮膚の洗浄方法，ドレッシング材の剝離・貼付方法を説明し，正しく実施できるように繰り返し指導する。

（2）処置の前後には手洗いを行うなど，感染予防行動について指導する。

■ **日常生活上の留意点**

（1）創部に直接日光があたらないような対策を指導する。

（2）栄養バランスがとれた食事の必要性を指導し，摂取するための方法について話し合う。

（3）感染徴候や出血がみとめられた場合は，すみやかに受診するように説明する。

4 実施と評価

#1 創部の瘙痒・違和感による安静・清潔の保持困難

● **実施** 創部の処置の際に，十分な洗浄と創部周辺の皮膚の清拭を行った。処置中は，Bさんに創部が改善傾向であることを伝えながら，創部や周辺皮膚を掻破することで創傷治癒が悪化するリスクや感染をおこすリスクについて説明した。Bさんは「傷がきれいになってきているの？　うれしい。触っちゃうとわるくなるのね。気をつけます」と返答していた。瘙痒が強いときは看護師に相談するように伝えた。その結果，就寝前に「かゆさが増してきました」と自己申告があり，局所の冷罨法を実施することで「夜はいつもよりかゆくなくて，ゆっくりやすめました」という反応があった。掻破する回数も減り，退院時まで創部感染をおこすことなく経過した。

● **評価** 処置と掻破予防を継続して行うことで，創部および周辺皮膚の清潔と安静を保持し，感染や創傷治癒の遅延は生じずに経過することができた。瘙痒への対処法を実施することで，掻破による皮膚損傷や感染を予防でき，Bさんの安楽も確保できた。

　以上より目標は達成し，問題は解決したと判断する。

#2 顔面の病変を受け入れられないことによるボディイメージの変化に対する不安

● **実施** 創部への不安に対しては，処置の際に改善傾向であることをBさんに伝えながら，創部を見てみるように促した。Bさんは「ちょっとだったら……」と洗浄後の創部を鏡で見たところ，「思っていたよりきれいですね。もっとひどい傷なのかと思ってました」と，安心した様子であった。時間とともに縫合のあとは薄くなることを伝えると，安堵した様子であった。処置後に話を聞くと，「職場の人や近所の人に見られたらと思うと，びっくりされちゃうかもって心配でしたが，もう少し薄くなるならだいじょうぶかな。お化粧をしてもだいじょうぶですか？」とたずねられた。ドレッシング材が不要になれば化粧も可能であることを伝え，コンシーラーの使用をすすめた。また，がんの発生や治療，今後の生活についてのBさんの思いを語ってもらったところ，「なんだかいろいろ聞いてもらってすっきりした感じです。傷はいやだけど，がんはもっといやだなって思ってきました」と言っていた。その後，食事摂取量は6〜7割ほどで経過し，不眠の訴えはなく経過した。創部処置はBさん自身で行えるようにかかわった。

　退院時には，笑顔で「この傷があってうれしいとは思わないけど，がんが取れた証拠だと思うようになってきました。まだまだ心配なことはあるけど，元気に長生きしたいなと思います」「コンシーラーを娘に買ってきてもらったら，結構いろんなしみとかも消えてびっくりしました。お化粧してもだいじょうぶになったらやってみますね」と笑顔で話していた。

● **評価** 順調な創傷治癒過程にある創部を確認できたことで，Bさんの創傷に対する否定的なイメージに変化が生じ，創部を受け入れる準備ができた

と考えられる。さらに，創部処置に参加することで，外見上の変化を正しく認識し，必要以上に悲観的にならずに経過した。また，外見上の変化に対する自身の思いを表出でき，疾患の治癒と創部を関連づけ，治療に伴う外見の変化は自身の生命や健康のためのものであったと考えられるようになった。

このことから，ボディイメージの変化に適応する準備ができ，目標は達成できたと考える。しかし，ボディイメージの変化に対する受け入れには時間がかかるものである。日常生活に戻り他者とかかわることでその思いは変化する可能性もあるため，引き続き外来でのフォローが必要となる。

#3　創部処置に対する知識・認識不足により，自宅で適切な創部管理が行えない可能性

● **実施**　処置の際に，創部が改善傾向であることを伝えつつ，自宅でBさんが実施する処置内容と具体的な方法について看護師が説明を行いながら実施した。Bさんは，「自分がやらないといけないのね。家に帰って傷がわるくなっても困るし，ちょっとやってみようかしら」と処置に参加し，「私でもできそうね」という発言が聞かれた。日常生活での留意点については，退院前日に指導を行った。

退院時に処置に必要な物品を受け取りながら，「次の外来までもっときれいになっているように，がんばりますね」「家に帰ったら，バランスよくおいしいご飯を自分でつくって主人と楽しく食べますね」と言っていた。

● **評価**　Bさんに創部の改善傾向を繰り返し伝えることで，創部に対する肯定的な感情を引きおこし，創傷に対する前向きな発言が得られた。また，創部への肯定的な感情はもともとのセルフケア能力と相まって，創部処置のセルフケアにつながった。退院後の日常生活についても，正しい知識と認識が得られたと判断する。

以上より，目標は達成し，問題は解決したと判断する。引きつづき適切にセルフケアを行い，創傷治癒が促進されているかを外来時に確認する。

③　事例のふり返り

基底細胞がんは皮膚がんのなかでは最も頻度が高いが，手術による完全切除で完治が見込める腫瘍である。顔面に好発するため，患者はBさんのように術後のボディイメージの変化に対し不安をもつことが多く，看護にあたっては，その思いを理解しつつ支援するように心がける。

また，術後の創部感染や治癒遅延の予防や，患者自身で創部の自己管理ができるようになるためのかかわりも必要である。創部の治癒過程に伴い瘙痒が生じ掻破してしまうことで，創部からの感染のリスクが高まるだけでなく，治癒が遅延するおそれがある。創部を刺激しないように保護し，環境調整や心理的支援に努め，患者が創部管理に関する知識や注意点を学習できるように支援する。看護師には，がんが患者の心身だけではなく日常生活・社会生活に与える影響を考慮しながら支援を行うことが求められている。

― 皮膚 ―

特 論

褥瘡の看護

近年，わが国において褥瘡の予防・治療に関心がもたれるようになった背景には，超高齢社会の特徴として，自力では動けない状態が容易にもたらされる要介護高齢者の増加が避けられない社会状況があった。

超高齢社会に伴う健康問題の1つといえる褥瘡発生リスク保有者の増加に対して，褥瘡の予防・治療の最前線で専門的な知識や技術をもつ看護職に期待される役割はますます大きくなってきている。

自力で動けない患者に発生する褥瘡は，局所的な廃用症候群の1つである。廃用症候群の予防のための患者へのケアがすなわち褥瘡予防看護である。寝たきりであったり認知症であったりしても，その人らしい生活のなかで，身体を支え，動かし，栄養を摂取するといった褥瘡予防を実施することは，尊厳ある生活を支える看護の基本である。

褥瘡はチーム医療で取り組むべき病態であり，看護師はリーダーシップを発揮して，家族や地域などの人々と協力し，専門家や専門業者などが提供するサービスを活用して，質の高い介護や医療の一環として褥瘡ケアに取り組むことが重要である。

A 褥瘡の予防とケアの動向

1 褥瘡を予防することの重要性

● **褥瘡有病率** 2021（令和3）年の日本褥瘡学会の調査[1]によると，訪問看護ステーションでの褥瘡有病率は1.14%であり，訪問看護の対象者の90人に1人は褥瘡が発生していると推計される。また，一般病院でも2.03%と，50床の病棟に1人程度の有病率であり，つねに褥瘡の予防や治療を必要としている対象者が看護職の身近にいることがわかる。

● **褥瘡の予防や治療が必要な人の増加** 褥瘡は，廃用症候群の1つであり，自力では動けない高齢者においてはとくに予防が大切になる。2024（令和6）年1月の厚生労働省『介護保険事業状況報告』によると，要介護（要支援）認定者は706万人に上り，その3割以上を占める約240万人は，要介護3以上で自力で移動が困難な座りきり，または寝たきり者と考えられている。また，国立社会保障・人口問題研究所『日本の将来推計人口（令和5年推計）』によると，75歳以上の後期高齢者の割合は2022年には人口の15.5%に達したが，2027年には18%，2042年には20%をこえると推計され，今後ますます褥瘡の予防や治療が必要な対象者が増加すると考えられる。

● **予防対策のカギ** 褥瘡を予防することは，患者の安楽を維持し，感染などの全身状態の悪化を予防することにつながる重要なケアである。加えて，

---

1) 日本褥瘡学会実態調査委員会第5回担当：療養場所別自重関連褥瘡の有病率，有病者の特徴，部位・重症度およびケアと局所管理. 日本褥瘡学会誌, 25(2)：119-171, 2023.

褥瘡が発生してしまうと，在院日数が11日増加すると報告されており[1]，病院経営にとっても重要視されるケアの1つである。

　褥瘡はいったん発生すると治癒がむずかしく，進行すれば生命の危機をもたらす病態であり，その治療には多大な時間と費用がかかる。「予防にまさる治療なし」といわれるが，褥瘡発生の直接の原因である自力で動けない状態や寝たきりにしないこと，また自力で動けないなら動くための支援が実践されることが，予防対策のカギであることはいうまでもない。

2 世界における褥瘡ケアの動向

　褥瘡は，湿潤環境理論（●235ページ，plus）に基づく創傷治療のパラダイムシフト以前には，積極的な治療対象にはならない難治性創傷として，医師が積極的に取り組むことはなく，看護師にそのケアがゆだねられてきた背景がある。

● **創傷治療のパラダイムシフト**　世界各地では，1980年代から褥瘡を含めた難治性潰瘍の治療について強い関心がもたれるようになった。その背景には，1970年代後半にストーマケアに変革をもたらした皮膚保護材（バリケア®）の開発を契機に，それらを褥瘡治療に拡大して使用したことに始まる創傷治療のパラダイムシフトがあった。皮膚保護材は，湿潤環境理論に基づく治療環境を創部に形成する機能をもつ近代ドレッシング材（創傷被覆材）の開発のきっかけをつくった。これまで難治性潰瘍として治癒させることは至難のわざとされていた褥瘡にも，近代ドレッシング材を使用して，治癒を目標にした創傷治療を実施することが可能になったのである。

● **総合的な褥瘡対策**　褥瘡も治癒が可能な創傷の1つとして，創に特化した治療に加えて全身的治療環境整備に目を向ける必要があること，そして多職種からなる医療チームでかかわるべき病態として理解されるようになり，総合的な褥瘡対策に関心がもたれるようになった。

● **科学的根拠に基づく褥瘡対策**　アメリカでは，1992年に『褥瘡予防のガイドライン』が，さらに1994年には『褥瘡治療のガイドライン』が保健福祉省の医療政策・研究機関 The Agency for Health Care Policy and Research（AHCPR）から発表された。

　科学的根拠に基づく予防と治療を提供する基準となるガイドラインが示される前までは，褥瘡の処置は医師や看護職といった医療者の経験に基づいて行われていたが，これらのガイドラインにより褥瘡予防と治療は画期的に進歩した。なお，ガイドラインは高騰する医療費に対する具体的政策として，医療従事者に限らず患者や家族にも活用されることを目的につくられた。

　2019年には，アメリカ褥瘡諮問委員会 National Pressure Injury Advisory Panel（NPIAP）❶とヨーロッパ褥瘡諮問委員会 European Pressure Ulcer Advisory

---

NOTE

❶ NPIAP は，以前は NPUAP（National Pressure Ulcer Advisory Panel）という名称だった。2016年に褥瘡の定義を改定し，それまで使用していた Pressure Ulcer という表現を Pressure Injury に変更したのち，2019年に組織の名称を NPIAP と改称した。

1）古田勝経ほか：医師・薬剤師・看護師による褥瘡チーム医療の経済側面に関する考察. 日本医療・病院管理学会誌，199：15-33，2013.

220 特論　褥瘡の看護

Panel(EPUAP)，オーストラリアなどが加盟するPPPIA(Pan Pacific Pressure Injury Alliance)に，さらに日本褥瘡学会も参画して，国際的なガイドラインとして『褥瘡の予防と治療のガイドライン(第3版)』が作成された。

3 わが国における褥瘡ケアの動向

　わが国では，多職種で構成される日本褥瘡学会が1998(平成10)年に発足した。こうして多くの医療専門家が褥瘡の予防・治療法を研究し，その成果をケアに還元する機会がつくられた。

　ここでは，わが国における診療報酬ならびに褥瘡に関する評価ツールやガイドラインなどの概要を説明し，褥瘡ケアの動向について述べる。

1 エビデンスに基づく褥瘡管理の取り組み

◆ DESIGN・DESIGN-R®

　日本褥瘡学会は，褥瘡状態の評価法として，2002年に「DESIGN」を発表した。その後，2008年に「DESIGN」を改定し，第10回日本褥瘡学会学術集会において，「DESIGN-R®」を公表した。「DESIGN-R®」は，学会評議員が所属する大学病院や療養型病院などの医療施設での3,601の症例から得られたデータをもとに日本褥瘡学会学術ワーキングメンバーにより作成され，現在では臨床における褥瘡評価の共通ツールとして使用されている。

　また，2020年には「深部損傷褥瘡(DTI)疑い」と「臨界的定着疑い」の評価項目を追加した「DESIGN-R®2020」として改定している(●234ページ)。

◆ ガイドラインの動向

　2005(平成17)年にわが国において最初に策定された「科学的根拠に基づく褥瘡局所治療ガイドライン」は，2009(平成21)年に褥瘡の予防および発生後のケアが追加され，褥瘡管理(予防から治療まで)の一貫したガイドラインとなり「褥瘡予防・管理ガイドライン」として発刊された。日本褥瘡学会はこれを改訂し，2022年には「褥瘡予防・管理ガイドライン(第5版)」を発表している。これに基づき，エビデンスに基づいたガイドラインと，褥瘡ケアに直接携わる看護師の意見も加味した実践的なケアについての解説書として「褥瘡ガイドブック(第3版)」が普及している。

2 看護の専門性評価としての診療報酬の動向

● **褥瘡対策**　従来，褥瘡の発生・悪化は看護師の怠慢とされていたが，2002(平成14)年4月に厚生労働省から通知・告示され，同年の10月に実施された「褥瘡対策未実施減算」は，これまで褥瘡を「看護の恥」とし，看護師まかせにしていた医師や医療施設経営者に多大な影響を与え，褥瘡対策に対する関心を急激に高めるきっかけとなった。多職種からなる褥瘡対策チー

ムや委員会の設置，ならびに褥瘡評価などの褥瘡対策に関する診療報酬は，2004（平成16）年には加算として評価されるようになった。そして，2012（平成24）年には入院基本料の一部として評価されることで，すべての病院で最優先のケア体制として取り組まれるようになった。さらに，2018（平成30）年には，スキン-テア（●230ページ，plus）が危険因子として追加された。

● **褥瘡ハイリスク患者ケア加算** 2006（平成18）年の診療報酬の改定において「褥瘡ハイリスク患者ケア加算」が新設された。これは，褥瘡管理は，医療従事者がそれぞれの専門性を発揮して取り組むチーム医療によって成果が得られることを意味している。加算の算定条件に，専従❶の褥瘡管理者として褥瘡管理の専門的知識と技術を備える **ET ナース** entrostomal therapy nurse や **WOC 看護認定看護師** certified nurse in wound, ostomy and continence nursing❷ の貢献が評価され，診療報酬に反映されたことは，看護の専門性がはじめて評価された画期的な成果といえる。2012（平成24）年にはハイリスクな患者には診療計画書の記載が義務化され，2018（平成30）年にはハイリスクの条件に長期医療関連機器使用が追加された。

● **在宅における褥瘡管理の評価** 2012（平成24）年に退院後の褥瘡治癒促進を目標としている入院患者について，保健医療機関および訪問看護ステーションに診療報酬が新設された。同時に深い褥瘡に対して訪問看護の充実がはかられ，皮膚・排泄ケア認定看護師が訪問看護ステーションなどの看護師と同行訪問することが評価されるようになった。退院後の褥瘡治癒促進を目標としている入院患者（在宅医療への移行患者）にも，退院時に連携することで，保健医療機関および訪問看護ステーションに診療報酬算定が認められた。

NOTE

❶**専従**
当該業務にもっぱら従事することをさす。就業時間の8割以上その業務に従事することとされる。

❷創傷・オストミー・失禁の分野を専門とする看護師として，わが国では1986年に養成が開始されたETナースがいる。その後，1996年に日本看護協会によって認定看護師が誕生し，2007年7月に皮膚・排泄ケア認定看護師に名称が変更され現在へといたっている。

---

plus	**専門性をもつ看護師を活用した医療チームでの取り組み**

　幅広い看護分野で，特定の看護分野において高度な知識やスキルを身につけている看護師が教育されてきている。近年，このような専門性をもった看護師を活用した医療のチームでの取り組みに対して，診療報酬による評価が進んでいる。

　褥瘡ケアに関する専門性をもった看護師の代表として，皮膚・排泄ケア認定看護師がいる。その数は2023年12月の時点で2,733人に達し[1]，規模の大きい病院を中心に容易に活用できるようになっている。以下のような場面において，皮膚・排泄ケア認定看護師には，より質のよいチーム医療の提供に努めることが期待されている。

（1）ハイリスク患者の困難な褥瘡予防（終末期や体動困難な超急性期の患者など）
（2）褥瘡か否か，創の判定が不明なとき
（3）カテゴリーⅢ以上の褥瘡ケア計画・在宅ケアや外来との連携

（4）ケアが複雑だったり負担が大きくて継続が困難なとき
（5）医療専門職どうしで意見が異なったり協力が困難なとき
（6）さまざまな除圧器具や創傷被覆材の選択や使用方法で困ったとき
（7）患者や家族がより詳しい説明を要求したとき

　また，2015（平成27）年に厚生労働省により新設された特定行為研修制度において，創傷管理関連の研修を修了した看護師は2023（令和5）年12月時点で2,733名となり，在宅での創のデブリドマン（●60ページ）などの創傷ケアの担い手として期待されている。

---

[1] 日本看護協会：分野別都道府県別登録者数，認定看護師（https://www.nurse.or.jp/nursing/qualification/vision/cn/bunyatodofuken_tizu_cn.html）（参照2024-11-18）.

加えて，それまで保険適用外であった在宅で使う創傷被覆材にも，2014（平成26）年から医療施設内と同様に保険が適用され，在宅でも創傷被覆材が使えるようになった。

2018（平成30）年には，情報通信技術（ICT）による遠隔カンファレンスが要件として認められ，算定回数が月5回まで増やされた。

B 褥瘡ケアの実際

1 褥瘡の予防的管理

1 褥瘡発生のメカニズム

● **外力** 褥瘡の直接的な発生原因は，組織に外部からの物理的負荷（外力）が持続的にかかることである。日本褥瘡学会は褥瘡の発生メカニズムについて，「身体に加わった外力は骨と皮膚表層の間の軟部組織の血流を低下，あるいは停止させる。この状況が一定時間持続されると組織は不可逆的な阻血性障害に陥り褥瘡となる」と定義している[1]。

● **個体要因と環境・ケア要因** 外力のほかにもさまざまな個体要因と環境・ケア要因が褥瘡の発生にかかわっている（●図1）。個体要因としては，病的骨突出（●226ページ）などによる局所の物理的負荷や，栄養状態などがあげられる。一方，環境・ケア要因としては，寝具や介護力，経済的な状況などが影響する。このように，褥瘡の発生には，外的要因だけでなく，その人の全身状態といった内的要因，さらに社会的要因が複合的に関与している。

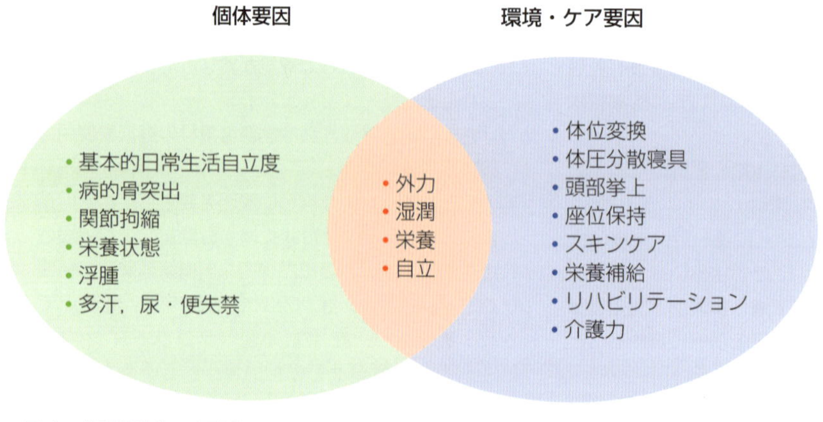

個体要因

- 基本的日常生活自立度
- 病的骨突出
- 関節拘縮
- 栄養状態
- 浮腫
- 多汗，尿・便失禁

- 外力
- 湿潤
- 栄養
- 自立

環境・ケア要因

- 体位変換
- 体圧分散寝具
- 頭部挙上
- 座位保持
- スキンケア
- 栄養補給
- リハビリテーション
- 介護力

●図1 褥瘡発生の要因

（真田弘美ほか：褥瘡発生要因の抽出とその評価．日本褥瘡学会誌，5(1-2)：136-149，2003による，一部改変）

1）日本褥瘡学会編：科学的根拠に基づく褥瘡局所治療ガイドライン．p.112，照林社，2005.

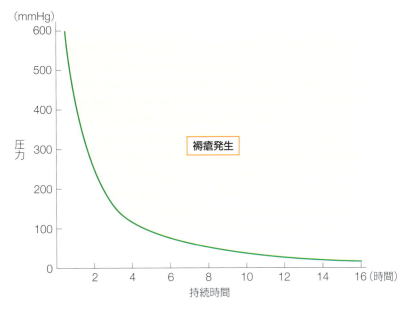

◯図2　圧・時間と壊死の関係
(Rogers, J. et al.：Preventing recurrent tissue breakdowns after "pressure sore" closures. *Plastic and Reconstructive Surgery*, 56(4)：419-422, 1975 による，一部改変)

◆ 褥瘡の発生原因となる圧力と時間の関係

　褥瘡の発生原因となる組織にかかる圧力の大きさと，持続する時間の関係についてはさまざまな報告がある。組織に大きな圧力がかかっていても持続時間が短ければ，組織損傷は生じないことがわかっている（◯図2）。

　たとえば，バレリーナがバレエを踊るときにトウシューズのつま先には全体重がかかるが，褥瘡の発生にはいたらない。反対に，組織にかかる圧力が小さいとしても，持続時間が長ければ，褥瘡が発生するリスクがある。

　つまり，自分で動けない人にエアマットレスなどの体圧分散用具を使用し，マットレスに接触する組織にかかる圧力を小さく保つことができたとしても，体位変換などの動きの支援を行わなければ，組織損傷が生じ，仙骨部や踵部などの骨突出部に褥瘡が発生する危険性につながることになる（◯図3）。その一方で，高い圧力が集中して組織にかかっても，頻回に圧力が除かれれば組織の損傷はおこらない。

◆ 褥瘡の発生原因となるずれ・摩擦

　褥瘡の好発部位は，骨突出部に一致することが多いが，骨突出部の周辺の皮膚どうしが接触しやすいところなど，骨突出部とは一致しない皮膚にもよく発生する。それは，頭側挙上の姿勢を持続することで上体が下方にずり落ち，皮膚に生じるずれの力，いわゆる剪断応力が長時間はたらくからである。

　頭側挙上の姿勢では，殿部の皮膚は，ベッドの表面と接触していて摩擦力で滑りにくいため，もとの位置に近いところにとどまる。それに対し，皮膚

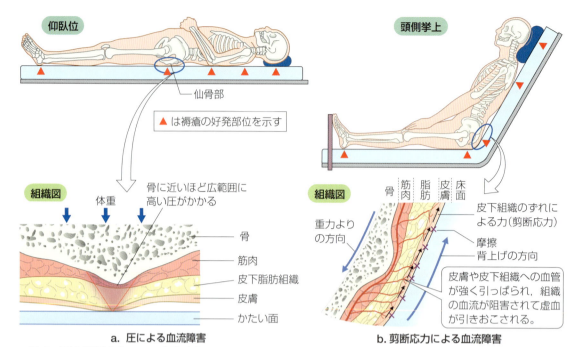

○図3 圧や剪断応力による血流障害
表皮は圧やずれに対してじょうぶだが，皮下組織は外部や内部に生じる負荷に対して抵抗力が低い。

を除いた骨盤臓器や骨・筋肉を含む皮下組織は，重力の影響を受けて，皮膚の位置よりかなり尾側の位置まで落ち込む。その結果，皮下脂肪や血管を含む皮下組織が頭側と尾側に引っぱられ，剪断応力がかかり，組織の血流が阻害されて虚血がおこる（○図3）。

　剪断応力の影響を受けた血管は，過伸展して内腔が狭くなったり，閉塞したりすることになる。重ねて，もとよりある重力による圧縮応力も組織に生じており，皮下組織に対して2つの応力が同時に負荷となって，虚血状態が持続しやすくなる。褥瘡の発生には，組織の持続的圧迫による損傷とともに，体位変換によって骨突出部周囲に生じるずれが要因になる。ずれにより皮下組織に生じる応力は，毛細血管を過伸展させ，虚血状態による組織の損傷を容易にまねく。とくに高齢者の場合，筋肉や脂肪の減少や，皮膚の弾力の減少により，殿部の皮膚のゆるみがより大きくなるため，ずれ・摩擦の影響を受けやすい。

2 褥瘡の好発部位と褥瘡発生リスクのある人々

◆ 褥瘡の好発部位

　「自力で動けない状態」にあることは，褥瘡の直接的な原因の1つである。動かす支援が実施されないと，マットレスに接触する骨突出部に，褥瘡の発生初期にみられる発赤が出現し，動けない，動かさない状態がさらに持続すると褥瘡は容易に進行する。よって，マットレスに接触する骨突出部位は，

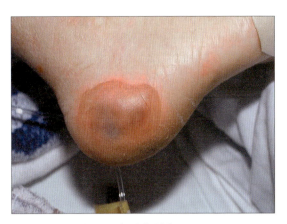

●図4 カテゴリーⅡ褥瘡（踵部）
右足踵外側の一部に，紫斑を伴う大きな水疱をみとめる。周囲に軽度の紅斑を伴っているが，水疱は破綻しておらず，内部環境が保たれている。

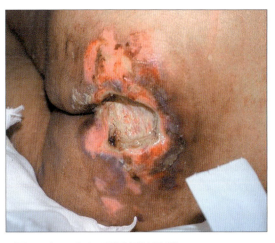

●図5 カテゴリーⅣ褥瘡（仙骨部）
仙骨部の皮膚は大きく欠損し，創面には皮下脂肪層が露出している。創底の大部分は白色の薄い壊死組織でおおわれているが，肉芽がわずかに観察できる。周囲皮膚は滲出液や接着テープに関連した慢性的な炎症と繰り返される皮膚剝離による，びらんならびに色素沈着と色素脱出が見られる。

すべて褥瘡の発生リスク部位といえる。

　たとえば，仰臥位では，後頭部，肩甲骨部，肘頭部，仙骨部，踵部，半座位では後頭部，肩甲骨部，仙骨部，尾骨部，坐骨部が褥瘡の好発部位となる（●図3，4，5）。

◆ 褥瘡の発生リスクのある人々

　褥瘡の発生リスクがあるのは，おもに次のような人々である。

1 **動きの支援が必要な人**　脳血管障害や脊髄損傷による麻痺などの運動・知覚障害がある人や高齢者では，自立した活動性・可動性が低下する。なお，運動・知覚障害がなくても自分で動こうとする意欲がそこなわれる状態にある人や，認知症などで圧迫を取り除く行為が積極的にできない人も褥瘡の発生リスクのある人になる。

2 **栄養不良状態にある人**　低栄養状態が継続すると皮膚の健康がそこなわれる。皮膚は萎縮・脆弱化し，さらに保湿成分である皮脂の減少に伴いバリア機能が低下する。その結果，圧迫や摩擦などの外力や，便などの刺激物，細菌などの微生物への耐性が減少し，皮膚は損傷しやすくなる。

3 **高齢者**　外力の受容体になる皮膚の健康状態や，加齢に伴う外力に対する組織の抵抗力（組織耐久性）の低下は，褥瘡の発生リスク要因になる。同じ大きさの外力が組織にかかっても，青年の皮膚と高齢者の皮膚では，加齢に伴う変化によってその耐久性は異なる。高齢であることは褥瘡の発生リスクをもつ対象として予防対策が必要である。

　皮膚そのものが解剖・生理学的に備えている機能が加齢とともに低下してくると，皮下組織の外力に対するクッション効果も低下する。介護施設など

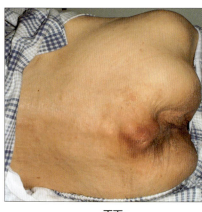
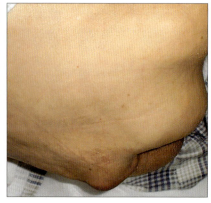

a. 正面　　　　　　　　　b. 側面

図6　病的骨突出
高齢者の殿部である。胃がん末期の高度な低栄養に伴い，両側の殿筋が著明に減少し，仙骨部が病的に突出している。仙骨部の突出は骨の形状の個別性も大きく影響するため，殿筋が減少してもすべての人がこれほどの骨突出になるわけではない。

表1　診療報酬における褥瘡ハイリスク患者

1. ショック状態の者
2. 重度の末梢循環不全の者
3. 麻酔薬などの鎮痛薬・鎮静薬の持続的な使用が必要である者
4. 6時間以上の全身麻酔下による手術を受けた者
5. 特殊体位による手術を受けた者
6. 強度の下痢が続く状態である者
7. 極度の皮膚脆弱（低出生体重児，移植片対宿主病〔GVHD〕，黄疸など）
8. 医療関連機器の長期かつ持続的な使用（医療用弾性ストッキング，シーネなど）
9. 褥瘡に関する危険因子（病的骨突出・皮膚湿潤・浮腫など）があって，すでに褥瘡を有する者

で長期にわたって寝たきり状態になっている高齢者には，きわめて特徴的な仙骨部の突出（病的骨突出）がみとめられる。病的骨突出とは，両側の殿筋の廃用性萎縮と低栄養状態に伴って仙骨部が突出する状況をさす。腹臥位になった際，仙骨の高さが両側の殿筋の最も高い部位を結んだ線以上の場合に病的骨突出とされる（◯図6）。病的骨突出の付近ではずれの力も発生しやすく，組織の虚血の程度が大きくなる。また，ポケット❶も形成されやすくなり，これが長く続くと骨壊死を伴う深い難治性褥瘡となる。

　4 **免疫機能の低下がある人**　放射線療法や，がん薬物療法を受けている人は，放射線や抗がん薬の影響により免疫機能が低下している。このような免疫機能が低下している人も，褥瘡の発生リスク状態にあるといえる。

　2018年度の診療報酬の改定において「褥瘡ハイリスク患者ケア加算」の対象となる患者に「医療関連機器の長期かつ持続的な使用」が加えられ，医療関連機器圧迫褥瘡 medical device related pressure ulcer（MDRPU）も対策に含める体制になった（◯表1）。

NOTE

❶ポケット
　創周囲の皮膚の下に剪断応力による循環障害や感染に伴う滲出液の貯留により生じた腔のことをいう。

3 褥瘡のリスクアセスメント

褥瘡予防のためには，マンパワーの確保や体圧分散寝具の活用などの，予防環境を整える必要がある。具体的な支援を行うためには，個々の患者のもつ褥瘡の発生リスクをアセスメントする必要がある。

◆ ブレーデンスケール

褥瘡の発生リスクがある人を予測し，リスク状態に応じて予防ケアを実施するためのツールには，ノートンスケールとゴスネルスケールをもとに開発されたブレーデンスケールがあり，わが国ではその日本語版が使用されている（●図7）。

ブレーデンスケールは，褥瘡の発生を予測するためのリスクを6項目でアセスメントするツールである。患者の状態を説明している6項目のスコアの合計点数で評価する。合計点数は6～23点までの範囲で，点数が低いほど褥瘡の発生リスクが高くなることを意味する。医療施設では，14点以下を褥瘡発生危険点の目安としている。

● **使用上の注意**　ブレーデンスケールの使用上の注意点としては，次のことがあげられる。

(1) 褥瘡予防のアセスメントツールとして，看護師の使用による信頼性と妥当性が検討され評価がされているが，使用にあたってはすべての項目にわたって，スケール使用者のアセスメント結果が一致することが求められている。同一患者をアセスメントしたときには，すべての項目において評価者の評点が一致するように事前にトレーニングを行う必要がある。評点が一致しないと，妥当なアセスメントツールとして使用できない。

---

plus　医療関連機器圧迫褥瘡（MDRPU）

医療関連機器圧迫褥瘡（MDRPU）の発生報告が多くなり，日本褥瘡学会の2014年のコンセンサスシンポジウムにおいて，褥瘡の概念のなかに，自重による褥瘡 self load related pressure ulcer（SLRPU）と，医療に関連する機器と身体との接触面で発生する MDRPU の両方を包含することとしながらも，区別することでコンセンサスが得られている。

MDRPU は，「医療関連機器による圧迫で生じる皮膚ないし下床の組織損傷であり，厳密には従来の褥瘡すなわち自重関連褥瘡と区別されるが，ともに圧迫創傷であり広い意味で褥瘡の範疇に属する。なお尿道，消化管，気道等に発生する創傷は含めない」と定義され[1]，その有病率は一般病院で0.35%であり，全褥瘡の14.9%になっている。褥瘡全体に対する MDRPU の割合は，病院の特徴によって大きく異なり，大学病院では21.7%，小児病院では64.1%と報告されている[2]。2016年には，同学会で「ベストプラクティス医療関連機器圧迫創傷の予防と管理」の冊子を発刊し，ケアの標準化が策定されている。2018年の診療報酬改定では，褥瘡ハイリスク加算の一部としてその対策があげられている。

---

[1] 日本褥瘡学会：ベストプラクティス医療関連機器圧迫創傷の予防と管理. 日本褥瘡学会，p.6, 2016.
[2] 日本褥瘡学会実態調査委員会：第5回（2021年度）日本褥瘡学会実態調査報告3 ——療養場所別医療関連機器圧迫創傷の有病率，有病者の特徴，部位・重症度，発生関連機器. 日本褥瘡学会誌，25(2)：172-188, 2023.

特論　褥瘡の看護

患者氏名：＿＿＿＿＿＿　　評価者氏名：＿＿＿＿＿＿　　評価年月日：＿＿＿＿＿＿

知覚の認知 圧迫による不快感に対して適切に対応できる能力	1. まったく知覚なし 痛みに対する反応（うめく，避ける，つかむなど）なし。この反応は，意識レベルの低下や鎮痛による。あるいはからだのおおよそ全体にわたり痛覚の障害がある。	2. 重度の障害あり 痛みにのみ反応する。不快感を伝えるときには，うめくことや身の置き場なく動くことしかできない。あるいは，知覚障害があり，からだの1/2以上にわたり痛みや不快感の感じ方が完全ではない。	3. 軽度の障害あり 呼びかけに反応する。しかし，不快感や体位変換のニードを伝えることが，いつもできるとは限らない。あるいは，いくぶん知覚障害があり，四肢の1，2本において痛みや不快感の感じ方が完全ではない部位がある。	4. 障害なし 呼びかけに反応する。知覚欠損はなく，痛みや不快感を訴えることができる。	
湿潤 皮膚が湿潤にさらされる程度	1. つねに湿っている 皮膚は汗や尿などのために，ほとんどいつも湿っている。患者を移動したり，体位変換するごとに湿気がみとめられる。	2. たいてい湿っている 皮膚はいつもではないが，しばしば湿っている。各勤務時間中に少なくとも1回は寝衣・寝具を交換しなければならない。	3. ときどき湿っている 皮膚はときどき湿っている。定期的な交換以外に，1日1回程度，寝衣・寝具を追加して交換する必要がある。	4. めったに湿っていない 皮膚は通常乾燥している。定期的に寝衣・寝具を交換すればよい。	
活動性 行動の範囲	1. 臥床 寝たきりの状態である。	2. 座位可能 ほとんど，またはまったく歩けない。自力で体重を支えられなかったり，椅子や車椅子に座るときは，介助が必要であったりする。	3. ときどき歩行可能 介助の有無にかかわらず，日中ときどき歩くが，非常に短い距離に限られる。各勤務時間中にほとんどの時間を床上で過ごす。	4. 歩行可能 起きている間は少なくとも1日2回は部屋の外を歩く。そして少なくとも2時間に1回は室内を歩く。	
可動性 体位をかえたり整えたりできる能力	1. まったく体動なし 介助なしでは，体幹または四肢を少しも動かさない。	2. 非常に限られる ときどき体幹または四肢を少し動かす。しかし，しばしば自力で動かしたり，または有効な（圧迫を除去するような）体動はしない。	3. やや限られる 少しの動きではあるが，しばしば自力で体幹または四肢を動かす。	4. 自由に体動する 介助なしで頻回にかつ適切な（体位をかえるような）体動をする。	
栄養状態 ふだんの食事摂取状況	1. 不良 けっして全量摂取しない。めったに出された食事の1/3以上を食べない。タンパク質・乳製品は1日2皿（カップ）分の摂取である。水分摂取が不足している。消化態栄養剤（半消化態，経腸栄養剤）の補充はない。あるいは，絶食であったり，透明な流動食（お茶，ジュースなど）なら摂取したりする。または，末梢点滴を5日間以上続けている。	2. やや不良 めったに全量摂取しない。ふだんは出された食事の約1/2しか食べない。タンパク質・乳製品は1日3皿（カップ）分の摂取である。ときどき消化態栄養剤（半消化態，経腸栄養剤）を摂取することもある。あるいは，流動食や経管栄養を受けているが，その量は1日必要摂取量以下である。	3. 良好 たいていは1日3回以上食事をし，1食につき半分以上は食べる。タンパク質・乳製品を1日4皿（カップ）分摂取する。ときどき食事を拒否することもあるが，すすめれば通常補食する。あるいは，栄養的におおよそ整った経管栄養や高カロリー輸液を受けている。	4. 非常に良好 毎食おおよそ食べる。通常はタンパク質・乳製品は1日4皿（カップ）分以上摂取する。ときどき間食（おやつ）を食べる。補食する必要はない。	
摩擦とズレ	1. 問題あり 移動のためには，中等度から最大限の介助を要する。シーツでこすれずにからだを移動することは不可能である。しばしば床上や椅子の上でずり落ち，全面介助で何度ももとの位置に戻すことが必要となる。けいれん（痙攣），拘縮，振戦は持続的に摩擦を引きおこす。	2. 潜在的に問題あり 弱々しく動く。または最小限の介助が必要である。移動時皮膚は，ある程度シーツや椅子，抑制帯，補助具などにこすれている可能性がある。たいがいの時間は，椅子や床上で比較的よい体位を保つことができる。	3. 問題なし 自力で椅子や床上を動き，移動中十分にからだを支える筋力を備えている。いつでも，椅子や床上でよい体位を保つことができる。		

＊ Copyright：Braden and Bergstrom, 1988　訳：真田弘美（東京大学大学院医学系研究科）/佐藤みち子（North West Community Hospital, IL. U.S.A.）

Total　

図7　ブレーデンスケール

表 2　褥瘡発生危険因子の評価

日常生活自立度　J(1, 2)　A(1, 2)　B(1, 2)　C(1, 2)				対処
危険因子の評価	・基本的動作能力　（ベッド上　自力体位変換） （イス上　座位姿勢の保持，除圧）	できる できる	できない できない	「あり」もしくは「できない」が 1 つ以上の場合，看護計画を立案し実施する
	・病的骨突出	なし	あり	
	・関節拘縮	なし	あり	
	・栄養状態低下	なし	あり	
	・皮膚浸潤（多汗，尿失禁，便失禁）	なし	あり	
	・皮膚の脆弱性（浮腫）	なし	あり	
	・皮膚の脆弱性（スキン-テアの保有，既往）	なし	あり	

(2) 1～2 点の項目については，褥瘡予防のためのケアを優先的に行う必要がある。

(3) ブレーデンスケールを用いることにより，褥瘡の発生リスクのある人とない人とを識別することは可能であるが，アセスメントに基づくケアが実施されなければ褥瘡は予測どおりに発生する。

リスクアセスメントを実施し，予防環境を整備するケアを実施するために，前述したように予防環境整備に必要な体圧分散寝具などの予防用具の確保や，スキンケア用品などが施設に備えられている必要がある。そのためには，必要な用具・用品の知識はもちろん，褥瘡の発生リスク状態にある患者の特徴や数をデータで示して予防用具を整備する必要性を説明し，必要な予算を獲得する役割と責任を担うのも看護職である。

◆ 褥瘡発生危険因子

褥瘡対策として厚生労働省から病院に義務づけられている「褥瘡の危険因子の評価」では，皮膚の耐久性を低下させる項目のアセスメントが必要とされている（▶表 2）。この表の最下行の「皮膚の脆弱性（スキン-テアの保有，既往）」は，2018 年に追加された項目である。

4　褥瘡を予防するケア

◆ 物理的負荷の管理

低栄養や筋肉の萎縮などにより褥瘡発生リスクのある患者の場合は，物理的負荷を予防することが，褥瘡予防の最重要事項になる。物理的負荷を管理するケアには，体位交換とポジショニングのほか，体圧分散用具の使用がある。

体位変換とポジショニング

● **体位変換**　物理的負荷を管理するケアとして，からだを動かす意味は大きい。とくに自力で動くことができない人に対する体位変換は，褥瘡を含めた廃用症候群を予防するために，体動という刺激を与える最も基本となるケ

アといえる。褥瘡予防における体位変換は、かつては2時間ごとに行うこととされていたが、現在のガイドラインでは、高齢者に対して体圧分散マットレスを使用したうえで4時間をこえない体位変換間隔が提案されている[1]。体位変換の頻度は、患者の全身状態や療養状況、使用するマットレスなどを考慮して調整する必要がある。

● ポジショニング　体位変換の仕上げとしてのポジショニングも重要である。

(1)仰臥位のポジショニング：両側にクッションを入れるなどして仙骨部への体圧の集中を避け、腕や背部も含めて広く身体を支え、体圧を分散できるような工夫を行う。また、踵部への体圧の集中を避けるため、クッションを使用して踵部を浮かし、大腿および下腿全体で圧を受けとめられるようなポジショニングをする。

(2)頭側挙上位のポジショニング：挙上する角度をゆるくし、尾骨部に物理的負荷が集中しないようにする。尾骨部に生じるずれや摩擦を予防するため、頭側を挙上する前に膝部を挙上したり、クッションで支持したりする。

(3)側臥位のポジショニング：大転子部への体圧を避けるため、90度側臥位ではなく、腹臥位または仰臥位に近いゆるやかな角度の側臥位が保てるように、クッションで体幹を支える。

(4)座位のポジショニング：褥瘡の好発部位である坐骨結節部や尾骨部への体圧を避けるため、車椅子を長時間使用する際には、大腿部で体圧を分散できるように車椅子を調整して良肢位を保持する。加えて、除圧を目的とした車椅子用のクッションを必ず使用する。

---

plus　スキン-テア

　スキン-テア skin tear(皮膚裂傷)とは、「摩擦・ずれによって、皮膚が裂けて生じる真皮深層までの損傷(部分層創傷)」[*1]である。持続する圧迫がなく、一時的な摩擦・ずれによって発生した皮膚損傷である。医療用テープ剥離時の皮膚損傷や、四肢をなにかにぶつけたときの浅い挫創、寝衣のしわや医療用リストバンドなどの摩擦による皮膚損傷なども含まれる。

　スキン-テアの既往は、患者や家族に直接聞く以外に、全身の皮膚の観察時に白い線状や星状の瘢痕の有無で判断できることがある。予防ケアとして、保湿剤による皮膚のバリア機能の保持ならびに長袖・長ズボンの衣服の着用や、アームカバー・レッグカバーの使用による手足の保護などが推奨されている。また、治療的ケアとしては、皮弁をもとの位置に戻すことと、非固着性の創傷被覆材による保護が推奨されている。

＊1 日本創傷・オストミー・失禁管理学会編：スキン-テア(皮膚裂傷)の予防と管理. p.6, 日本創傷・オストミー・失禁管理学会, 2015.

---

1) 日本褥瘡学会編：褥瘡予防・管理ガイドライン, 第5版. pp.34-35, 照林社, 2022.

●**スモールチェンジ**　仰臥位から側臥位にかえるといった，大きく体幹を動かすような体位変換とは別に，体位の一部をかえることを**スモールチェンジ**という。スモールチェンジは，日常的な褥瘡予防ケアとして看護師が積極的に実施できるケアである。スモールチェンジには，置き直し，圧抜き，間接法といった方法がある。

①**置き直し**　頭側挙上などの体位変換によりずれが生じた組織を，もとの位置に戻すため，身体の一部を置き直す方法である。上肢をベッドから持ち上げて置き直す，あるいは頭部の位置をかえるなどがある。

②**圧抜き**　マットレスに沈み込んでいる身体の下に，ポジショニンググローブなどの滑りのよい手袋などを装着したうえで手を抜き差しし，部分的に圧やずれを軽減する方法である。体位変換やポジショニングの際，または同一体位の持続により組織内部に生じる応力を開放するために重要となる。

③**間接法**　マットレスの下にクッションや小さくたたんだバスタオルなどを挿入し，勾配をつけることで身体の重心の位置を移動させ，圧迫持続を回避する方法である。

▌体圧分散用具

褥瘡の原因となる持続的な圧迫の大部分は，自力で動けないことや知覚障害などによる重力から生じる。加齢に伴う低栄養などにより筋肉や皮下脂肪が減少すると，圧の分散効果が得られず，骨突出部に高い圧が生じやすくなる。その圧を避けるために，体圧分散用具を用いることが有用である。

体圧分散用具は，2000（平成12）年から診療報酬に組み込まれた褥瘡対策体制の一環として，病院に一定数の利用が義務づけられ，それを機に素材や機能もさまざまに進化して広く使用されている。体圧分散用具は，褥瘡発生のリスクや，床上での運動機能，痛みのある部位や安静が必要な部位といった患者の状況のほか，体位変換の機能や寝心地，好みといったベッド・マットレスなどの条件，さらには経済性などといった多くの条件に合わせて選択できるようになっている。

病院では，提供できる体圧分散用具とその選択基準が整備されている。在宅ケアにおいても，地域の自治体の指定業者が体圧分散用具を提供できるようであれば，介護保険制度のサービスなどを活用することで利用することができる。患者の状況にあった体圧分散用具を活用することは，褥瘡予防に効果的なだけでなく介護者の負担軽減にもつながる。

体圧分散用具の選択が適切であっても，劣化していたり，使用方法を誤っていたりすると効果が得られないので注意する。たとえばエアマットレスの場合は，適度に沈み込んで受圧面積が広がることで体圧分散が可能となるため，マットレスの空気圧が高すぎると受圧面積が小さくなり，体圧が分散できない。反対に，空気圧が低く沈み込みすぎると，骨突出部が底づきして体圧が分散しない。また，受圧面積が大きいと体圧分散効果は高くなるが，自力での体位変換は防げられる。加えて，日ごろの点検・整備が重要である。体圧分散用具の特徴や内圧設定などの使用方法を理解して，臨床工学技士や寝具のマネジメント業者などと協働することが質のよい体圧管理につながる。

表3 栄養状態のアセスメント項目

1. これまでの体重と現在の体重の比較
2. 体重増減の経過
3. BMI
4. タンパク質・エネルギー低栄養状態 protein energy malnutrition（PEM）
5. 食事摂取量
6. 歯の状態
7. 咀嚼・嚥下困難を含めた食事摂取能力と口腔疾患，消化管疾患の既往歴
8. 食事摂取，消化吸収に影響する内科的治療あるいは外科的介入の有無
9. 薬剤と栄養の相互作用
10. 食事摂取に影響する社会・心理的要因
    - 食事の調達と支払いの能力
    - 調理と食事のための設備と環境
    - 食べ物の嗜好
11. 食品選択に対する文化や生活スタイルの影響
12. 高齢者

（WOCN Society : *Guideline for Prevention and Management of Pressure Ulcers.* 2012 より作成）

◆ 栄養状態の改善

　栄養状態の良否は，皮膚の健康に直接影響するため，褥瘡の予防や治癒に影響を与える。低栄養状態は皮膚の脆弱をまねき，外力に対する組織の耐久性をそこなう。また，低栄養状態は感染をおこしやすく，褥瘡の悪化の要因になる。とくに，褥瘡の治癒を目標に治療環境を整備する場合には，物理的負荷の除去などに加え，創傷治癒に不可欠な栄養状態の改善を行うことがきわめて重要であり，高エネルギーに加えて高タンパク質の栄養補給が推奨されている。

　栄養状態を評価するためのツールにはさまざまなものがあるが，簡易栄養状態評価（MNA®）が，褥瘡発生や治癒遅延のリスクを特定するために最も多く活用されている[1]。わが国では，MNA®から6項目を抽出したMNA®-SFが用いられることが多い。

　適切な栄養補給がなされているか，また摂取した栄養素が十分に吸収されているかをアセスメントする（●表3）。

　食べることは生きがいにも通じることである。患者の希望にかなうように，可能な限り経口摂取を尊重した栄養摂取を支援する必要がある。そのための環境を整え，口腔ケアや摂食・嚥下訓練の専門家と協働することも，看護職の役割である。

◆ スキンケア

　褥瘡予防の基本的なスキンケアは，皮膚の清潔・保湿・保護である。ここでは，とくに褥瘡の基本的な予防とハイリスク要因に対するスキンケアについて述べる。

---

1) EPUAP, NPIAP and PPPIA : Prevention and Treatment of Pressure Ulcers/Injuries : *Clinical Practice Guideline. The International Guideline 2019*（https://internationalguideline.com/）（参照 2024-10-31）.

褥瘡を含めた創周囲の皮膚の洗浄は創治癒を促進するという報告がある[1]。また，褥瘡周囲の皮膚を保護することは，感染や乾燥を防ぎ，治癒遅延を防ぐことになる。基本的なケアを実施しても皮膚の乾燥や炎症が改善しない場合や，褥瘡の発生が疑われる徴候をみとめた場合には，皮膚・排泄ケア認定看護師や褥瘡ケアチームに相談すると，褥瘡の予防に有効なケアを見つけることができる。

● **皮膚の清潔**　褥瘡のリスク因子をもつ高齢者や低栄養の患者は皮膚が乾燥しており，石けんなどの皮脂成分を除去する洗浄剤より，油性の清拭剤や洗浄液による清拭・洗浄のほうが適している場合がある。頻回の下痢などの場合は，洗浄回数の増加に伴う物理的刺激による角質層の菲薄化やびらんの発生を避けるため，よごれだけを落とし角質層を温存できるように，皮膚を愛護的に扱うことが重要である。

● **皮膚の保湿**　保湿剤により皮膚のバリア機能を回復・強化する。褥瘡予防のための保湿は，全身の皮膚に塗布するため，乳液状のものが効率的である。入浴直後は最も皮脂が失われているので，ただちに保湿が必要である。褥瘡の好発部位や，落屑などの乾燥の症状がある部分を中心に，皮溝に入り込むようにやさしく塗布する。しだいに吸収されてしまうので，最初は少々べたつくくらいの十分な量の保湿剤を用いる。

尿失禁や便失禁をしている場合には，会陰部に撥水性のバリア機能のある保湿剤を用いることで，浸軟によるおむつかぶれなどから皮膚を保護し，褥瘡の予防をはかる。

● **皮膚の保護**　手術後や胸水貯留時の頭側挙上体位のように，同一部位に長時間の圧迫やずれが予測できる場合には，事前に該当する褥瘡好発部位の表皮を保護する目的でポリウレタンフィルムを貼付すると，皮膚の保護とずれの防止をはかることが可能である。

また，浮腫は褥瘡の要因となるため，褥瘡好発部位以外でも，浮腫が生じている箇所に圧迫や機械的な刺激による損傷がおこらないように注意する必要がある。ホックやボタン，ゴムなどがある寝衣は避け，おむつのゴムのようにやむをえず接触する場合には，褥瘡や表皮剥離などの原因にならないように注意する。

2 褥瘡の局所管理

1 創傷としての褥瘡の特徴

● **創傷治癒過程**　創傷は受傷から治癒まで，次のような**創傷治癒過程**をたどる。

（1）止血期：出血による凝固塊が創面など欠損部をおおい止血する。

1）Konya C. et al.：Skin debris and micro-organisms on the periwound skin of pressure ulcers and the influence of periwound cleansing on microbial flora. *Ostomy Wound Manage*, 51（1）：50-59, 2005.

（2）炎症期：好中球やマクロファージなどの炎症性細胞が創部に遊走し，壊死組織や挫滅した組織を貪食・除去して創部を清浄化する。

（3）増殖期：線維芽細胞がおもにコラーゲンを産生して細胞外マトリックスを再構築し，そこに血管新生がおこり，肉芽組織が形成される。

（4）再構築期（成熟期）：肉芽組織から線維芽細胞が退縮して瘢痕組織におきかわる。その上を表皮細胞が遊走して創が収縮・閉鎖される。

　褥瘡も，創傷治癒過程が順調に進めば治癒する。ただし，褥瘡は組織の壊死などにより創の汚染・感染をおこしやすく，炎症期が遷延して増殖期に移行できないと難治化する。

　難治化を防ぐためには，感染をモニタリングすることが重要である。看護師は，炎症期から増殖期にすみやかに移行する必要性を理解し，ドレッシング材（創傷被覆材）の交換のたびに観察・報告が実施される必要がある。

●**感染のモニタリングと褥瘡ケア**　褥瘡を感染の観点からモニタリングする際には，創部が次のどの状態にあるかをアセスメントすることが重要である。

（1）**汚染** contamination：創面に細菌が存在しているが増殖していない状態

（2）**定着** colonization：宿主に感染徴候はないが細菌が増殖している状態

（3）**感染** infection：細菌が組織に侵入して組織の破壊をみとめる状態

　また，定着の状態よりも細菌数が多くなり，感染へと移行しかけた状態，すなわち創傷治癒を阻害する微生物の増殖状態を**臨界的定着** critical colonization（**クリティカルコロナイゼーション**）という。臨界的定着状態にある褥瘡は，発赤や腫脹などの感染徴候が乏しいにもかかわらず，創傷治癒が停滞している。

　褥瘡の治療を進めるためには，創傷治癒過程が順調に進んでいるか，停滞していないかを正確に把握し，対処する必要がある。とくに，臨界的定着状態にある褥瘡における感染徴候の乏しさには，バイオフィルム❶の関与が指摘されており，その対策として洗浄や消毒薬の使用，抗菌性のドレッシング材や治療薬の使用が試みられている。

　また，臨界的定着状態にある褥瘡に限らず，感染対策としての褥瘡ケアは創洗浄が基本である。褥瘡に特徴的な病態としてポケットがあり，ポケット内に壊死組織が残っている場合，それが細菌増殖の温床となり感染への移行，ひいては褥瘡の難治化につながるので，ポケット腔内を十分に洗浄することが大切である。

2 褥瘡の重症度（深さ）分類

　創傷処置を実施するにあたっては，基礎疾患，低栄養状態，活動性・可動性の低下などのリスク要因の程度をアセスメントし，褥瘡の重症度（深さ）をアセスメントする必要がある。

　日本褥瘡学会の DESIGN-R®2020 では，褥瘡の深さ（重症度）は d0～2，D3～5，DTI❷，U❸の 7 段階で評価される（○図8）。初期のアセスメントに限らず，治癒経過も判断することができるスケールである。

NOTE

❶バイオフィルム

　細菌が産生した多糖体が菌体表面で細菌と融合し，膜状の構造物を形成したものをいう。細菌はバイオフィルムの中に包み込まれているため，宿主の免疫反応の影響を受けず，消毒剤や抗菌薬が届きにくくなり，感染が持続しやすくなる。

NOTE

❷DTI

　深部損傷褥瘡 deep tissue injury の意味である。

❸U

　判定不能 unstageable の意味である。

カルテ番号（　　　　　）
患者氏名（　　　　　）

			月日	/	/	/	/	/	/	/

Depth 深さ 創内の一番深い部分で評価し、改善に伴い創底が浅くなった場合、これと相応の深さとして評価する

d	0	皮膚損傷・発赤なし	D	3	皮下組織までの損傷
	1	持続する発赤		4	皮下組織を越える損傷
	2	真皮までの損傷		5	関節腔、体腔に至る損傷
				DTI	深部損傷褥瘡（DTI）疑い*2
				U	壊死組織で覆われ深さの判定が不能

Exudate 滲出液

e	0	なし	E	6	多量：1日2回以上のドレッシング交換を要する
	1	少量：毎日のドレッシング交換を要しない			
	3	中等量：1日1回のドレッシング交換を要する			

Size 大きさ 皮膚損傷範囲を測定：[長径(cm)×短径*3(cm)]*4

s	0	皮膚損傷なし	S	15	100以上
	3	4未満			
	6	4以上 16未満			
	8	16以上 36未満			
	9	36以上 64未満			
	12	64以上 100未満			

Inflammation/Infection 炎症/感染

i	0	局所の炎症徴候なし	I	3C*5	臨界的定着疑い（創面にぬめりがあり、滲出液が多い。肉芽があれば、浮腫性で脆弱など）
	1	局所の炎症徴候あり（創周囲の発赤、腫脹、熱感、疼痛）		3*5	局所の明らかな感染徴候あり（炎症徴候、膿、悪臭など）
				9	全身的影響あり（発熱など）

Granulation 肉芽組織

g	0	創が治癒した場合、創の浅い場合、深部損傷褥瘡（DTI）疑いの場合	G	4	良性肉芽が、創面の10%以上50%未満を占める
	1	良性肉芽が創面の90%以上を占める		5	良性肉芽が、創面の10%未満を占める
	3	良性肉芽が創面の50%以上90%未満を占める		6	良性肉芽が全く形成されていない

Necrotic tissue 壊死組織 混在している場合は全体的に多い病態をもって評価する

n	0	壊死組織なし	N	3	柔らかい壊死組織あり
				6	硬く厚い密着した壊死組織あり

Pocket ポケット 毎回同じ体位で、ポケット全周（潰瘍面も含め）[長径(cm)×短径*3(cm)]から潰瘍の大きさを差し引いたもの

p	0	ポケットなし	P	6	4未満
				9	4以上 16未満
				12	16以上 36未満
				24	36以上

部位 [仙骨部、坐骨部、大転子部、踵骨部、腸骨部、その他（　　　　　）]

合計*1

*1：深さ（Depth：d, D）の得点は合計点には加えない。　*2：深部損傷褥瘡（DTI）疑いは、視診・触診、補助データ（発生経緯、画像診断等）から判断する。
*3："短径"とは、"長径と直交する最大径"である。　*4：持続する発赤の場合も皮膚損傷に準じて評価する。　*5：「3C」あるいは「3」のいずれかを記載する。いずれの場合も点数は3点とする。

©日本褥瘡学会/2020

◉ 図8　DESIGN-R®2020 褥瘡経過評価用スケール
（日本褥瘡学会 2020による）

カテゴリー/ステージ	Ⅰ 持続する発赤	Ⅱ 真皮までの損傷	Ⅲ 皮下組織までの損傷	
創の状態	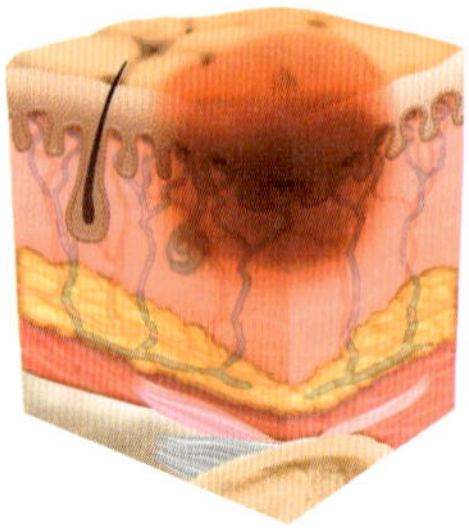 通常は，骨突出部に限局された領域に消退しない発赤を伴い，潰瘍はない。皮膚の変色，熱感，浮腫，硬結または疼痛がみとめられる場合もある。色素の濃い皮膚には明白な消退がおこらないが，周囲の皮膚と色が異なることがある。 　周囲の組織と比較して疼痛を伴い，かたい，やわらかい，熱感や冷感があるなどの場合がある。カテゴリー/ステージⅠは皮膚の色素が濃い患者では発見が困難なことがある。「リスクのある」患者とみなされる可能性がある。	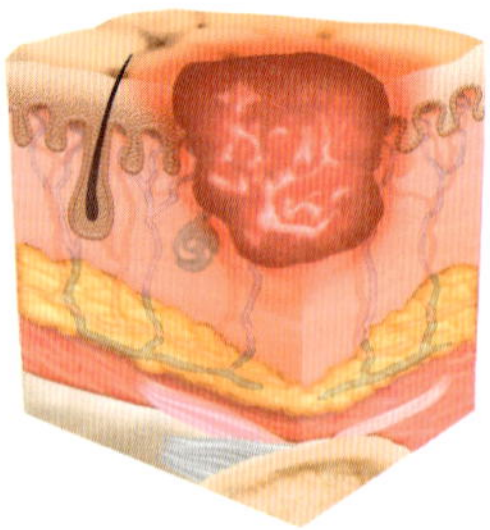 水分を含んだやわらかい壊死組織であるスラフを伴わず，創底が薄赤色の浅い潰瘍としてあらわれる真皮の部分層欠損である。皮蓋が破れていない，もしくは開放または破裂した，血清または漿液で満たされた水疱を呈することもある。	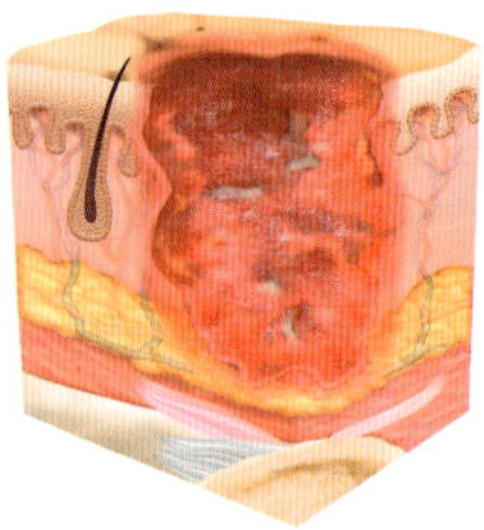 全層にわたる組織欠損である。皮下脂肪は確認できるが，骨・腱・筋肉は露出していない。組織欠損の深度がわからなくなるほどではないが，スラフが付着している場合がある。ポケットや瘻孔が存在する場合もある。	
創管理の目標	● 物理的負荷の管理（発赤部をマッサージしない） ● 創面の保護 ● 保湿剤の塗布 ● 摩擦の防止	● 水疱を破らない ● 創面の観察 ● 洗浄 ● 上皮化の促進 ● 湿潤環境の維持 ［滲出液がある場合は以下の目標も加える］ ● 滲出液の管理	● 洗浄・デブリドマン ● 自己融解の促進 ● 湿潤環境の維持 ● 周囲皮膚の保護 ［滲出液が多い場合は以下の目標も加える］ ● 1日に1回以上の創面の観察 ● 滲出液の管理・ドレナージ ● 周囲皮膚の浸軟防止	

▶図9　NPIAP-EPUAP-PPPIA による褥瘡の重症度（深達度）分類

（EPUAP, NPIAP and PPPIA : *Prevention and Treatment of Pressure Ulcers/Injuries : Clinical Practice Guideline. The International Guideline 2019* < https://internationalguideline.com/ ><参照 2024-06-20 >より作成）

　それに対して国際的には，アメリカ褥瘡諮問委員会（NPIAP）とヨーロッパ褥瘡諮問委員会（EPUAP）の分類が使われている（▶図9）。

3　カテゴリー / ステージ別創傷管理

　ここでは，前述した NPIAP-EPUAP-PPPIA の合同ガイドラインで示されたカテゴリー / ステージ別の創傷管理について述べる（▶図9）。褥瘡の予防と治療には，各カテゴリーの創部の状態と求められる創傷ケアを理解しな

IV　皮下組織をこえる損傷	U　判定不能	DTI　深部損傷褥瘡疑い
骨・腱・筋肉の露出を伴う全層にわたる組織欠損である。スラフまたは乾燥したかたい壊死組織であるエスカーが付着していることがある。ポケットや瘻孔を伴うことが多い。	創底に潰瘍の底面がスラフ（黄色, 黄褐色, 灰色または茶色）やエスカー（黄褐色, 茶色または黒色）でおおわれている全層組織欠損である。 　スラフやエスカーを十分に除去して創底を露出させない限り, 正確な深達度は判定できないが, カテゴリー／ステージⅢもしくはⅣの創である。踵に付着した, 安定した（発赤や動揺がなく, 乾燥し, 固着し, 損傷のない）エスカーは「天然の（生体の）創保護」の役割をはたすため, 除去すべきではない。	圧力および／または剪断力によって生じる皮下軟部組織の損傷に起因するもので, 限局性の紫または栗色の皮膚変色, または血疱を伴うものである。 　隣接する組織と比べ, 疼痛, 硬結, 脆弱, 浸潤性, 熱感または冷感などの所見が先行してみとめられる場合がある。深部組織損傷は, 皮膚の色素が濃い患者では発見が困難なことがある。
● 1日1回以上の創面の観察 ● 洗浄・デブリドマン ● 滲出液管理・ドレナージ ● 感染管理・抗菌薬投与 ● 湿潤環境の維持 ● 周囲皮膚の保護 ［壊死組織がなく肉芽でおおわれている場合は以下の目標も加える］ ● 肉芽増殖促進	● 1日1回以上の創面の観察 ● 創面の保護 ● 洗浄・デブリドマン ● 湿潤環境の維持 ● 自己融解の促進 ● 周囲皮膚の保護	● 創面の保護 ● 保湿剤の塗布 ● 摩擦の防止

けmethodばならない。また, 褥瘡が発見された時点で, 主治医や褥瘡管理を専門とする皮膚・排泄ケア認定看護師との情報共有が必要となる。

◆ カテゴリー／ステージⅠ（持続する発赤）

　発赤部位の保護を目的に, 発赤部位に保湿剤を塗布して外力や刺激物に対する皮膚のバリア機能を補強する。またポリウレタンフィルム材を貼用し, 発赤の変化を観察する。

◆ カテゴリー／ステージⅡ（真皮までの損傷）

　皮膚損傷が, テープによる損傷か, 失禁による皮膚の湿潤に伴う損傷かの

鑑別が必要である。いずれにしても，湿潤による皮膚の変化は褥瘡の発生リスク状態といえる。

　部分層創傷であり，上皮化により治癒させることが可能な状態である。創面に湿潤環境を維持するドレッシング法を選択する（●表4，図10）。ハイド

●表4　ドレッシング材の使用目的と特徴

使用目的	特徴	一般的名称	使用素材	代表的な商品名
創面の保護	被覆・密閉	粘着性透明創傷被覆・保護材	ポリウレタンフィルム	オプサイト®
創面の観察	透過性・透明			テガダーム™
湿潤環境の保持	乾燥防止・汗の吸収または発散	局所管理ハイドロゲル	ハイドロコロイド	デュオアクティブ®ET ハイドロコロイドライト
湿潤環境の保持 少量の滲出液の吸収	乾燥防止・汗の吸収または発散	局所管理フォーム	ポリウレタンフォーム	ハイドロサイト薄型® メピレックス®ライト
湿潤環境の保持	滲出液の吸収	二次治癒ハイドロゲル	ハイドロコロイド	コムフィールプラス デュオアクティブ®
壊死組織の自己融解促進	加湿・湿潤環境保持	二次治癒ハイドロゲル	ハイドロジェル	イントラサイトゲル グラニュゲル®
滲出液の管理（吸収）	多量の滲出液の吸収	二次治癒フォーム	ポリウレタンフォーム	テガダームフォーム™ドレッシング バイアテン®
		親水性ファイバー	アルギン酸塩	カルトスタット® アルゴダーム®
			ハイドロコロイド	アクアセル®
感染管理	抗菌効果 滲出液の吸収	抗菌性創傷被覆材	親水性ファイバー	アクアセルAg®
			ポリウレタンフォーム	ハイドロサイト®ジェントル銀 メピレックス®Ag

---

plus　Wound hygiene

　世界的な高齢化に伴い，褥瘡だけでなく血管疾患や糖尿病に伴う慢性創傷が，患者のQOLに悪影響をもたらし，経済的負担や耐性菌の増加などを深刻にしている。このような難治性慢性創傷の問題に対処する方法の1つとして，2019年，慢性創傷に関する専門家国際諮問委員会によってWound hygieneという概念が提唱された[1]。

　Wound hygieneは，バイオフィルムの管理が慢性創傷管理にとって重要であるという考え方である。私たちが日々の歯みがきによって口腔内のバイオフィルムの増殖を抑えているのと同じように，慢性創傷においても，洗浄することでバイオフィルムの増殖を抑制し，治癒につなげるという管理方法を掲げている。

　この考え方は，DESIGN-R®2020にも反映されており，バイオフィルムが定着している状態を「臨界的定着疑い」として評価項目に組み込んでいる。

＊1　Murphy C. et al. Defying hard-to-heal Wounds with an early antibiofilm intervention strategy : wound hygiene. *Journal of Wound Care*, 28(12) : 818-822, 2019.

B. 褥瘡ケアの実際　239

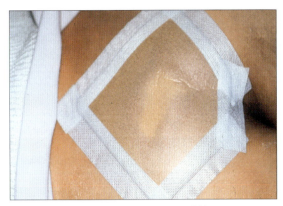

a. ハイドロコロイドの貼付

褥瘡好発部位である骨突起部に密着して貼付し，創面の湿潤環境を維持することができる。圧迫とずれが生じやすい仙骨部に貼付する場合は，創の周囲皮膚に密着させるサイズ選択し，必要に応じて周囲をサージカルテープで補強すると，失禁による創部の汚染などの予防になる。

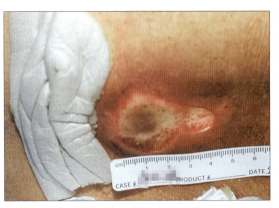

b. ドレッシング材がずれた様子

適したドレッシング材が使用されても，仙骨部に摩擦とそれに伴うずれが生じると，ドレッシング材による治療環境が破綻し，むしろ創感染のリスクが生じ，褥瘡の悪化が懸念される状況になる。このような状況にならないために，骨突起部の摩擦やずれを予防するケアが必要である。

○図10　ドレッシング材の貼付と，ドレッシング材がずれた様子

ロコロイド材の使用にあたっては，透過性があって創面が観察しやすい薄いタイプのものを選択する。

　水疱は基本的に破らずにポリウレタンフィルム材で保護し，水疱内の上皮化を促進させる。破れたら表皮を除去して生理食塩水で洗浄し，ハイドロコロイド材の使用に変更する。

　壊死組織が存在する創の場合は，カテゴリー / ステージⅢの褥瘡との鑑別を行い，ハイドロコロイド材を選択する。また，壊死組織が乾燥傾向にある場合には，親水性の軟膏(スルファジアジン銀のクリームなど)やハイドロジェルなどで創面を湿潤に保ち，自己融解を促進させる。

---

plus　湿潤環境理論

　創部の滲出液には，好中球やマクロファージといった炎症細胞などの治癒に必要な細胞のほか，それらの細胞の発育・増殖を促進するサイトカインが含まれている。創傷・褥瘡の治癒を円滑に進めるためには，滲出液を創部に適度にとどめられるように，密閉されて通気がなく水分・水蒸気が失われない湿潤環境をつくることが重要となる。このような湿潤環境を整える方法が湿潤環境下療法である。湿潤環境は，創傷治癒に関係する細胞が増殖・遊走する足場をつくるうえで重要な役割を果たすだけでなく，自己融解を促進して壊死組織を除去するのにも有効である。

　創部に湿潤環境をつくりだす方法として，密閉性のドレッシング材の使用がある。このドレッシング材は，①創周囲の健常な皮膚の乾燥を保ち，②創部に滲出液を適度にとどめ，③外部からの刺激や異物・細菌の侵入を防ぐ作用がある。

　かつては，すべての創傷にガーゼが使用され，毎日交換が実施されていた。しかしガーゼは滲出液を吸収し，創を乾燥させるため，湿潤環境を保持するうえで不適切である。さらに，ガーゼが吸収した水分(滲出液・汗・尿など)が創周囲の皮膚に接触し，皮膚を浸軟させることもあり，不適切であるといえる。

◆ カテゴリー/ステージⅢ（全層創傷：皮下組織までの損傷），カテゴリー/ステージⅣ（全層創傷：皮下組織をこえる損傷）

創部感染の有無を判断する。臨界的定着の疑いや創部感染がみとめられる場合には，全身的な抗菌薬による感染の治療が行われることもある。局所的な処置としては，十分な洗浄と抗菌薬が使用される。ドレナージを妨げないドレッシング法を選択する。

壊死組織は積極的に除去する。外科的デブリドマンの適応の判断が必要である。デブリドマンの方法は，主治医が選択して実施する責任がある。外科的デブリドマンが必要な場合は，実施にあたって入院が必要になる場合もある。

褥瘡は壊死組織が除去されない限り，感染のリスク状態にあり，悪化することはあっても治癒に向かうことはない。治癒を目的にした褥瘡管理においては，壊死組織の除去を最優先にした処置が選択される。

滲出液の量は，感染の有無や壊死組織あるいは肉芽組織の量・性状によって変化する。壊死組織が除去され，炎症期から肉芽増殖期に移行すると，徐々に滲出液の量は減少してくる。滲出液の量をアセスメントし，吸収力を考慮した適切なドレッシング材を選択し，滲出液の量に応じて周囲の皮膚が浸軟することなく創面には湿潤環境が維持できるドレッシング法を実施する必要がある。

ポケットのある褥瘡に対しては，ポケット形成の原因になっている組織に対するずれのケアを実施しなければ，治療させることは困難である。ポケット内の壊死組織と滲出液の除去を優先的に行い，吸収力にすぐれたドレッシ

---

plus 終末期の褥瘡ケア

わが国や北米では，褥瘡の発生は医療の有害事象として報告が義務化されている。つまり，褥瘡の発生は医療者側の責任になる。

終末期には，褥瘡のリスクが高くなることが明らかになっているが，わが国の皮膚・排泄ケア認定看護師の78%が「すべての褥瘡は防ぎきれると思わない」と認識しているという報告もある[*1]。苦痛の緩和が医療の中心的な目標となる終末期などにおいて，褥瘡は必ずしも予防できるとは限らない。そのため，終末期の褥瘡ケアには，予防や治療よりも苦痛の緩和を最優先にした次のようなケアが必要となる。

褥瘡の局所処置においては，感染対策を第一に行う。そして，処置による苦痛を少なくするために，鎮痛薬などがきいている苦痛の少ない時間帯に短時間で処置

ができるように計画する。

体位変換と体位支持による苦痛を緩和するためのケアを実施するにあたっては，まず，安楽な体位とその変換方法を患者と確認する。そして体圧分散用具や体位支持用具，シーツ，体位変換用スライドシートなどのケア用品の特徴を詳細に把握したうえで，それらを適切に活用し，ケアの方法を患者とともに創造していく必要がある。

また，皮膚・排泄ケア認定看護師のようなスペシャリストに早期に相談し，対応をともに考えることも，褥瘡の苦痛軽減のために重要である。

---

*1 広田愛ほか：防ぎきれる褥瘡と防ぎきれない褥瘡 ──創傷・オストミー・失禁看護認定看護師の意識. 日本褥瘡学会誌，8(4)：579-585，2006.

B. 褥瘡ケアの実際 **241**

ング材を選択する。その際、ポケット内にドレッシング材を詰めないようにする。

4 その他の配慮すべきことがら

◆ 消毒剤を使用しないこと

ポビドンヨードなどの消毒剤すべてに細胞毒性があり、使用することによって治癒が遅延することがわかっている。そのため、創部の洗浄には生理食塩水の使用が推奨される。交差感染❶のリスクがない在宅療養環境において入浴が許可されている場合には、入浴時はドレッシング材を除去し、十分にシャワーで洗浄してもよい。

また、ポビドンヨード軟膏などの抗菌薬の処置を長期にわたり漫然と行うと、肉芽組織の増殖が阻害される場合もあり、創の状態に適さない薬剤を継続して使用することは、むしろ治癒を阻害することになる。

このように、創傷治癒過程を理解し、治癒を阻害する薬剤の使用を避ける科学的根拠に基づく創傷管理が、褥瘡を悪化させないためには重要である。

◆ 台所用品のラップなどを創傷処置に使用しない

病院などの医療施設と異なり、在宅でのケアは創傷ドレッシング材などの材料が必要なだけ使用できない状況があり、ゴミ袋なども用いられている現状がある。ラップを使用したり、紙おむつをドレッシング材の代用品として使用することは、創感染を助長するリスクが伴う処置方法であり、推奨されない。

創傷処置の材料の選択は医療行為であるため、主治医がラップなどの代用

> **NOTE**
> **❶交差感染**
> 　感染症患者あるいは保菌者から、ほかの患者や医療者に感染することをいう。一般に医療施設内におけるヒトからヒトへの感染を総称して用いられる用語である。

> **plus** | **在宅におけるドレッシング材の選び方**
>
> 　ドレッシング材には、保険適用のものと保険適用外のものがある。一般に保険適用のドレッシング材を使用したほうが患者の負担が少ないと考えがちだが、在宅においては下記の理由から、そうでない場合がある。
> （1）理由1：保険適用外のドレッシング材を使用したほうが、結果的に安価な場合がある。実際、保険適用の製品とほぼ同じ成分と構造をもつ適用外の製品が、2割ほど安価で入手可能である。そのため、感染徴候があったり、滲出液が多い褥瘡などのために頻繁に交換が必要な場合は、十分な機能をもった安価な適用外のものを使ったほうが、経済的な負担が少ないことが多い。さらに適用外のものは、医師の往診の交通費もかからず、経済的負担が少なくすむことがある。一方で、週に2〜
>
> 3回以下の交換ですむような場合は、保険適用のドレッシング材のほうが経済的にも負担が少ないことが多い。
> （2）理由2：保険適用のものは医師の処方箋が必要であり、患者は自由に入手できない。医師の在宅訪問は回数が限られており、処方箋をもらうまでに何日も待たなければならない場合があり、ドレッシング材が不足してもすぐに補充することができない。一方、適用外のものは最寄りの薬局で入手できる。
> 　在宅では、医師や創傷を専門とする看護師とともに、患者とその家族の経済的負担や入手の容易さなどを考慮し、適切なドレッシング材を選ぶ必要がある。

品の使用を選択した場合には，代用品を使用する利点・欠点についてインフォームドコンセントを得ているかを患者・家族に確認する必要がある。なお，これらの使用による創の悪化について，ガイドラインの知識を得た患者・家族から，医療事故として訴訟をおこされている。看護師は患者の安全がおびやかされる治療を見て見ぬふりをしてはならない。

◆ 療養環境の整備

褥瘡の治癒に向けてケアを行うにあたっては，褥瘡発生の直接の原因である物理的負荷の除去や，栄養状態の改善を第一に行い，療養環境を整える。

ベッド上での根拠のない安静保持を受けている患者や，少しの支援でみずから体位変換が可能である患者に対して，高機能の体圧分散寝具を導入して身体を沈み込ませての体圧分散が行われることがある。これにより褥瘡は予防できたとしても，自力での体位変換ができなくなって活動性・可動性が低下し，自力で動けない身体状況をまねくことになる。褥瘡予防のために最先端の技術を用いた機器であっても，適切に使用しないと医原性の関節拘縮などを引きおこし，褥瘡以外の廃用症候群を助長することにもなりかねない。

また，体位変換の実施は，骨突起部にずれを生じさせるため褥瘡を悪化させるとの意見があり，体位変換を褥瘡管理ベッドで自動的に行うことを推奨する考えがある。しかし，ベッドで自動的に体位変換を行うことにより褥瘡の悪化が予防可能であるという保証は得られておらず，機器による体位変換の有用性を過信してはならない。体位変換を実施する際には，骨突起部の摩擦やずれの予防のために，圧抜きなどの工夫をそのつど行う必要がある。

褥瘡は，廃用症候群の1つであることから，廃用症候群を予防することが褥瘡の予防となる。褥瘡ケアにあたっては，「木を見て森を見ず」のケアであってはならない。すなわち褥瘡管理には，全身的な褥瘡発生の病態，ならびにケアを提供する家族や専門職の意識を含めた療養環境を理解したケアが必要なのである。

参考文献
1. 大浦武彦：新しい体位変換——不適切なケアが褥瘡を悪くする！．中山書店，2013.
2. 大浦武彦：わかりやすい褥瘡予防・治療ガイド．照林社，2001.
3. 大浦武彦ほか：特集——褥創ケア．エキスパートナース，17(9)：29-54，2001.
4. 大浦武彦ほか：褥瘡治療・看護・介護・介護機器の総合評価ならびに褥瘡予防に関する研究（平成10-長寿-012）．厚生労働省平成12年度長寿科学総合研究報告書，2001.
5. 大岡良枝・大谷眞千子編：NEW なぜ？がわかる看護技術 LESSON．学習研究社，2006.
6. 岡田晋吾ほか：わかりやすい褥創対策の基本．エキスパートナース，18(7)：36-80，2002.
7. 川端康浩：悪性腫瘍．皮膚科の臨床，43(11)：1339-1346，2001.
8. 真田弘美編：オールカラー褥瘡ケア完全ガイド——予測・予防・管理のすべて．学習研究社，2004.
9. 真田弘美ほか：褥瘡対策未実施減算導入前後の褥瘡有病率とその実態．日本褥瘡学会誌，8(1)：92-95，2006.
10. 真田弘美・宮地良樹編著：NEW 褥瘡のすべてがわかる．永井書店，2012.
11. 鈴木定：医師とナースのための褥瘡診療指針，第2版．医学書院，2003.
12. 富田靖監修：標準皮膚科学，第11版．医学書院，2020.
13. 竹原和彦：アトピー性皮膚炎診療実践マニュアル．文光堂，2000.
14. 立花隆夫ほか：学術教育委員会報告——DESIGN 改訂について．日本褥瘡学会誌，10(4)：586-589，2008.

15. 出光俊郎ほか編：スキントラブル——正しいみかたと対応(JJN スペシャル No. 60)．医学書院，1998．
16. 徳永惠子：褥瘡ができてしまった時の管理・看護．宮地良樹・真田弘美編著，永井書店，2001．
17. 徳永惠子：スキンケアの考え方と評価方法．エキスパートナース，19(4)：26-29，2003．
18. 徳永惠子ほか：命を支える先駆的看護．日本看護科学会誌，26(1)：76-84，2006．
19. 徳永惠子：褥瘡医療に貢献する ET/WOC 看護のサイエンスとアート．日本腎不全学会誌，9(1)：7-9，2007．
20. 中川秀己：アトピー性皮膚炎に対する FK506(タクロリムス軟膏)使用ガイドライン．臨床皮膚科 54(5)：93-97，2000．
21. 中川秀己編：皮膚科疾患(看護のための最新医学講座 19)．中山書店，2001．
22. 日本褥瘡学会学術教育委員会ガイドライン改訂委員会：褥瘡予防・管理ガイドライン(第 5 版)．日本褥瘡学会誌，24(1)：29-85．2022．
23. 日本褥瘡学会編：在宅褥瘡予防・治療ガイドブック第 3 版．照林社，2015．
24. 日本褥瘡学会編：褥瘡ガイドブック，第 3 版．照林社，2023．
25. 日本褥瘡学会編：ベストプラクティス 医療関連機器圧迫創傷の予防と管理．照林社，2016．
26. 日本創傷・オストミー・失禁管理学会編：スキンケアガイドブック．照林社，2017．
27. 日本創傷・オストミー・失禁管理学会編：ベストプラクティス スキン－テア(皮膚裂傷)の予防と管理．照林社，2015．
28. 日本創傷・オストミー・失禁管理学会編：IAD ベストプラクティス．照林社，2019．
29. 広田愛ほか：防ぎきれる褥瘡と防ぎきれない褥瘡——創傷・オストミー・失禁看護認定看護師の意識．日本褥瘡学会誌，8(4)：579-585，2006．
30. 森口隆彦ほか：特集——最新情報でわかる褥創ケアの根拠．看護学雑誌，66(3)：201-249，2002．
31. 矢野英雄ほか：褥創の発生機序に関する実験的検討．整形外科，41(6)：984，1990．
32. Fernandez, R. and, Griffiths, R.：Water for wound cleansing. *Cochrane Database of Systematic Reviews* 2，2012．
33. Goslen, J. B.：Wound Healing for the Dermatologic Surgeon. *The Journal of Dermatologic Surgery and Oncology*, 14(9)：959-972, 1988.
34. National Pressure Ulcer Advisory Panel, European Pressure Ulcer Advisory Panel, Pan Pacific Pressure Injury Alliance：*Prevention and Treatment of Pressure Ulcers/Injuries：Clinical Practice Guideline The International Guideline*(3red Ed). 2019.
35. National Pressure Ulcer Advisory Panel (NPUAP), European Pressure Ulcer Advisory Panel (EPUAP), Pan Pacific Pressure Injury Alliance (PPPIA)：*Prevention and Treatment for Pressure Ulcers：Clinical Practice Guideline. International Pressure Ulcer Guidelines.* 2014.
36. Reuler, J. B., Cooney, T. G.：The pressure sore：pathophysiology and principles of management. *Annals of Internal Medicine*, 94(5)：661-666. 1981.
37. Rogers, J. and Wilson, L. F.：Preventing recurrent tissue breakdowns after "pressure sore" closures. *Plastic and Reconstructive Surgery*, 56(4)：419-422. 1975.
38. Schultz, G. S., et al.：Wound bed preparation：a systematic approach to wound management. *Wound Repair and Regeneration* 11(Suppl 1)：S1-S28，2003.
39. US. Department of Health & Human Services, Agency for Health Care Policy and Research：Pressure Ulcer in Adults. Prediction & Prevention, *AHCPR Publication* No.3, 1992.
40. US. Department of Health & Human Services, Agency for Health Care Policy and Research：Treatment of Pressure Ulcers. *AHCPR Publication* No.9, 1994.
41. Wound, Ostomy and Continence Nurses Society (WOCN)：*Guideline For Prevention and Management of Pressure Ulcers.* 2010.

動画一覧

1 軟膏の単純塗布

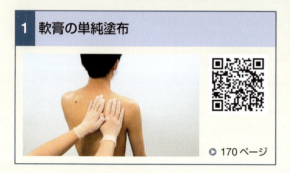

▶ 170 ページ

2 貼付療法

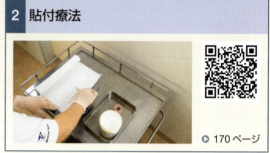

▶ 170 ページ

* 本書に掲載されている動画では，侵襲を伴う看護技術や，日常生活のなかでは見ることのない身体の部位などを扱っていることがあります。
* 動画は予告なく変更もしくは削除されることがあります。無断での複製・送信は著作権法上の例外を除き禁じられています。
* 動画再生や視聴には大量のデータ（パケット）通信を行うため，携帯・通信キャリア各社の回線を使用した場合は通信料が発生します。発生したデータ通信料については，当社は一切の責任を負いかねます。あらかじめご了承ください。
* QR コードは，（株）デンソーウェーブの登録商標です。

索引

数字・欧文

5-FU　58
5-S-CD　194
5の法則　106
9の法則　106
AGEP　81
AL アミロイドーシス　143
APS　175
ASO　102
BI　107
BP180　**18**, 84
BP230　**18**, 84
C1-INH　78
CHOP 療法　54
DAV 療法　54
DDS　55
DESIGN　220
DESIGN-R®　220
DESIGN-R®2020　220
DIC　103
DIHS　82
DLE　140
DLST　44
DM　142
Dsc　18
Dsg　**18**, 83
DTI　234
EPP　144
EPUAP　220
ET ナース　221
FTU　57, **169**
HAE　78
HIV　135
HSV　133
HTLV-1　117
IAD　160
IgA 血管炎　99
IVIg 療法　**80**, 84
LE　140
MCV　135
MDRPU　227
MED　45
MNA®　232
MNA®-SF　232

NF1　122
NMF　**25**, 157
NPIAP　219
NRS　152
NSAIDs　**53**, 57
o/w 型　55
PASI　182
PBI　107
PCR　51
PHN　133
PPPIA　220
PTC　144
PUVA 療法　60
　　──を受ける患者の看護　177
RAST　44
SLE　140
SSc　141
SSSS　125
STS　49, **137**
TARC　180
TEN 型薬疹　82
TP　137
TPHA テスト　137
UV　23
UVA　24
UVA1 療法　61
UVB　24
UVB 療法　61
　　──を受ける患者の看護　177
UVC　24
VAS　152
VZV　133
w/o 型　55
WOC 看護認定看護師　221
Wound hygiene　238
W 形成術　58
X 連鎖性魚鱗癬　86
Z 形成術　58

あ

アウスピッツ現象　**48**, 89
赤ら顔　168
悪性黒子　114
悪性黒色腫　114
　　──患者の看護　194

アクネ桿菌　98
アクロコルドン　115
アジソン病　119
アズイズテスト　43
足白癬　129
汗　26
あせも　95
アダカラム　89
アタマジラミ症　139
圧縮応力　224
圧抜き　231
圧迫性脱毛症　96
アドヒアランス　148
アトピー性皮膚炎　44, **73**
　　──患者の看護　179
アピアランスケア　11
アポクリン汗腺　**22**, 26, 95
アミロイドーシス　143
アミロイド苔癬　143
アメリカ褥瘡諮問委員会　219
アルツの基準　107
アレルギー検査　43
　　──を受ける患者の看護　163
アレルギー性蕁麻疹　77
アレルギー性接触皮膚炎　72
アレルギーマーチ　74
アロディニア　154
暗視野法　49

い

異汗性湿疹　73
医原性創傷　160
萎縮　33
一次刺激性接触皮膚炎　72
遺伝性血管性浮腫　78
伊藤母斑　120
医療関連機器圧迫褥瘡　227
陰茎結核疹　128
インサイチュー-ハイブリダイゼーション法　51
インテグリン　**18**, 85

う

ヴィダール苔癬　71
ウィッカム線条　89

ウイルス検査　50
ウイルス性急性発疹症　135
ウイルス性巨細胞　46
ウイルス性疣贅　134
ウェーバー–クリスチャン病　92
うおのめ　88
うっ滞性皮膚炎　102
ウッド灯検査　46
ウンナ母斑　116

え

エイズ　135
衛星病巣　131
エオジン　40
エキシマレーザー　**61**, 177
腋臭症　96
液体窒素療法　63
エクリン汗管　95
エクリン汗腺　**22**, 26, 95
壊死性丘疹状結核　128
壊死性筋膜炎　126
壊死性血管炎　99
エスカー　237
壊疽　34
エモリエント効果　159
エリテマトーデス　140
円形脱毛症　96
エンケファリン　38
炎症期　234
炎症性角化症　88
エンドルフィン　38
円板状エリテマトーデス　140

お

黄色腫　143
黄色爪症候群　99
黄色メラニン　19
黄癬　128
太田母斑　120
オープンパッチテスト　43
置き直し　231
汚染　234
オドランド小体　16
オピオイド　38
おむつ皮膚炎　73
オルブライト症候群　119
温覚受容器　14
温熱蕁麻疹　77
温熱療法　64

か

外因性湿疹　71
壊血病　103

外傷性脂肪織炎　93
外傷性脱毛症　96
疥癬　138
回復期の患者の看護　148
外毛根鞘　22
外毛根鞘嚢腫　110
潰瘍　33
　──のある患者の看護　160
外用薬　55
　──の除去　171
　──の使い分け　167
　──の塗り方　169
外用療法　55
　──を受ける患者の看護　167
外力　23, **222**
火焔固定　48
化学的皮膚傷害　109
化学熱傷　109
角化　16
角化型疥癬　138
角化細胞　15
　──間の接着　18
角化症　86
角質細胞　16
角質細胞間脂質　16, **17**
角質細胞層　16
角質溶解薬　57
角層　15, **16**
　──の老化　39
角層水分量　46
角皮症　86
鵞口瘡　132
カサバッハ–メリット症候群　103,
　　　　　　　　　　　　　　117
可視光線　23
渦状癬　128
画像検査　45
下腿潰瘍　102
カタル期　136
活性型ビタミン D_3 外用薬　**57**, 168
痂皮　33
痂皮性膿痂疹　124
カフェオレ斑　119
貨幣状湿疹　75
カポジ水痘様発疹症　133
カポジ肉腫　135
かゆみ　34
　──のある患者の看護　152
顆粒細胞層　16
顆粒層　15, **16**
カルシニューリン阻害薬　58
カロテン　32
簡易栄養状態評価　232

寛解維持　74
寛解導入　74
汗孔角化症　112
汗孔記録法　46
間擦疹　131
カンジダ–アルビカンス　131
カンジダ性間擦疹　131
カンジダ性指趾間びらん症　131
カンジダ性爪囲炎　131
カンジダ性爪炎　131
環状肉芽腫　93
汗疹　95
間接法　231
汗腺　26
　──の疾患　95
乾癬　35, **88**
乾癬性関節炎　88
乾癬性紅皮症　88
陥入爪　98
肝斑　121
乾皮症　35
眼皮膚白皮症　118
顔面毛包性紅斑黒皮症　87
間葉系腫瘍　114
寒冷脂肪織炎　93
寒冷蕁麻疹　77

き

機械性蕁麻疹　77
基剤　55
蟻走感　101
基底細胞　16
基底細胞がん　111
基底細胞腫　111
基底細胞層　16
基底層　15, **16**
基底板　18
基底膜　18
ギャップ結合　18
牛眼　123
球状小体　14
丘疹　32
丘疹性ムチン沈着症　91
急性期の患者の看護　146
急性湿疹　71
急性蕁麻疹　77
急性疼痛　154
急性熱性好中球性皮膚症　81
急性汎発性発疹性膿疱症　81
強皮症　141
局所温熱療法　64
棘融解性水疱　84
魚鱗癬　35, **86**

魚鱗癬症候群　87
亀裂　33
菌血症　188
菌状息肉症　117

く

クインケ浮腫　78
クッシング症候群　87
クライオフォーセプス法　64
クライオポール法　64
クラウゼ小体　14
クリーピング病　138
クリーム　55
クリッペル-トレノネー-ウェーバー
　症候群　123
クリティカルコロナイゼーション
　　　　　234
クリプトコックス-ネオフォルマン
　ス　50
グレンブラッド-ストランドベルグ
　症候群　92

け

毛　22
ケイアイディー症候群　87
鶏眼　88
蛍光抗体直接法　**51**, 141
蛍光抗体法　49, 50, **51**
脛骨前粘液水腫　91
経皮感作　74
経表皮水分喪失量　46
係留線維　18
下疳　33
ケジラミ症　139
血痂　33
結痂　71
結核疹　127
血管炎　99
血管腫血小板減少症候群　117
血管性浮腫　78
血行障害　100
血漿交換療法　80
血漿タンパク異常症　103
血清学的診断法　50
結節　32
結節性アミロイドーシス　143
結節性硬化症　121
結節性紅斑　92
結節性痒疹　79
血疱　32
ケネン腫瘍　122
ケブネル現象　**48**, 89
ケミカルピーリング　65

ケラチノサイト　15
ケラチン　**18**, 84, 86
ケラトヒアリン顆粒　16
ゲル剤　55
ケルスス禿瘡　130
ケロイド　115
牽引性脱毛症　96
限局性強皮症　142
限局性脱毛症　96
限局性皮膚瘙痒症　36
剣創状強皮症　142
減張切開　108
原発疹　30
原発性皮膚アミロイドーシス　143
顕微鏡検査を受ける患者の看護
　　　　　164

こ

コアグラーゼ　123
抗アレルギー薬　**52**, 166
抗ウイルス薬　**53**, 166
紅暈　30
硬化　34
口角びらん症　132
硬化性粘液水腫　91
抗がん薬　**54**, 58
抗菌薬　**52**, 57, 166, 168
口腔カンジダ症　132
硬ケラチン　22
抗原提示細胞　20
膠原病　140
硬膏　55
交差感染　241
甲状腺機能亢進症　37
紅色陰癬　46
紅色汗疹　95
紅色肥厚症　112
紅色皮膚描記症　47
抗真菌薬　**53**, 57, 166, 168
口唇ヘルペス　133
光線　23
光線角化症　40, **111**
光線過敏型薬疹　105
光線過敏症　104
光線過敏性検査　45
　──を受ける患者の看護　164
光線性皮膚疾患　104
光線療法　60
　──を受ける患者の看護　176
後爪郭　23
後天性脱毛症　96
後天性免疫不全症候群　135
光毒性反応　105

紅斑　30
紅斑症　79
紅斑性天疱瘡　84
紅皮症　35, **83**
抗ヒスタミン薬　**52**, 58, 166
項部菱形皮膚　40
肛門仙骨部アミロイドーシス　143
小型色素性母斑　113
黒色爪　99
黒色メラニン　19
糊膏　55
黒化　104
骨髄性プロトポルフィリン症　144
骨突出部　224
ゴットロン徴候　142
固定薬疹　81
コネクソン　18
股部白癬　129
コプリック斑　136
ゴム腫　137
ゴム腫性梅毒疹　137
コリン　77
コリン性蕁麻疹　78
コルネオデスモソーム　19
コンラディ-ヒューネルマン-ハップ
　ル症候群　87

さ

サーモンパッチ　115
細菌検査　48
再構築期　234
最少紅斑量　45
在宅におけるドレッシング材の選び
　方　241
再投与試験　45
細胞傷害性抗がん薬　7
削皮術　59
サザンブロット法　51
匙状爪　98
痤瘡　35, **97**
サットン現象　118
サットン白斑　118
サリチル酸　57
サルコイドーシス　94
散布疹　75

し

ジアフェニルスルホン　53
シェーグレン-ラルソン症候群　87
紫外線　23
紫外線療法　176
自家感作性皮膚炎　75
視覚的評価尺度　152

色素異常症 118
色素細胞 19
色素細胞母斑 113
色素性乾皮症 105
色素性紫斑性苔癬様皮膚炎 104
色素性母斑 113
色素増加症 119
色素脱失症 118
色素沈着 32
色素斑 32
止血期 233
自己効力感 150
脂腺 22
── の老化 39
脂腺導管 22
脂腺導管開口部 21
脂腺母斑 110
失禁関連皮膚炎 160
湿疹 71
湿疹続発性紅皮症 83
湿疹反応 71
シネア-アッシャー症候群 84
紫斑 30
── を呈する疾患 103
ジベルバラ色粃糠疹 90
脂肪織炎 92
脂肪層 20
しもやけ 109
雀卵斑 121
シャンバーグ病 104
シャンプー 55
臭汗症 95
充実性丘疹 32
重症型薬疹 82
自由神経終末 14
重層療法 169
集簇性痤瘡 98
周辺帯 17
終末角化 16
主剤 56
酒皶様皮膚炎 168
手術療法 58
── を受ける患者の看護 173
術後疼痛管理チーム 175
主婦湿疹 73
腫瘍 110
腫瘍随伴性天疱瘡 84
腫瘍性紅皮症 83
腫瘤 32
漿液性丘疹 32
小結節 32
硝子圧法 30, **47**
鞘上皮 22

小水疱 32
掌蹠膿疱症 85
小児ストロフルス **36**, 79
上皮系がん 111
── 患者の看護 **190**, 210
褥瘡 218
── の局所管理 233
── の好発部位 224
── の重症度 234
── の発生リスクのある人々 225
── の予防的管理 222
── のリスクアセスメント 227
── 発生のメカニズム 222
褥瘡発生危険因子 229
植皮術 59
触覚受容器 14
触覚小体 14
シラミ症 139
自律神経性瘙痒症 38
脂漏性角化症 39, **110**
脂漏性湿疹 75
脂漏性皮膚炎 75
心因性瘙痒症 38
侵害受容性疼痛 154
真菌感染症 128
真菌検査 49
神経障害性疼痛 154
神経線維腫 122
神経線維腫症1型 119, **122**
人工蕁麻疹 **47**, 77
進行性指掌角皮症 73
人工被覆材 60
深在性汗疹 95
深在性白癬 130
真珠様爪 35
尋常性乾癬 88
── 患者の看護 182
尋常性魚鱗癬 86
尋常性痤瘡 97
尋常性天疱瘡 83
尋常性白斑 118
尋常性疣贅 134
尋常性狼瘡 127
心身相関 10
真性ケロイド 115
新生児後頭脱毛 96
新生児皮下脂肪壊死症 93
真性皮膚結核 127
身体像 162
シンチグラフィ 45
針反応 48
真皮 14, **20**

── の疾患 91
── の光老化 40
真皮内汗管 22
真皮乳頭 15
深部損傷褥瘡 234
蕁麻疹 76
心理社会的疼痛 154

す

スイート病 81
水眼 123
水晶様汗疹 95
水中油型 55
水痘 136
水疱型先天性魚鱗癬様紅皮症 86
水疱症 83
水疱性膿痂疹 124
水疱性類天疱瘡 84
── 患者の看護 185
水溶性軟膏 55
数値評価尺度 152
スキンケア 157, **159**
── , 褥瘡予防の 232
スキン-テア 221, **230**
スクアレン 24
スクラッチテスト 43
スクラッチ皮膚炎 81
スタージ-ウェーバー症候群 123
スティーブンス-ジョンソン症候群 **80**, 82
ステロイド後脂肪織炎 93
ステロイド紫斑 103
スポロトリキン反応 44
スポロトリコーシス 44
スモールチェンジ 231
スラフ 236
ずれ 223

せ

生活指導 159
生検 50
成熟期 234
成人T細胞白血病リンパ腫 117
成人型甲状腺機能低下症 37, **91**
精神神経性瘙痒症 38
正中部母斑 115
成年性浮腫性硬化症 92
青年性扁平疣贅 134
生物学的偽陽性 49

索引　249

生物学的製剤　54
赤外線　23
赤外線療法　60
セザリー症候群　117
癤　123
癤腫症　124
接触皮膚炎　72
セラミド　16
セルフケア　11
　　──への支援　150
セロトニン　77
尖圭コンジローマ　134
浅在性白癬　128
線状強皮症　142
全身温熱療法　64
全身性アミロイドーシス　143
全身性エリテマトーデス　140
全身性強皮症　141
全層植皮　59
剪断応力　223
先天性巨大型色素性母斑　113
先天性魚鱗癬　87
先天性色素性母斑　113
先天性脱毛症　96
腺病性苔癬　127

そ

爪囲炎　98, **131**
爪囲紅斑　140
爪囲線維腫　122
爪炎　131
爪郭　22
爪下皮　23
創感染　175
爪甲　22
爪溝　23
爪甲横溝　98
爪甲脱落症　98
爪甲剝離症　98
爪床　**22**, 98
創傷ケア　161
爪床上皮　23
創傷治癒過程　233
爪上皮　23
創傷被覆材　**219**, 234
増殖期　234
増殖性天疱瘡　84
搔破　34
　　──の予防　153
搔破痕　34
搔破試験　43
層板顆粒　16
爪半月　23

層板小体　14
爪母　22
搔痒　34
　　──が生じる内臓疾患　37
　　──のある患者の看護　152
即時型皮内反応　44
足臭汗症　95
側爪郭　23
続発疹　33
続発性紅皮症　83
続発性皮膚アミロイドーシス　143
組織球腫　115
そばかす　121
ソラレン　**60**, 105
ソラレン長波長紫外線療法　60

た

ダーモスコープ　46
ダーモスコピー　46
ターンオーバー　16, **25**
ターンオーバー時間　16
体圧分散用具　231
体位変換　229
退院指導　176
体温調節作用　25
代謝異常症　143
帯状強皮症　142
帯状疱疹　133
　　──患者の看護　197
帯状疱疹後神経痛　133
苔癬　35
苔癬化　35
タイト結合　18
体部白癬　129
代用皮膚　60
大理石様皮膚　100
多汗症　95
タクロリムス水和物　53, **58**, 168
多形滲出性紅斑　79
多形皮膚萎縮　35
たこ　87
脱毛　62
脱毛症　95
脱毛斑　97
多発性斑状強皮症　142
多毛症　97
ダリエー徴候　47
単刺試験　43
単純塗布　169
単純ヘルペス　133
単純疱疹　133
男性型脱毛症　96
弾性線維性仮性黄色腫　92

丹毒　126
短波長紫外線　24

ち

遅延型皮内反応　44
知覚検査　47
知覚作用　26
遅発性扁平母斑　119
注射後脂肪織炎　93
中毒疹　82
中毒性紅皮症　83
中毒性表皮壊死症　82
中波長紫外線　24
チューブ包帯　172
蝶形紅斑　140
長波長紫外線　24
貼布試験　43
　　──を受ける患者の看護　163
貼付療法　169
直接鏡検　49
チロシナーゼ　19

つ

ツァンク細胞　84
ツァンクテスト　46
痛覚受容器　14
ツツガムシ病　138
ツベルクリン反応　44
爪　22
　　──の疾患　98
爪カンジダ症　132
爪白癬　130

て

手足口病　137
泥膏　55
定着　234
テープ剤　55
滴状乾癬　88
手湿疹　73
デスモグレイン　**18**, 83
デスモコリン　18
デスモソーム　**18**, 83
デスモプラキン　18
手白癬　129
デブリドマン　**60**, 108, 240
デルマドローム　8
電気乾固法　63
電気外科　63
電撃傷　108
電撃斑　108
電子顕微鏡検査　51
点状出血　30

伝染性紅斑　136
伝染性軟属腫　135
伝染性膿痂疹　124
天然保湿因子　**25**, 157
癜風　132
天疱瘡　35, **83**
天疱瘡型薬疹　81

と

凍結療法　63
　――を受ける患者の看護　178
凍傷　108
凍瘡　109
疼痛のある患者の看護　154
糖尿病性浮腫性硬化症　92
頭部浅在性白癬　129
透明層　17
透明帯　18
特発性血小板減少性紫斑病　103
独立皮脂腺　22
とびひ　124
ドライアイス療法　63
ドライスキン　157
トランスグルタミナーゼ　87
トリグリセリド　24
トリコチロマニア　96
トリコヒアリン顆粒　22
トリコフィチン反応　44
トリコフィトン-トンスランス　129
トリコフィトン-ルブルム　130
ドレッシング材　161, 219, **234**
　――の使用目的と特徴　238
　――の貼付　239

な

内因性湿疹　71
内服試験　45
内服照射テスト　45
内服療法を受ける患者の看護　165
内毛根鞘　22
ナローバンド UVB 療法　61
軟膏　55

に

にきび　97
肉芽腫症　93
ニコルスキー現象　47
日光角化症　40, **111**
日光蕁麻疹　77
日光弾性線維症　40
日光皮膚炎　104
日本紅斑熱　138
乳剤性軟膏　55

乳児寄生菌性紅斑　131
乳児血管腫　116
乳頭下層　20
乳頭間突起　15
乳頭層　20
乳房外パジェット病　112
乳房パジェット病　112
入浴瘙痒　37

ね

ネザートン症候群　87
熱傷　106
　――患者の看護　**187**, 202
熱傷指数　107
熱傷予後指数　107
粘液水腫　37, **91**
粘液水腫性苔癬　91
粘膜　15
粘膜カンジダ症　131
粘膜疹　30
粘膜皮膚眼症候群　80

の

膿痂疹　35, **124**
囊腫　32
膿疱　32
膿疱症　85
膿疱性乾癬　89
膿瘍　33
ノーザンブロット法　51
ノルウェー疥癬　138

は

パーカーインク法　49
バージャー病　102
バーベック顆粒　20
バイオフィルム　234
梅毒　137
梅毒血清反応　**49**, 137
梅毒性脱毛　137
梅毒トレポネーマ　137
　――の検出法　48
梅毒トレポネーマ赤血球凝集試験
　　　　　　　　　　　　137
廃用症候群　218
培養同定法　50
稗粒腫　144
白暈母斑　118
白色爪　99
白色皮膚描記症　47
白癬　128
白癬菌性毛瘡　130
剥脱性皮膚炎　83

白斑　30
白板症　112
白皮症　105, **118**
バザン硬結性紅斑　**92**, 128
パジェット病　112
はしか　135
播種性血管内凝固症候群　103
ばち指　98
波長　23
発汗　27
発汗検査　46
ハックスレー層　22
パッチテスト　43
　――を受ける患者の看護　163
抜毛症　96
バラ疹　**30**, 137
針反応　48
斑　30
瘢痕　33
瘢痕ケロイド　115
斑状アミロイドーシス　143
斑状強皮症　142
斑状出血　30
伴性遺伝性魚鱗癬　86
ハンセン病　128
汎発性円板状エリテマトーデス
　　　　　　　　　　　　140
汎発性皮膚瘙痒症　36
晩発性皮膚ポルフィリン症　144

ひ

非アレルギー性蕁麻疹　77
ピーリング　65
皮下脂肪織　14, **20**
　――の疾患　92
皮下組織　20
光アレルギー性反応　105
光接触皮膚炎　105
光貼布試験　45
光パッチテスト　45
光老化　39
皮丘　14
皮溝　14
肥厚性瘢痕　115
粃糠様　33
皮脂　22
　――の分泌　26
皮脂欠乏性湿疹　39
皮脂欠乏性皮膚炎　76
皮脂腺　14, **21**
皮脂膜　24
皮疹　30
　――の現病歴　42

―― を伴う瘙痒　36
―― を伴わない瘙痒　36
非水疱型先天性魚鱗癬様紅皮症　87
ヒスタミン　34, 52, **77**
非ステロイド性抗炎症薬　**53**, 57
火だこ　101
ビタミン D　26
ヒト T リンパ球向性ウイルス　117
ヒトパピローマウイルス感染症
　134
ヒトパルボウイルス B19　136
ヒト免疫不全ウイルス　135
皮斑　35, **100**
皮表脂質　24
皮膚　14
―― の機能　22
―― の欠損　33
―― の構造　14
―― の生理機能検査　45
―― の保護作用　23
―― の老化　38
皮膚悪性リンパ腫　117
―― 患者の看護　195
皮膚炎　71
皮膚科的検査法　43
皮膚カンジダ症　131
皮膚筋炎　142
被覆表皮　15
皮膚結核　127
皮膚サルコイド　94
皮膚糸状菌症　128
皮膚スメア検査　128
皮膚線維腫　115
皮膚腺病　127
皮膚瘙痒症　36
皮膚・排泄ケア認定看護師　221
皮膚白血球破砕性血管炎　100
皮膚微小循環　46
皮膚描記法　47
皮膚付属器　21
皮膚疣状結核　127
皮膚裂傷　230
肥満細胞　**77**, 78
びまん性脱毛症　96
皮野　14
日焼け　24, **104**
表在性皮膚疾患　71
病的骨突出　226
表皮　14, **15**
―― と真皮の接着　17
―― の光老化　39
表皮脂質　24
表皮水疱症　84

表皮突起　15
表皮内汗管部　15
表皮内毛包部　15
表皮囊腫　110
表皮剝離　33
表皮融解性角質増殖症　86
病理組織検査　51
―― を受ける患者の看護　164
びらん　33
―― のある患者の看護　160

ふ

ファーター-パチニ小体　14, **21**
ファムシクロビル　53
フィラグリン　17
フィンガーティップユニット　169
風疹　136
フェオメラニン　19
フォン-レックリングハウゼン病
　119, **122**
副腎皮質ステロイド外用薬　**57**, 168
―― のランク　56
副腎皮質ステロイド薬　**52**, 166
浮腫性紫紅色斑　142
付属器表皮　15
ぶち症　118
付着板　18
物質交代　25
物理的皮膚傷害　104
ブドウ球菌性熱傷様皮膚症候群
　125
プラコフィリン　17
ブラジキニン　78
プリックテスト　43
ブルヌヴィーユ – プリングル病
　121
ブレーデンスケール　227
プレクチン　18
プロフィラグリン　16
分界溝　23
分枝状皮斑　101
分子生物学的検査法　51
分子標的薬　**7**, 54
分層植皮　59
粉末剤　55
粉瘤　110

へ

閉経後瘙痒症　37
閉塞性血栓血管炎　102
閉塞性動脈硬化症　102
ベーチェット病　81
ベッカー母斑　119

ヘミデスモソーム　16, **18**, 84
ヘモジデリン　32
ヘリオトロープ疹　142
胼胝　33, **87**
胼胝腫　87
扁平紅色苔癬　89
扁平コンジローマ　137
扁平上皮がん　112
扁平苔癬　89
扁平母斑　119
ヘンレ層　22

ほ

蜂窩織炎　126
放射性アレルゲン吸着試験　44
放射線傷害　109
放射線皮膚炎　109
放射線療法　63
―― を受ける患者の看護　178
縫縮術　58
疱疹　35
膨疹　**32**, 77
疱疹状膿痂疹　85
蜂巣炎　126
ボーエン病　111
ポートワインステイン　115
墨汁法　49, **50**
ほくろ　113
ポケット　226
ポジショニング　230
保湿作用　25
発疹　30
発赤　30
ボディイメージ　162
母斑細胞母斑　113
母斑症　121
ポリメラーゼ連鎖反応　51
ポルフィリン症　46, **145**

ま

マイスネル小体　14, **21**
麻疹　135
まだら症　118
マヨッキー血管拡張性環状紫斑
　103
マルピギー層　22
慢性期の患者の看護　150
慢性色素性紫斑　103
慢性湿疹　71
慢性蕁麻疹　77
慢性疼痛　154
慢性皮膚粘膜カンジダ症　132
マントー反応　44

み

ミクロスポルム-カニス　46
みずむし　129
密封療法　115, **171**
脈管系の異常による皮膚疾患　99

む

ムチン　91
ムチン沈着症　91
ムチン沈着性脱毛症　91
無痛性横痃　137

め

メッシュ植皮　107
メラニン　**19**, 30
メラノサイト　19
メラノサイト系腫瘍　113
メラノソーム　19
メルケル細胞　20
免疫　25
免疫グロブリン大量静注療法　80
免疫検査　43
免疫組織化学染色　51
免疫組織検査　51
免疫チェックポイント阻害薬　7,
　　　　　54
免疫賦活薬　58
免疫抑制薬　**54**, 166
綿球法　63
面皰　**35**, 97

も

モイスチャライザー効果　159
毛球　14, **22**
毛孔　21
毛孔性角化症　87
毛孔性苔癬　87
蒙古斑　120
毛根　14
毛細血管拡張症　30
毛細血管奇形　115
　　──を伴う母斑症　123
毛周期　22
網状植皮　**59**, 107
網状層　20
毛小皮　22
網状皮斑　101
毛髄質　22
毛瘡　35

毛乳頭　22

毛乳頭　22
毛髪囊腫　110
毛皮質　22
毛母　22
毛包　22
　　──の老化　39
毛包脂腺器官　21
毛包性膿皮症　123
毛包性ムチン沈着症　91
毛包底　21
毛包内汗管　22
毛隆起　21
毛漏斗　21
モルヒネ　38
モルフェア　142

や

薬剤性過敏症症候群　82
薬剤リンパ球刺激試験　44
薬疹　81

ゆ

有棘細胞がん　112
有棘細胞層　16
有棘層　15, **16**
有茎植皮術　59
有茎軟腫　38
有芯顆粒　20
遊走性血栓性静脈炎　102
ユーメラニン　19
有毛性色素性母斑　113
遊離縁　23
遊離植皮術　59
油脂性軟膏　55
油中水型　55

よ

癰　124
葉状魚鱗癬　87
痒疹　78
ヨーロッパ褥瘡諮問委員会　219

ら

ライエル症候群　82
らい菌　128
　　──の検出法　49
ライラック輪　142
落屑　33
　　──のある患者の看護　156
落葉状　33

落葉状天疱瘡　84

落葉状天疱瘡　84
ラミニン　**18**, 85
ランゲルハンス細胞　**20**, 25
ランド-ブラウダーの公式　106

り

立毛筋　14, **21**
立毛筋付着部　21
粒起革様皮　122
隆起性皮膚描記症　47
緑色爪甲　99
緑膿菌　46
臨界的定着　234
臨界的定着疑い　**220**, 238
鱗屑　33
　　──のある患者の看護　156

る

類器官母斑　110
類上皮囊腫　110
類天疱瘡抗原　**18**, 84
ルフィニ小体　14

れ

冷覚受容器　14
レイノー現象　**101**, 141
レイノー症候群　101
レイノー病　101
レーザー脱毛　62
レーザーメス　61
レーザー療法　61
　　──を受ける患者の看護　178

ろ

老人性角化腫　40
老人性乾皮症　39, **76**
老人性血管腫　38
老人性色素斑　39, **121**
老人性脂腺増殖症　38
老人性紫斑　38, **103**
老人性の皮膚瘙痒症　36
老人性面皰　38
老人性疣贅　39, **110**
老徴　38
ローション　55

わ

ワックスエステル　24